Adressez les commandes à votre libraire ou directement à

Éditions l'Harmattan
5,7 rue de l'École Polytechnique
F - 75005 Paris
Tél : 00[33]1.40 46 79 20
Fax : 00[33]1.43 25 82 03
diffusion.harmattan@wanadoo.fr
http://www.editions-harmattan.fr

InterCommunications
40 rue de Hanret
B - 5380 Fernelmont
Tél. : 00[32]81.83 42 63
Fax : 00[32]81.83 52 63
edition@intercommunications.be
http://www.intercommunications.be

Jean-Louis SAUVAGE
Nathalie SCHUMACHER

MIDWIVES' DICTIONARY
tome 1
English - French

Le dictionnaire des sages-femmes
tome 1
Anglais - français

EME

Avant-propos

Ce dictionnaire est le fruit de plus de dix ans d'enseignement de l'anglais à des étudiantes de dernière année de la Haute Ecole Provinciale de Hainaut Condorcet, catégorie paramédicale, section sages-femmes à Mons.

La raison majeure qui a amené les autorités de la Haute Ecole à introduire un cours d'anglais spécialisé dans un horaire des plus chargés, entre derniers cours théoriques et stages pratiques était de permettre aux étudiantes de faire de la recherche en vue de leur travail de fin d'études en utilisant des documents rédigés en anglais. Ce qui fut fait.

Cependant, vu le caractère cosmopolite de la Ville de Mons et la proximité du SHAPE, le contact entre les étudiantes stagiaires et les nombreuses parturientes anglophones ou s'exprimant en anglais les ont poussées à nous demander de leur assumer un cours d'anglais médical prenant en compte non seulement les termes présents dans des ouvrages très pointus de leur domaine, mais aussi les mots de la pratique de tous les jours dans une maternité ou une maison de naissance, voire au domicile de la patiente.

C'est donc en répondant à cette requête de futures sages-femmes que s'est progressivement constitué le corpus à l'origine de ce dictionnaire.

De manière à rendre l'usage du dictionnaire aussi aisé que possible, nous avons multiplié les entrées. En effet, qui n'a pas fait l'expérience de devoir chercher un mot ou une expression dans un dictionnaire et se voir renvoyer d'une entrée à l'autre. Dans notre ouvrage, quel que soit le mot sur lequel la lectrice base sa recherche, elle est certaine de tomber sur le vocable ou l'expression recherchés. Cette façon de faire, nous a permis de tenir compte des collocations et de reproduire les tournures idiomatiques telles que réellement utilisées en anglais et en français.

Nous tenons ici à exprimer notre gratitude à nos étudiantes et leurs patientes anglophones pour tous les termes rapportés ainsi qu'à nos collègues en milieu hospitalier ou scolaire pour leurs éclaircissements judicieux en anglais et en français. Nous remercions particulièrement madame Françoise Mijcke, maître assistant et maître de formation pratique à la Haute Ecole de Hainaut Condorcet, d'avoir accepté de relire le tapuscrit.

Les auteurs

Signification des notations

1. La phonétique
Le lecteur trouvera après pratiquement chaque mot sa transcription, entre crochets [ ], en caractères phonétiques tels qu'ils sont utilisés dans la majorité des ouvrages de référence publiés en Grande-Bretagne.
Nous rappelons ci-après l'alphabet phonétique.

Voyelles brèves

[ɪ] fish, pig, pit
[e] bed, let, pet
[æ] cat, man, van
[ɒ] dog, pot, stop
[ʊ] book, hood, put
[ʌ] bus, come, up
[ə] *a*noth*er*

Voyelles longues

Deux points [:] sont imprimés après ces voyelles pour indiquer qu'il s'agit de voyelles longues bien que les caractères phonétiques utilisés soient différents de ceux représentant les voyelles brèves.

[i:] bean, eat, meet
[ɑ:] car, part, smart
[ɔ:] born, law, walk
[u:] cool, moon, soon
[ɜ:] burn, heard, word

Diphtongues

[eɪ] bay, cake, train
[aɪ] by, light, mine
[ɔɪ] boy, joy, spoil
[əʊ] coat, know, no
[aʊ] cow, house, now
[ɪə] beer, gear, peer
[eə] care, pair, square
[ʊə] cure, sure, tour

Consonnes

Notons l'emploi des caractères spéciaux suivants :

[ʃ] fish, she, shoe

[ʒ] measure, vision
[tʃ] chain, chips, rich
[dʒ] Jane, just, Jack
[ð] the, this, with
[θ] thin, think, thank
[ŋ] long, sing, thing
[j] few, new, yes

Accent tonique

En représentation phonétique, la syllabe accentuée est précédée d'une apostrophe [']. Comme il peut y avoir plusieurs accents dans un même mot, la syllabe plus faiblement accentuée est précédée d'une virgule [,]. Exemple : catheterize ['kæθɪtə,raɪz].

Enfin, la lectrice doit savoir qu'à côté de la prononciation recommandée par les dictionnaires, il existe de nombreuses variantes. Nous nous sommes efforcés de fournir au lecteur la prononciation la plus généralement usitée. Quoi qu'il en soit, la prononciation reprise dans cet ouvrage permettra toujours à son utilisatrice d'être comprise par des personnes parlant l'anglais soit en tant que langue maternelle ou seconde ou étrangère.

2. Les parenthèses renferment l'orthographe optionnelle de l'entrée, généralement américaine.

3. La barre oblique / sépare deux vocables ayant la même traduction.

4. L'abréviation pl introduit le pluriel voire les pluriels du mot considéré. De nombreux termes médicaux ont maintenu leur forme grecque ou latine d'origine, si bien que certains d'entre eux ont soit un pluriel grec ou latin, soit un pluriel anglais, soit les deux.

English-French

abdomen ['æbdəmən] ventre, abdomen
lower abdomen bas-ventre
pendulous abdomen ventre en besace
scaphoid abdomen abdomen scaphoïde
upper abdomen partie haute de l'abdomen
abdominal [æb'dɒmɪnl] abdominal
fetal abdominal wall problem problème de développement de la paroi abdominale du foetus
lower abdominal pain gêne dans le bas-ventre
obstetrical abdominal palpation palpation abdominale obstétricale
pregnancy abdominal support ceinture de grossesse
suffer from abdominal wind avoir / faire de l'aérophagie
transverse abdominal diameter diamètre abdominal transverse
upper abdominal pain gêne dans la partie haute de l'abdomen
abdominal aorta aorte abdominale
abdominal aspiration ponction abdominale
abdominal ballottement ballottement abdominal
abdominal bloating ballonnement abdominal
abdominal caesarean section césarienne abdominale
abdominal cavity cavité abdominale
abdominal delivery césarienne
abdominal discomfort gêne abdominale
abdominal distension ventre ballonné; distension abdominale
abdominal enlargement augmentation du volume de l'abdomen
abdominal examination examen de l'abdomen
abdominal expression expression abdominale
abdominal hysterectomy hystérectomie abdominale
abdominal lining paroi abdominale
abdominal midline pigmentation ligne brune abdominale
abdominal pain douleur abdominale
abdominal palpation palpation abdominale
abdominal pregnancy grossesse abdominale / extra-utérine
abdominal push poussée abdominale
abdominal route voie haute
abdominal soreness and pain in the right upper section maux de ventre et douleurs dans le quadrant supérieur droit de l'abdomen
abdominal stria strie / vergeture de grossesse
abdominal tenderness sensibilité du ventre
abdominal version version par manoeuvres externes
abdominal wall paroi abdominale
abdominal wall defect défaut / malformation de la paroi abdominale
abdominal wind aérophagie
abduct [æb'dʌkt] éloigner du plan médian, écarter de la ligne médiane
abduction [æb'dʌkʃən] abduction
hip abduction splint attelle d'abduction de la hanche

aberrant [æ'berənt] aberrant
aberration [,æ'bereɪʃn] aberration
ability [ə'bɪlɪtɪ] aptitude; capacité; talent
decreased ability to fight illness manque de défenses immunitaires
impair the ability to bear children affecter la capacité à mettre au monde / à porter des enfants
ablactation [,æblæk'teɪʃn] ablactation; lactation déficiente
ablatio placentae [æb'leɪʃəplə'senti:] décollement du placenta
abnormal [æb'nɔ:məl] anormal
abnormal growth croissance anormale
abnormality [,æbnɔ:'mælɪtɪ] anomalie, anormalité, malformation
alcohol related abnormality anomalie due à l'alcool, syndrome de l'alcoolisme foetal
birth abnormality malformation congénitale
chromosomal abnormality aberration chromosomique
congenital abnormality anomalie congénitale
fetal abnormality anomalie foetale
hereditary abnormality in haemoglobin anomalie héréditaire de l'hémoglobine
sternal abnormality malformation sternale
abnormality of maternal pelvic organs anomalie des organes pelviens de la mère
abnormal liver function anomalie de la fonction hépatique
abnormal moulding accommodation foetale anormale pendant l'engagement
abnormal pregnancy anomalies de la grossesse
ABO blood groups groupes sanguins ABO
ABO incompatibility incompatibilité sanguine ABO
abort [ə'bɔ:t] avorter
abortifacient [ə,bɔ:tɪ'feɪʃənt] abortif
abortion [ə'bɔ:ʃən] avortement
artificial abortion avortement artificiel / provoqué
complete abortion avortement complet
criminal abortion avortement criminel
elective abortion interruption sélective de grossesse, réduction embryonnaire
habitual abortion avortement à répétition
incomplete abortion avortement incomplet
induced abortion interruption volontaire de grossesse
inevitable abortion avortement inévitable
infected abortion avortement provoqué par une infection
justifiable abortion avortement thérapeutique
medical abortion interruption volontaire de grossesse médicamenteuse; interruption médicale de grossesse
missed abortion rétention foetale / d'une grossesse arrêtée; avortement manqué
septic abortion avortement septique
spontaneous abortion avortement spontané / non provoqué; fausse couche
surgical abortion interruption volontaire de grossesse chirurgicale
therapeutic abortion avortement thérapeutique
threatened abortion avortement imminent; menace de fausse couche
voluntary induced abortion interruption volontaire de grossesse, IVG
abortion centre centre d'orthogénie

abortion clinic centre d'orthogénie
abortion due to chromosomal anomalies avortement chromosomique / génétique
abortion facility service d'orthogénie
abortion pill pilule abortive
abrachia [ə'breɪkɪə] abrachie
abrasion [ə'breɪʒən] abrasion, écorchure, érosion cutanée, éraillure
    have abrasions around the area of the urethra avoir des éraillures autour de l'urèthre
abrasive [ə'breɪsɪv] abrasif, agressif
abreaction [,æbrɪ'ækʃən] abréaction
abruptio [ə'brʌpʃə] rupture
abruptio placentae apoplexie utéroplacentaire, hématome rétroplacentaire, syndrome de Couvelaire
    neonate after abruptio placentae enfant né après un hématome rétroplacentaire de la mère / après un décollement placentaire chez la mère
abruption [ə'brʌpʃən] rupture; décollement
    concealed placental abruption hématome rétroplacentaire occulte
    placental abruption hématome rétroplacentaire; décollement prématuré du placenta
abscess ['æbses] abcès
    Bartholinian abscess bartholinite
    Bartholin's abscess bartholinite
    breast abscess abcès de la glande mammaire
abscess of Bartholin's gland abcès de la glande de Bartholin
abscess of the scalp of the neonate abcès du cuir chevelu du nouveau-né
absence ['æbsəns] absence
absence of fetal movement absence totale d'activité foetale; disparition de l'activité foetale
absorbable [əb'sɔ:bəbl] absorbable; résorbable
absorbable stitches points de suture résorbables
abuse [ə'bju:s] mauvais traitement, sévices sexuels
    child abuse mauvais traitements à un enfant
    drug abuse abus de drogue
    medication abuse abus de médicaments
    sexual abuse abus sexuel, maltraitance sexuelle
    substance abuse toxicomanie; consommation de stupéfiants
abused [ə'bju:zəd] victime de sévices
abuser [ə'bju:zə] auteur de sévices
    sexual abuser auteur de sévices sexuels / de maltraitance
acardiac [ə'kɑ:dɪæk] acardiaque
acardiac twin jumeau acardiaque
acceleration [æk,selə'reɪʃən] accélération
    fetal heart rate acceleration test test d'accélération du rythme cardiaque foetal
acceleration of labour accélération du travail
accessory [æk'sesərɪ] accessoire, surnuméraire
accessory auricle pavillon surnuméraire
accessory cotyledon cotylédon accessoire / aberrant / succenturié
accessory nerve nerf spinal
accessory nipple mamelon surnuméraire
accidental ['æksɪ'dentl] accidentel

non-accidental injury (NAI) syndrome des enfants battus
accidental antepartum haemorrhage hémorragie ante-partum / antépartale accidentelle
accidental haemorrhage hémorragie accidentelle
accidental pregnancy grossesse accidentelle
accoucheur's hand main d'accoucheur
accreditation [ə,kredɪ'teɪʃn] habilitation; accréditation
accredited [ə'kredɪtɪd] accrédité, habilité, autorisé, admis, reconnu
accretion [ə'kri:ʃn] accroissement; concrétion; accumulation
platelet accretion agrégation plaquettaire
acetabulum [,æsɪ'tæbjələm] pl acetabula [,æsɪ'tæbjələ] acétabulum, cotyle, cavité cotyloïde
acetoacetic acid ['æsɪtəʊə'si:tɪk'æsɪd] acide acétoacétique
acetone ['æsɪtəʊn] acétone
acetonuria [,əsi:təʊ'njʊərɪə] acétonurie
acetylcholine [,æsɪtaɪl'kəʊli:n] acéthylcholine
acetylcholine receptors congenital defect déficit congénital en récepteurs de l'acéthylcholine
ache [eɪk] V faire mal; N douleur
body aches courbatures généralisées
muscle aches courbatures musculaires
aching ['eɪkɪŋ] douloureux, endolori
general aching douleurs généralisées
achlorhydria [,eɪklɔ:r'haɪdrɪə] achlorhydrie
achondroplasia [eɪ,kɒndrəʊ'pleɪzɪə] achondroplasie
acid ['æsɪd] acide
acetoacetic acid acide acétoacétique
amino acid acide aminé
bile acid acide biliaire
deoxyribonucleic acid (DNA) acide désoxyribonucléique (ADN)
diacetic acid acide diacétique
epsilon-aminocaproic acid acide epsilon-aminocaproïque
fatty acid acide gras
folic acid acide folique
hydrochloric acid acide chlorhydrique
lactic acid acide lactique
mandelic acid acide mandélique
nucleic acid acide nucléique
omega-3 fatty acids acides gras omega-3
phenylpyruvic acid acide phénylpyruvique
ribonucleic acid (RNA) acide ribonucléique (ARN)
uric acid acide urique
ursodeoxycholic acid acide ursodésoxycholique
vanillylmandelic acid (VMA) acide vanylmandélique
acidaemia (acidemia) [,æsɪ'di:mɪə] acidémie
fetal acidaemia acidémie foetale
neonatal acidaemia acidémie néonatale
acid-base balance équilibre acido-basique
acidosic [,æsɪ'dəʊsɪk] acidosique
acidosis [,æsɪ'dəʊsɪs] acidose

metabolic acidosis acidose métabolique / non gazeuse
respiratory acidosis acidose respiratoire
acidotic[,æsɪ'dəʊtɪk] acidosique
acinous ['æsɪnəs] acineux, aciniforme
acinus ['æsɪnəs] pl acini ['æsɪnaɪ] acinus, grappe
breast acinus acinus mammaire
acne ['æknɪ] acné
acne medication médicament / traitement contre l'acné
acoustic [ə'ku:stɪk] acoustique
acoustic coupling gel gel de contact
acoustic nerve nerf auditif
acquired [ə'kwaɪəd] acquis
hospital acquired infection infection nosocomiale
acquired immunity immunité acquise
acquired immunodeficiency syndrome syndrome d'immunodéficience acquise
acrocyanosis [,ækrəʊ,saɪə'nəʊsɪs] acrocyanose
acromegalic [,ækrəʊmɪ'gælɪk] acromégalique
acromegaly [,ækrəʊ'megəlɪ] acromégalie
acromion [ə'krəʊmɪən] pl acromia [ə'krəʊmɪə] acromion
acromion presentation présentation de l'épaule
acrosomal ['ækrəsəʊml] acrosomial
acrosomal reaction réaction acrosomiale /acrosomique
acrosome ['ækrəsəʊm] acrosome, coiffe céphalique
active ['æktɪv] actif
be sexually active avoir une activité sexuelle
highly active antiretroviral therapy (HAART) trithérapie antirétrovirale
immune-reactive trypsin (IRT) test dépistage de la mucoviscidose sur base du dosage de la trypsine immuno-réactive
protracted active phase retard dans la phase active du travail
active birth accouchement actif
active immunity immunité active
active labour travail actif
active management prise en charge active
active management of labour gestion active du travail, travail dirigé
active management of third stage of labour gestion active de la troisième période du travail
active phase labour travail en phase active
active phase of labour phase active du travail
active pituitary-like principle (APL principle) principe actif de l'hypophyse / la glande pituitaire
active principle principe actif
active sleep sommeil agité
active transport transport actif
active treatment traitement actif
active wake état de veille agité
activity [æk'tɪvɪtɪ] activité; mouvement; (Apgar test) tonicité, tonus
acupressure ['ækjʊpreʃə] shiatsu; acupression
acupressure point point d'acupression / de shiatsu
acupuncture ['ækjʊpʌŋktʃə] acupuncture

acupuncturist [,ækjʊ'pʌŋktʃərɪst] acupuncteur
acute [ə'kju:t] aigu
acute cervicitis cervicite aiguë
acute fatty liver of pregnancy (AFLP) stéatose aiguë gravidique, ictère grave de la grossesse
acute inflammation inflammation aiguë
acute inversion of the uterus inversion aiguë de l'utérus / utérine
acute nephritis néphrite aiguë
acute pain douleur aiguë
acute pelvic inflammatory disease maladies inflammatoires touchant les organes pelviens
acute renal failure insuffisance rénale aiguë
acute rheumatism rhumatisme aigu
acute stress disorder état de stress aigu
acute tubular necrosis nécrose tubulaire aiguë
acute urinary retention rétention aiguë d'urine, globe vésical
adactylia [ə'dæktɪlɪə] adactylie
adactyly [ə'dæktɪlɪ] adactylie
adaptation [,ædæp'teɪʃn] adaptation
addict ['ædɪkt] N drogué, toxicomane, intoxiqué
    cocaine addict cocaïnomane
addiction [ə'dɪkʃn] dépendance, accoutumance
    drug addiction toxicomanie
    narcotic addiction toxicomanie
addictive [ə'dɪktɪv] qui crée une dépendance / accoutumance
addictive drugs drogues créant une dépendance / toxicomanogènes
addict oneself to devenir dépendant de
additive ['ædɪtɪv] additif
    food additive additif alimentaire
adduct [ə'dʌkt] rapprocher de la ligne médiane
adduction [ə'dʌktʃn] adduction
adductor [ə'dʌktə] adducteur
adherent [əd'hɪərənt] adhérent
adherent placenta rétention placentaire
adhesion [əd'hi:ʒən] adhésion, bride, adhérence
    amniotic adhesion bride amniotique
adipose ['ædɪpəʊs] adipeux
    brown adipose tissue tissu adipeux brun
adipose tissue tissu adipeux
administer [əd'mɪnɪstə] administrer
administer an epidural administrer une péridurale / rachianesthésie
administration [əd,mɪnɪ'streɪʃn] administration
    oral administration administration par voie orale
    rectal administration administration par voie rectale
    sublingual administration administration par voie sublinguale
admission [əd'mɪʃn] admission / entrée à l'hôpital
admissions [əd'mɪʃnz] service des admissions
admission to the hospital hospitalisation
admit [əd'mɪt] laisser / faire entrer; admettre

be admitted to hospital être admise à l'hôpital
adnex [æd'neks] pl adnexa [æd'neksə] annexe
uterine adnexa annexes de l'utérus
adnexal [æd'neksəl] annexiel
adnexal mass masse annexielle
adnexa of uterus annexes de l'utérus
adnexectomy ['ædnek'sektəmɪ] annexectomie
adnexitis ['ædnek'saɪtɪs] annexite
adolescence [,ædəʊ'lesns] adolescence
adolescent [,ædəʊ'lesnt] adolescent
adoption [ə'dɒpʃn] adoption
adrenal [ə'dri:nl] surrénale
congenital adrenal hyperplasia hyperplasie congénitale des surrénales
adrenalectomy [ə'dri:nə'lektəmɪ] surrénalectomie
adrenal glands glandes surrénales
adrenal hyperplasia hyperplasie des surrénales
adrenalin(e) [ə'drenəlɪn] adrénaline
surge of adrenaline montée d'adrénaline
adrenalitis [ə'dri:nə'laɪtɪs] surrénalite
adrenergic [,ædrə'nɜ:dʒɪk] adrénergique
alpha-adrenergic mechanism mécanisme des récepteurs alpha-adrénergiques
alpha-adrenergic receptors récepteurs alpha-adrénergiques
beta-adrenergic receptors récepteurs bêta-adrénergiques
adrenergic antagonists antagonistes adrénergiques
adrenocorticotrophic hormone (ACTH) [ə'dri:nəʊ'kɔ:tɪkəʊ'trɒfɪk'hɔ:məʊn]
adrénocorticotrophine
adult ['ædʌlt] adulte
adult respiratory distress syndrome syndrome de détresse respiratoire chez l'adulte
advanced [əd'vɑ:nst] avancé
advanced beyond the point of easy cure avancé au point de ne pouvoir être guéri facilement
advanced cancer cancer à un stade avancé
advancement [əd'vɑ:nsmənt] progrès, avancement
arrest of advancement of fetus arrêt de progression du foetus
adverse ['ædvɜ:s] contraire
adverse effect effet indésirable
adverse reaction effet indésirable
aerobe ['eərəʊb] aérobie
aerobic [eə'rəʊbɪk] aérobique; aérobie
water aerobics class aquagym
aerobic infection infection à germes aérobies
aetiologic (etiologic) [,i:tɪə'lɒdʒɪk] étiologique
aetiologic diagnosis diagnostic étiologique
aetiology (etiology) [,i:tɪ'ɒlədʒɪ] étiologie
afebrile [æ'fi:braɪl] apyrétique
affect [ə'fekt] avoir un effet / des conséquences; influer sur; agir sur; attaquer, atteindre
odds of being affected given a positive result (OAPR) risques d'être infectée suite à un résultat positif au test

prevent the baby from being affected empêcher toute contamination de l'enfant
affective [ə'fektɪv] affectif
affective disorder trouble affectif
affect the baby influer sur / atteindre le foetus
afferent ['æfərənt] afférent
sensory afferent nerve nerf sensitif afférent
afferent nerve nerf afférent
affiliation [ə,fɪlɪ'eɪʃn] affiliation; attribution de paternité
affiliation order jugement en constatation de paternité
afibrinogenaemia (afibrinogenemia) ['eɪfaɪ'brɪnədʒə'ni:mɪə] afibrinogénémie, afibrinémie
afterbirth ['ɑ:ftəbɜ:θ] arrière-faix, délivre, placenta, délivrance
aftercoming head tête dernière
aftereffects ['ɑ:ftərɪ,fekts] séquelles
aftermath ['ɑ:ftəmæθ] conséquences, suites
afterpains ['ɑ:ftəpeɪnz] douleurs suivant l'accouchement; contractions utérines postnatales; tranchées
agar ['eɪgə] agar; gélose
blood agar gélose du sang
age [eɪdʒ] âge
fetal age âge foetal
gestational age âge gestationnel
large for gestational age baby grand foetus pour son âge gestationnel; macrosome
small for gestational age baby nouveau-né ayant un retard de croissance intra-utérin, RCIU
ageing (aging) ['eɪdʒɪŋ] vieillissement
ageing of the placenta sénescence du placenta
agenesis [eɪ'dʒenɪsɪs] agénésie
agent ['eɪdʒənt] agent
blood agent hémotoxique
pathogen agent agent pathogène, pathogène
preservative agent agent conservateur
teratogen agent agent tératogène
agglutination [ə,glu:tɪ'neɪʃn] agglutination
agglutinin [ə'glu:tɪnɪn] agglutinine
agglutinogen [,æglʊ'tɪnədʒən] agglutinogène
aggregate ['ægrɪgɪt] agrégat
aggregated ['ægrɪgeɪtɪd] agrégé
aggregation [,ægrɪ'geɪʃn] agrégation, agglomérat
agnathia [æg'neɪʃə] agnathie
agonizing ['ægənaɪzɪŋ] atroce, déchirant
agonizing pain douleur déchirante
AIDS [eɪdz] SIDA
sufferer from AIDS sidéen
ail [eɪl] souffrir
ailing ['eɪlɪŋ] souffrant
ailment ['eɪlmənt] affection / maladie bénigne
air [eə] air

pause for air marquer une pause pour reprendre sa respiration
airborne ['eəbɔ:n] aéroporté
airborne infection infection transmise par voie aérienne; contamination par inhalation
air embolism embolie gazeuse
air hunger vif besoin d'air
air sac alvéole pulmonaire
airway ['eəweɪ] voie aérienne
continuous positive airway pressure (CPAP) application d'une pression positive continue
lower airways voies aériennes inférieures
upper airways voies aériennes supérieures
airway passage voie aérienne
ala ['eɪlə] pl alae ['eɪli:] aile
alanine aminotransferase (ALT) ['ælə,ni:n] sérum glutamopyruvique transaminase (SGPT)
albumin ['ælbjʊmɪn] albumine
serum albumin albumine sérique
albuminometer ['ælbjʊmɪnə,mi:tə] albuminomètre
Esbach's albuminometer albuminomètre d'Esbach
Esbach's test test d'Esbach
albuminuria [,ælbju:mɪ'njʊərɪə] albuminurie
orthostatic albuminuria albuminurie orthostatique
alcohol ['ælkəhɒl] alcool
blood alcohol level alcoolémie
fetal alcohol syndrome foetopathie alcoolique, alcoolisme foetal, syndrome d'alcoolisme foetal
alcohol dependance dépendance à l'alcool
alcohol dependence dépendance à l'alcool
alcoholic [,ælkə'hɒlɪk] alcoolique
alcoholic coma coma éthylique
alcohol in pregnancy alcool pendant la grossesse
alcoholism ['ælkəhɒlɪzəm] alcoolisme
alcohol related abnormality anomalie due à l'alcool, syndrome de l'alcoolisme foetal
aldosterone [æl'dɒstə,rəʊn] aldostérone
aldosteronism [æl'dɒstə,rəʊnɪzm] aldostéronisme
Alexander technique technique d'Alexander
alimentary [,ælɪ'mentərɪ] alimentaire
alimentary tube tube digestif
alkalaemia (alkalemia) ['ælkə'li:mi:ə] alcalose
alkali ['ælkəlaɪ] N alcalin
alkaline ['ælkəlaɪn] ADJ alcalin
serum alkaline phosphatase phosphatase alcaline sérique
alkaline mucus mucosité basique / alcaline
alkalinity [,ælkə'lɪnɪtɪ] alcalinité
alkalinuria ['ælkələ'nju:ərɪə] alcalinité de l'urine
alkali reserve réserve alcaline
alkaloids ['ælkəlɔɪdz] alcaloïdes
alkaloids of opium alcaloïdes de l'opium

alkalosis [,ælkə'ləʊsɪs] alcalose
allantoid [ə'læntɔɪd] ADJ allantoïde
allantois [ə'læntəʊɪs] pl allantoides [,ælən'təʊɪ,di:z] N allantoïde
allele [ə'li:l] allèle
allelic [ə'li:lɪk] allélique
allergen ['ælədʒen] allergène
allergenic ['ælə'dʒenɪk] allergénique
allergic [ə'lɜ:dʒɪk] allergique
be allergic to présenter une allergie à
allergist ['ælədʒɪst] allergologue
allergy ['ælədʒɪ] allergie
food allergy allergie alimentaire
allergy testing bilan allergologique
alleviate [ə'li:vɪeɪt] atténuer, calmer, soulager
alleviate symptoms soulager les symptômes
all-fours position à quatre pattes
alloimmunization ['æləʊ,ɪmjʊnaɪ'zeɪʃn] allo-immunisation; allo-immunisation foeto-maternelle
materno-fetal allo-immunization allo-immunisation foeto-maternelle
allotriophagy ['æləʊ'tri:əʊfədʒɪ] allotriophagie
alpha-adrenergic mechanism mécanisme des récepteurs alpha-adrénergiques
alpha-adrenergic receptors récepteurs alpha-adrénergiques
alpha-fetoprotein (AFP) alpha-foeto-protéine
alpha-fetoprotein testing dosage de l'alpha-foeto-protéine
alpha thalassaemia alpha-thalassémie
alter ['ɒltə] modifier
alteration [,ɒltə'reɪʃn] modification, changement
alteration in the texture of the cervix modification de la texture du col
alternative [ɒl'tɜ:nətɪv] alternatif, parallèle
alternative medicine médecine non conventionnelle / douce / alternative
alternative therapy thérapie non conventionnelle / douce / alternative
alveolar [æl'vɪələ] alvéolaire
alveolar ventilation ventilation alvéolaire
alveolitis ['ælvi:ə'laɪtɪs] alvéolite
alveolus [æl'vɪələs] pl alveoli [æl'vɪəlaɪ] alvéole
dental alveolus alvéole dentaire
ambient ['æmbɪənt] ambiant
ambivalence [æm'bɪvələns] ambivalence
ambulate ['æmbjʊleɪt] déambuler
ambulate the patient faire marcher la patiente
ambulatory [,æmbjʊ'leɪtərɪ] ambulatoire
ambulatory care soins ambulatoires
ambulatory electrocardiogram électrocardiogramme portatif
amelia [ə'mi:lɪə] amélie
amenorrhoea (amenorrhea) ['eɪmenə'rɪə] aménorrhée
primary amenorrhoea aménorrhée primaire
secondary amenorrhoea aménorrhée secondaire

amenorrhoea of pregnancy aménorrhée gravidique
ametria [ə'mi:tri:ə] absence d'utérus
amino acid [ə'mi:nəʊ'æsɪd] acide aminé
aminophylline ['æmə'nɒfəlɪn] aminophylline
aminotransferase [ə'mi:nəʊ'trænsfəreɪz] aminotransférase
ammonia [ə'məʊnɪə] ammoniac, ammoniaque
amnihook ['æmnɪ'hʊk] amnihook, amniotome
amniocentesis [,æmnɪəʊsən'ti:sɪs] pl amniocenteses [,æmnɪəʊsən'ti:si:z] amniocentèse, ponction de liquide amniotique, ponction amniotique
 early amniocentesis amniocentèse précoce
 late amniocentesis amniocentèse tardive
 selective amniocentesis amniocentèse sélective
amniocytes ['æmnɪəʊ,saɪts] amniocytes
amniography [,æmnɪ'ɒgrəfɪ] amniographie
amnion ['æmnɪən] pl amnions ['æmnɪənz] / amnia ['æmnɪə] amnios
amnionicity [,æmnɪə'nɪsɪtɪ] amnionicité
amnion nodosum amnion nodosum
amniorrhexis ['æmni:ə'reksɪs] rupture de la membrane amniotique
amnioscope ['æmnɪ'ɒskəʊp] amnioscope
amnioscopy ['æmnɪ'ɒskəpɪ] amnioscopie
amniotic [,æmnɪ'ɒtɪk] amniotique
 identify a pocket of amniotic fluid away from the baby déterminer l'emplacement d'une poche / citerne de liquide amniotique à distance du bébé
 pulmonary amniotic embolism embolie amniotique
amniotic adhesion bride amniotique
amniotic band bride amniotique
amniotic band syndrome syndrome de la bride amniotique
amniotic cavity cavité amniotique
amniotic fluid liquide amniotique
 identify a pocket of amniotic fluid away from the baby déterminer l'emplacement d'une poche / citerne de liquide amniotique à distance du bébé
amniotic fluid embolism embolie amniotique
amniotic fluid index (AFI) index amniotique
amniotic fluid leakage hydrorée amniotique
amniotic inhalation inhalation amniotique
amniotic sac poche des eaux
amniotomy ['æmnɪ'ɒtəmɪ] amniotomie, rupture artificielle de la poche des eaux
amount [ə'maʊnt] quantité
 test the sugar levels in the blood after eating a fixed amount of sugar mesurer la glycémie après absorption d'une quantité de sucre déterminée
amount of amniotic fluid quantité de liquide amniotique
amoxicillin [ə'mɒksɪ'sɪlɪn] amoxicilline
amphetamines [æm'fetəmi:nz] amphétamines
ampicillin ['æmpɪ'sɪlɪn] ampicilline
ampulla [æm'pʊlə] pl ampullae [æm'pʊli:] ampoule
 Fallopian's tube ampulla ampoule tubaire
ampulla of rectum ampoule rectale

ampullar [æm'pʊlə] ampullaire
ampullar ectopic pregnancy grossesse ampullaire
amyl nitrite nitrite d'amyle
anaemia (anemia) [ə'ni:mɪə] anémie
Cooley's anaemia anémie de Cooley
dilutional anaemia anémie par dilution
fetal anaemia anémie du foetus / foetale
folic acid deficiency anaemia anémie par carence en acide folique
haemolytic anaemia anémie hémolytique
iron deficiency anaemia anémie ferriprive / par manque de fer / par carence martiale / sidéropénique
Mediterranean anaemia thalassémie
megaloblastic anaemia anémie mégaloblastique
pernicious anaemia anémie pernicieuse
physiological anaemia anémie physiologique
prone to anaemia sujette à l'anémie
sickle cell anaemia drépanocytose, anémie falciforme
anaemic (anemic) [ə'ni:mɪk] anémique
anaerobe [æn'erəʊb] anaérobie
anaerobic [,æne'ərəʊbɪk] anaérobie
anaerobic infection infection à germes anaérobies
anaesthesia (anesthesia) [,ænɪs'θi:zɪə] anesthésie
epidural anaesthesia péridurale; rachianesthésie
general anaesthesia anesthésie générale
inhalation anaesthesia anesthésie par inhalation / au masque
local anaesthesia anesthésie locale / tronculaire
regional anaesthesia anesthésie locorégionale
spinal anaesthesia rachianesthésie, épidurale
topping up epidural anaesthesia augmentation de la dose de l'épidurale / péridurale / de la rachianesthésie; compléter l'anesthésie épidurale / péridurale; compléter la rachianesthésie
anaesthetic (anesthetic) [,ænɪs'θetɪk] anesthésique
Boyle's anaesthetic machine appareil d'anesthésie Boyle
general anaesthetic anesthésique général
local anaesthetic anesthésique local
local anaesthetic cream crème analgésique locale
minor procedure under anaesthetic intervention mineure sous anesthésie
regional anaesthetic anesthésique locorégional
under local anaesthetic sous anesthésie locale
anaesthetist (anesthetist) [æ'ni:sθɪtɪst] anesthésiste
anal ['eɪnəl] anal
tear in the anal mucosa déchirement / déchirure de la muqueuse anale
anal canal rectum
anal fissure fissure anale
analgesia [,ænæl'dʒi:zɪə] analgésie
epidural analgesia anesthésie péridurale / épidurale; rachianesthésie
gas and oxygen analgesia analgésie par gaz hilarant et oxygène médical; mélange

gazeux azoté
infiltration analgesia anesthésie locale
inhalation analgesia anesthésie par inhalation / au masque
patient controlled analgesia pompe à analgésique
analgesic [,ænæl'dʒi:sɪk] N analgésique; ADJ analgésique
anal sphincter sphincter anal
analysis [ə'næləsɪs] pl analyses [ə'næləsi:z] analyse
blood gas analysis analyse des gaz sanguins
chromosome analysis analyse chromosomique / des chromosomes
hair analysis analyse des cheveux
semen analysis spermogramme
analyst ['ænəlɪst] analyste
anamnesis [,ænæm'ni:sɪs] pl anamneses [,ænæm'ni:si:z] anamnèse; interrogatoire / interview du patient
anaphylactic [,ænəfɪ'læktɪk] anaphylactique
anaphylactic shock choc anaphylactique
anaphylactoid [,ænəfɪ'læktɔɪd] anaphylactoïde
anaphylactoid syndrome of pregnancy syndrome anaphylactoïde de la grossesse
anaphylaxis [,ænəfɪ'læksɪs] anaphylaxie
anastomosis [ə'næstə'məʊsɪs] pl anastomoses [ə'næstə'məʊsi:z] anastomose
anatomical [,ænə'tɒmɪkəl] anatomique
anatomical conjugate conjugué anatomique
anatomical conjugate diameter diamètre promontorétropubien; conjugué anatomique / utile
anatomist [ə'nætəmɪst] anatomiste
anatomy [ə'nætəmɪ] anatomie
baby's anatomy anatomie du bébé
fetal anatomy anatomie du foetus
ancillary [æn'sɪlərɪ] annexe; auxiliaire
ancillary personnel personnel des services auxiliaires
androgen ['ændrədʒən] androgène, hormone androgène / mâle
android ['ændrɔɪd] androïde
android pelvis bassin androïde
anembryonic [,ænembrɪ'ɒnɪk] anembryonnique, anembryonnaire
anembryonic pregnancy grossesse / gestation anembryonnique / anembryonnaire; oeuf clair
anencephalia [,ænen'sefəlɪə] anencéphalie
anencephalic [,ænensə'fælɪk] anencéphale
anencephaly [,ænen'sefəlɪ] anencéphalie
aneuploidy ['ænjə'plɔɪdɪ] aneuploïdie
aneurysm ['ænjʊrɪzəm] anévrisme
angina [æn'dʒaɪnə] angine
angina pectoris angine de poitrine
angiography [,ændʒɪ'ɒgrəfɪ] angiographie
angioma [,ændʒɪ'əʊmə] pl angiomas [,ændʒɪ'əʊməz] / angiomata [,ændʒɪ'əʊmətə] angiome
spider angioma naevus stellaire
angiotensin [,ændʒɪə'tensɪn] angiotensine, angiotonine
angiotensin converting enzyme (ACE) inhibitor inhibiteur de l'enzyme de conversion de l'angiotensine

angle ['æŋgl] angle
keep the bottle tilted at an angle of 45 degrees maintenir le biberon incliné à 45 degrés
angled ['æŋgld] coudé
angled top bottle biberon coudé
angle of uterus corne utérine
angry-looking skin peau irritée; vilaine peau
angular ['æŋgjʊlə] anguleux; angulaire
angular pregnancy grossesse angulaire
angulation [,æŋgjʊ'leɪʃn] angle
feto-pelvic angulation angle d'entrée / d'ouverture du bassin
anhydramnios ['ænhaɪ'dræmni:ɒs] anhydramnios
ankle ['æŋkl] cheville
swelling of ankles gonflement / oedème des chevilles
ankylosis [,æŋkɪ'ləʊsɪs] ankylose
anococcygeal ['eɪnəʊkɒksɪ'dʒi:l] ano-coccygien
anococcygeal body ligament suspenseur de l'anus
anodal ['ænəʊdl] anodique
anode ['ænəʊd] anode
anodyne ['ænəʊdaɪn] antalgique
anomalous [ə'nɒmələs] anormal
anomaly [ə'nɒməlɪ] anomalie
developmental anomaly croissance anormale
anomaly scan (at around 16 to 22 weeks of pregnancy) échographie du second trimestre (entre 16ème et 22ème semaine d'aménorrhée)
anorexia [ænə'reksɪə] anorexie
anorexia nervosa anorexie mentale
anorexic [ænə'reksɪk] anorexique
anovular [æn'əʊvjʊlə] anovulatoire
anoxia [ə'nɒksɪə] anoxie
anoxic [ə'nɒksɪk] anoxique
antacid ['ænt'æsɪd] alcalin, antiacide
antagonist [æn'tægənɪst] antagoniste
adrenergic antagonists antagonistes adrénergiques
antalgic [æn'tældʒɪk] antalgique
anteflexion ['æntɪ'flekʃn] antéflexion
anteflexion of uterus antéflexion de l'utérus
antenatal [,æntɪ'neɪtəl] prénatal
antenatal care suivi de la grossesse / prénatal
antenatal check contrôle prénatal
antenatal check-up bilan prénatal; consultation prénatale
antenatal classes cours de préparation à l'accouchement
antenatal clinic service de consultation prénatale
antenatal exercise classes séances de préparation à l'accouchement
antenatal fitness class cours de gymnastique pour femmes enceintes
antenatally ['æntɪ'neɪtəlɪ] avant l'accouchement
antenatal record dossier médical prénatal
antenatal testing examen prénatal

antenatal visit visite prénatale, examen prénatal
antepartum ['æntɪ'pɑ:təm] d'avant l'accouchement, prénatal
    accidental antepartum haemorrhage hémorragie ante-partum / antépartale accidentelle
antepartum haemorrhage hémorragie de l'ante-partum / antépartale
antepartum unit service prénatal
anteposition [,æntɪpə'zɪʃn] antéposition
anteposition of uterus antéposition de l'utérus
anteprandial [,æntɪ'prændjəl] antéprandial, préprandial
anterior [æn'tɪərɪə] antérieur
    left occiput anterior position présentation occipito-iliaque gauche antérieure
    occiput anterior occipito-antérieur
    right occiput anterior position présentation occipito-iliaque droite antérieure
anterior asynclitism asynclitisme antérieur
anterior colporrhaphy colporraphie antérieure
anterior commissure commissure antérieure
anterior fontanelle grande fontanelle, fontanelle antérieure / bregmatique; bregma
anterior fornix cul-de-sac antérieur du vagin
anterior jugular vein veine jugulaire antérieure
anteroposterior ['æntɪrəpɒs'tɪərɪə] antéropostérieur
anteversion [,æntɪ'vɜ:ʃn] antéversion
anteversion of uterus antéversion de l'utérus / utérine
anthropoid ['ænθrəʊpɔɪd] anthropoïde
anthropoid pelvis bassin anthropoïde
antibiotic ['æntɪbaɪ'ɒtɪk] antibiotique
    give intravenous antibiotics administrer des antibiotiques par voie intraveineuse
antibody ['æntɪ,bɒdɪ] anticorps
    anticardiolipin antibody (ACA) anticorps anticardiolipine
    antiphospholipid antibody anticorps antiphospholipide
    fluorescent treponemal antibody-absorbed test (FTA-ABS) réaction sérologique de la syphilis, utilisant le tréponème tué et l'immunofluorescence indirecte, FTS-ABS test
anticardiolipin ['æntɪ'kɑ:di:əʊ'lɪpɪn] anticardiolipine
anticardiolipin antibody (ACA) anticorps anticardiolipine
anticoagulant ['æntɪkəʊ'ægjʊlənt] anticoagulant
anticoagulation ['æntɪkəʊ,ægjʊ'leɪʃn] traitement par des anticoagulants
anticonvulsant [,æntɪkən'vʌlsənt] antispasmodique
anticonvulsant medication anticonvulsifs
anti-D immunoglobulin immunoglobuline anti-D
anti-D injection injection de sérum anti-D
antidepressant ['æntɪdɪ'presənt] antidépresseur
antidiuretic [,ænti,daɪjʊ'reɪtɪk] antidiurétique
antidiuretic hormone (ADH) hormone antidiurétique
antidote ['æntɪdəʊt] antidote
antiemetic [,æntɪɪ'meɪtɪk] antiémétique
antifungal ['æntɪ'fʌŋgəl] antifongique
antifungal medication traitement antifongique
antigen ['æntɪdʒən] antigène

antiglobulin ['æntɪ'glɒbjʊlɪn] antiglobuline

direct antiglobulin test (DAT) test de Coombs, test direct à l'antiglobuline, RAI (recherche des AC irréguliers)

indirect antiglobulin test (IAT) test de Coombs indirect

anti-haemophiliac (anti-hemophiliac) ['æntɪ,hi:məʊ'fɪlɪæk] antihémophilique

anti-haemophiliac facteur antihémophilique

anti-haemophilic (anti-hemophilic) ['æntɪ,hi:məʊ'fɪlɪk] antihémophilique

anti-haemophilic factor facteur antihémophilique

anti-haemorrhagic (anti-hemorrhagic) ['æntɪ,hemə'reɪdʒɪk] anti-hémorragique

anti-haemorrhagic factor vitamine K

antihistamine [,æntɪ'hɪstəmɪn] N antihistaminique

antihistaminic ['æntɪ,hɪstə'mɪnɪk] ADJ antihistaminique

antihypertensive ['æntɪ,haɪpə'tensɪv] antihypertenseur; médicament contre l'hypertension

anti-inflammatory ['æntɪɪn'flæmətərɪ] anti-inflammatoire

anti-itching ['æntɪ'ɪtʃɪŋ] anti-démangeaisons

anti-itching remedy remède / médicament anti-démangeaisons

antioxidant ['æntɪ'ɒksɪdənt] N antioxydant; ADJ antioxydant

antiperspirant ['æntɪ'pɜ:spɪrənt] déodorant anti-transpiration

antiphospholipid ['æntɪ,fɒsfə'lɪpɪd] antiphospholipide

antiphospholipid antibody anticorps antiphospholipide

antiphospholipid syndrome syndrome antiphospholipidique / des antiphospholipides

antiplatelet ['æntɪ'pleɪtlɪt] anti-plaquettaire

antipsychotic ['æntɪ,saɪ'kɒtɪk] neuroleptique

antipyretic ['æntɪ,paɪ'retɪk] antipyrétique

anti-rejection ['æntɪ,rɪ'dʒekʃn] antirejet

anti-rejection drugs médicaments antirejet

anti-retroviral ['æntɪ'retrəʊ,vaɪərəl] N antirétroviral; ADJ antirétroviral

highly active antiretroviral therapy (HAART) trithérapie antirétrovirale

antiretroviral medication antirétroviraux

antiretroviral therapy (ART) thérapie antirétrovirale

antisepsis [,æntɪ'sepsis] antisepsie

antiseptic [,æntɪ'septɪk] antiseptique

antiseptic powder poudre cicatrisante antiseptique

antiseptics [,æntɪ'septɪks] antiseptique

antiseptic wash solution antiseptique

antiserum [,æntɪ'sɪərəm] pl antiserums [,æntɪ'sɪərəmz] / antisera [,æntɪ'sɪərə] antisérum

antispasmodic ['æntɪspæz'mɒdɪk] antispasmodique

antithrombin ['æntɪ'θrɒmbɪn] antithrombine

antithromboplastin ['æntɪ'θrɒmbəʊ'plæstɪn] antithromboplastine

anti-thyroid ['æntɪ'θaɪrɔɪd] anti-thyroïdien

anti-thyroid drugs anti-thyroïdiens

antitoxin ['æntɪ'tɒksɪn] antitoxine

antiviral [,æntɪ'vaɪrəl] antiviral

antiviral drug antiviral

anuresis [,ænjʊ'ri:sɪs] anurésie

anuria [ə,njʊərɪə] anurie

anus ['eɪnəs] pl anuses ['eɪnəsɪs] / ani ['eɪnaɪ] / anus ['eɪnəs] anus

distension of the anus distension de l'anus
imperforate anus imperforation de l'anus
levator ani muscle muscle releveur de l'anus
anxiety [æŋ'zaɪətɪ] anxiété
maternal anxiety anxiété maternelle
aorta [eɪ'ɔ:tə] pl aortas [eɪ'ɔ:təz] / aortae [eɪ'ɔ:ti:] aorte
abdominal aorta aorte abdominale
arch of the aorta crosse aortique / de l'aorte, arc aortique
thoracic aorta aorte thoracique
aortic [eɪ'ɔ:tɪk] aortique
aortic arch crosse aortique / de l'aorte
aortic regurgitation reflux aortique
aortic stenosis rétrécissement aortique
aortic valve valvule sigmoïde aortique
aperient [ə'pɪərɪənt] laxatif, purgatif
Apert's syndrome maladie / syndrome d'Apert, acrocéphalosyndactilie
Apgar score indice / cotation / score d'Apgar
Apgar test test d'Apgar
activity (Apgar test) tonicité, tonus
appearance (Apgar test) aspect / coloration de la peau
extremities blue (Apgar test) extrémités bleues, cyanose des extrémités
flaccid (Apgar test) flaccidité
grimace (Apgar test) réactivité; grimace de réaction
lusty cry (Apgar test) cri vif / vigoureux
muscle tone (Apgar test) tonicité / tonus musculaire
no or weak activity (Apgar test) aucun mouvement spontané, hypotonie globale
no response to stimulation (Apgar test) aucune réactivité / réaction à la stimulation
perform the Apgar test réaliser le test d'Apgar
reflexes (Apgar test) réactivité
aphtha ['æfθə] pl aphthae ['æfθi:] aphte
aphthous ['æfθəs] aphteux
aphthous vulvitis vulvite aphteuse
aplasia [ə'pleɪzɪə] aplasie
aplastic [eɪ'plæstɪk] aplasique, aplastique
APL principle / active pituitary-like principle principe actif de l'hypophyse / la glande pituitaire
apnoea (apnea) [æp'ni:ə] apnée
sleep apnoea apnée du sommeil
apnoea monitor moniteur d'apnée
apnoea of the new-born apnée du nouveau-né
aponeurosis [,æpənjʊə'rəʊsɪs] pl aponeuroses [,æpənjʊə'rəʊsi:z] aponévrose
aponeurositis [,æpənjʊərə'saɪtɪs] aponévrite
apoplectic [,æpə'plektɪk] apoplectique
apoplexy ['æpəpleksɪ] apoplexie
uterine apoplexy apoplexie utéroplacentaire
apparatus [,æpə'reɪtəs] pl apparatus / apparatuses [,æpə'reɪtəsɪs] appareil
artificial breathing apparatus respirateur
appear [ə'pɪə] apparaître

appearance [ə'pɪərəns] (Apgar test) aspect / coloration de la peau
appear to be in severe pain sembler avoir de fortes douleurs
appendectomy [,æpen'dektəmɪ] appendicectomie
appendicitis [ə'pendɪsaɪtɪs] appendicite
appendix [ə'pendɪks] pl appendices [ə'pendɪsɪs] / appendixes [ə'pendɪksɪs] appendice
appendix vermiformis ['vɜ:mɪ,fɔ:mɪs] appendice vermiforme
application [,æplɪ'keɪʃn] application, usage

for external application à usage externe

apply [ə'plaɪ] appliquer
apply a compress appliquer une compresse
appointment [ə'pɔɪntmənt] rendez-vous, entrevue

booking appointment première consultation prénatale

aquanatal class ['ækwə'neɪtl'klɑ:s] cours de préparation aquatique prénatale
aquanatal exercises exercices de préparation aquatique prénatale
aqueduct ['ækwɪdʌkt] aqueduct
aqueduct of midbrain aqueduct de Sylvius
aqueduct of Sylvius aqueduct de Sylvius
arachnodactily [ə'ræknəʊ'dæktəlɪ] arachnodactylie
arachnoid [ə'ræknɔɪd] arachnoïde
arachnoiditis [ə,ræknɔɪ'daɪtɪs] arachnoïdite
arachnoid villi villosités arachnoïdiennes
arborescent ['ɑ:bə'resənt] arborescent
arbor vitae ['ɑ:bə'vaɪti:] arbre de vie
arbor vitae cerebellum arbre de vie du cervelet
arbor vitae uteri arbre de vie de l'utérus / de la matrice
arch [ɑ:tʃ] arc, voûte, arche; arcade; cambrure

aortic arch crosse aortique / de l'aorte
plantar arch voûte plantaire
pubic arch arcade pubienne
tendinous arch of the pelvic fascia arcade tendineuse de l'aponévrose pelvienne

arch of the aorta arc / crosse aortique, crosse de l'aorte
arcuate ['ɑ:kju:ɪt] arqué
arcuate uterus utérus arqué
arcus tendineus ['ɑ:kəs'tendɪnəs] arcus tendineus
area ['eərɪə] région

have abrasions around the area of the urethra avoir des éraillures autour de l'urèthre
lumbar area région lombaire
shave the area of the incision raser l'endroit de l'incision
vein in the groin area veine de l'aine

area of engagement aire d'engagement
areola [ə'rɪələ] pl areolae [ə'rɪəli:] / areolas [ə'rɪələz] aréole
arm [ɑ:m] bras

descent of the anterior arm abaissement du bras antérieur
descent of the arms abaissement des bras
descent of the posterior arm abaissement du bras postérieur
upper-arm stretch étirement des biceps et des triceps

armpit ['ɑ:mpɪt] aisselle

arm prolapse prolapsus du bras
arms by your side bras le long du corps
arnica ['ɑ:nɪkə] arnica
aromatherapist [ə'rəʊmə'θerəpɪst] aromathérapeute
aromatherapy [ə'rəʊmə'θerəpɪ] aromathérapie
aromatherapy massage massage aux huiles essentielles
arrest [ə'rest] arrêt
    cardiac arrest arrêt cardiaque / du coeur
    deep transverse arrest bloqué en position transverse
    transverse arrest arrêt en position transverse
arrest of advancement of fetus arrêt de progression du foetus
arrest of dilatation arrêt de la dilatation
arrest of labour inertie utérine, arrêt du travail
arrest of progress of foetus arrêt de progression du foetus
artefact ['ɑ:tɪfækt] artefact
arterial [ɑ:'tɪərɪəl] artériel
arterial ligament ligament artériel
arterial pressure pression artérielle
arteriography [ɑ:,tɪərɪ'ɒgrəfɪ] artériographie
    coronary arteriography coronarographie
arteriole [ɑ:'tɪərɪʊəl] artériole
arteriosclerosis [ɑ:'tɪərɪəʊsklɪ'rəʊsɪs] artériosclérose
artery ['ɑ:tərɪ] artère
    brachial artery artère brachiale
    coronary arteries artères coronaires
    femoral artery artère fémorale
    hypogastric artery artère hypogastrique
    innominate artery artère innominée; tronc artériel brachio-céphalique
    middle cerebral artery artère cérébrale moyenne
    pulmonary artery artère pulmonaire
    radial artery artère radiale
    umbilical artery artère ombilicale
    umbilical artery Doppler écho-Doppler de l'artère ombilicale
artery clamp clamp artériel
artery forceps pince hémostatique
arthritis [ɑ:'θraɪtɪs] arthrite
artificial [,ɑ:tɪ'fɪʃəl] artificiel
artificial abortion avortement artificiel / provoqué
artificial breathing apparatus respirateur
artificial feeding alimentation artificielle; gavage
artificial induction of labour déclenchement artificiel du travail
artificial insemination insémination artificielle
artificial interruption of lactation interruption artificielle de l'allaitement
artificial light lumière artificielle
artificial menopause ménopause artificielle
artificial procreation procréation assistée
artificial respiration respiration artificielle

artificial rupture of membranes (ARM) rupture artificielle de la poche des eaux
artificial sweetener édulcorant artificiel, sucrette
ascites [ə'saɪti:z] ascites
asepsis [ə'sepsɪs] asepsie
aseptic [eɪ'septɪk] aseptique
asepticize [eɪ'septɪsaɪz] aseptiser
asexual [eɪ'seksjʊəl] asexué
ashen colour ['æʃn'kʌlə] teint cireux / terreux
asphyxia [æs'fɪksɪə] asphyxie
asphyxia neonatorum [,ni:əʊneɪ'tɒ:rəm] asphyxie des nouveau-nés / néonatale
aspirate ['æspəreɪt] aspirer
aspiration [,æspə'reɪʃn] aspiration

abdominal aspiration ponction abdominale
chorionic villus aspiration biopsie par aspiration de villosités choriales; ponction du trophoblaste
meconium aspiration aspiration du méconium
vacuum aspiration aspiration par le vide; avortement par aspiration

aspiration biopsy biopsie par aspiration
aspirator ['æspə,reɪtə] aspirateur
aspirin ['æsprɪn] aspirine

low-dose aspirin aspirine à faible dose

assessment [ə'sesmənt] évaluation, estimation, contrôle, examen, bilan

neurological assessment of newborn bilan / évaluation neurologique du nouveau-né

assessment of pelvis évaluation de l'utérus
assimilation [ə,sɪmɪ'leɪʃn] assimilation, comparaison, rapprochement, engagement
assistant [ə'sɪstənt] assistant

healthcare assistant aide-soignante

assisted conception procréation médicalement assistée; aide médicale à la procréation
assisted conception technique technique de procréation médicalement assistée
assisted delivery accouchement assisté / instrumental
assisted ventilation ventilation assistée
asthma ['æsmə] asthme

suffer a severe asthma attack souffrir de graves crises d'asthme
sufferer from asthma asthmatique

asthma inhaler pump inhalateur pour asthmatiques
asthma sufferer asthmatique
asthmatic [æs'mætɪk] asthmatique
Astrup machine micro-équipement Astrup pour déterminer le ph du sang
asymmetrical [,eɪsɪ'metrɪkəl] asymétrique
asymmetrical growth restriction retard de croissance intra-utérin dysharmonieux
asymmetrical pelvis pelvis asymétrique / non perméable / vicié
asymmetrical tonic neck reflex réflexe tonique du cou
asymmetry [æ'sɪmətrɪ] asymétrie
asymptomatic [,eɪsɪmptə'mætɪk] asymptomatique
asymptomatic bacteriuria bactériurie asymptomatique
asynclitism [eɪ'sɪnklɪ'tɪzəm] asynclitisme

anterior asynclitism asynclitisme antérieur

asystole [eɪ'sɪstəlɪ] asystolie, pause cardiaque
asystolic [,eɪsɪ'stɒlɪk] asystolique
at birth à la naissance
atelectasis [,æt'lektəsɪs] atélectasie
    primary atelectasis atélectasie primaire
    secondary atelectasis atélectasie secondaire
athetosic ['æθɪ'tɒsɪk] athétosique
athetosis ['æθɪ'təʊsɪs] athétose
atlas ['ætləs] atlas
atonia [eɪ'təʊnɪə] atonie
atonic [eɪ'tɒnɪk] atone
atonic uterus atonie utérine
atony [eɪ'təʊnɪ] atonie
atopic [eɪ'tɒpɪk] atopique
atopic dermatitis eczéma atopique
atresia [ə'treɪzɪə] atrésie
    choanal atresia atrésie choanale / des choanes
    oesophageal atresia atrésie de l'oesophage
atrial ['eɪtrɪəl] auriculaire, atrial
atrial fibrillation fibrillation auriculaire
atrial hypertrophy hypertrophie auriculaire
atrial premature contraction extrasystole auriculaire
atrial septal defect communication interauriculaire
atrioventricular ['eɪtrɪəʊven'trɪkjələ] atrioventriculaire
at risk group groupe à risque
atrium ['eɪtrɪəm] pl atria ['eɪtrɪə] oreillette
atrophia ['ætrəfɪə] atrophie
atrophic [eɪ'trɒfɪk] atrophique
atrophy ['ætrəfɪ] atrophie
    compression atrophy atrophie par compression
atropine ['ætrəpi:n] atropine
attendant [ə'tendənt] N gardien; domestique; escorte; ADJ qui accompagne / est présent
    birth attendants équipe médicale en charge de l'accouchement
    traditional birth attendant accoucheuse traditionnelle
attenuated [ə'tenjʊeɪtɪd] atténué
attenuated vaccine vaccin atténué
attenuated virus virus atténué
attitude ['ætɪtju:d] attitude
    military attitude attitude militaire
atypical [,eɪ'tɪpɪkəl] atypique
audible ['ɔ:dɪbl] perceptible, intelligible
audiogram ['ɔ:dɪəʊ,græm] audiogramme
audiology [,ɔ:dɪ'ɒlədʒɪ] audiologie
audiometer [,ɔ:dɪ'ɒmɪtə] audiomètre
audit ['ɔ:dɪt] audit
auditory ['ɔ:dɪtərɪ] auditif
    automated auditory brainstem response (AABR) potentiel évoqué auditif du tronc

cérébral; potentiel évoqué des voies auditives
brain's auditory centre centre auditif du cerveau
brain stem auditory evoked response potentiel évoqué auditif / des voies auditives
auditory meatus conduit auditif
auditory response cradle berceau auditif
augmentation [,ɔ:gmen'teɪʃn] augmentation
augmentation of labour accélération du travail
aura ['ɔ:rə] aura
aural ['ɔ:rəl] auditif
auricle ['ɔ:rɪkl] pavillon auriculaire
accessory auricle pavillon surnuméraire
auscultate ['ɔ:skəlteɪt] ausculter
auscultation [,ɔ:skəl'teɪʃn] auscultation
clear to auscultation normal à l'auscultation
auscultatory [ɔ:,skʌltə'tɔ:rɪ] auscultatoire
auscultatory percussion percussion auscultatoire
autism ['ɔ:tɪzəm] autisme
autistic [ɔ:'tɪstɪk] autiste
autoclave ['ɔ:təkleɪv] autoclave
autoimmune ['ɔ:təʊɪ'mju:n] auto-immune
autoimmune disease maladie auto-immune
autoimmune disorder maladie auto-immune
autoinfection [,ɔ:təʊɪn'fekʃn] infection auto-immune
autolysis [ɔ:'tɒlɪsɪs] autolyse, autoprotéolyse
automated ['ɔ:təmeɪtɪd] automatisé, automatique
automated auditory brainstem response (AABR) potentiel évoqué auditif du tronc cérébral / potentiel évoqué des voies auditives
autonomic [,ɔ:tə'nɒmɪk] autonome
autonomic nervous system système nerveux autonome
autonomy [ɔ:'tɒnəmɪ] autonomie
autopsy ['ɔ:tɒpsɪ] autopsie
autosomal [,ɔ:tə'səʊməl] autosomique, autosomal
autosomal dominant inheritance hérédité autosomale dominante
autosomal recessive inheritance hérédité autosomale récessive
autosome ['ɔ:tə,səʊm] autosome
auxiliary [ɔ:g'zɪlɪərɪ] auxiliaire
nursing auxiliary aide-soignante
avascular [eɪ'væskjələ] avasculaire
average ['ævəridʒ] moyenne
better-than-average chance risque plus élevé que la moyenne
aversion [ə'vɜ:ʃn] aversion, objet d'aversion
food aversion dégoût de la nourriture
avitaminosis [æ,vɪtəmɪ'nəʊsɪs] avitaminose
await transplant être en attente d'une greffe
awake [ə'weɪk] éveillé
quiet awake état de veille calme
awakening [ə'weɪknɪŋ] réveil

awake room salle de réveil
aware [ə'weə] conscient
awareness [ə'weənɪs] conscience
axial ['æksɪəl] axial
axial rotation manoeuvre manoeuvre de rotation axiale
axilla [æk'sɪlə] pl axillae [æk'sɪli:] aisselle
axillary [æk'sɪlərɪ] axillaire
axillary tail creux axillaire
axillary temperature température axillaire
axis ['æksɪs] pl axes ['æksi:z] axe
    pelvic axis axe du bassin
axis of pelvis axe pelvien
axis of the birth canal axe du canal utérin / du canal pelvi-génital, / de la filière vaginale
axis of the pelvic brim axe du détroit supérieur
axis traction forceps forceps à traction axiale
azoospermia [eɪ,zəʊə'spɜ:mɪə] azoospermie
babble ['bæbl] V babiller; N babillage, babil
Babinski's reflex réflexe de Babinski
Babinski's sign signe de Babinski
baby ['beɪbɪ] bébé, nourrisson
    affect the baby influer sur / atteindre le foetus
    become wrapped around the baby's neck s'enrouler autour du cou du bébé
    blue baby bébé bleu
    breastfeed the baby allaiter le bébé
    brush the baby's lips against one's nipple effleurer les lèvres du bébé du bout du sein
    burp a baby faire faire son rot à un bébé
    Caucasian baby bébé de type caucasien
    collodion baby bébé collodion
    cuddle one's baby close câliner son bébé
    dark-skinned baby bébé à la peau foncée
    decorate the baby's room tapisser et peindre la chambre de bébé
    deliver a baby mettre au monde un bébé, accoucher
    deprive the baby of oxygen priver le bébé d'oxygène
    diagnose whether the unborn baby is at risk diagnostiquer les risques encourus par le foetus
    easy-going baby bébé facile à vivre
    expecting a baby qui attend un enfant
    expose the baby's bottom to the air laisser les fesses de bébé à l'air
    feed one's baby on demand donner le sein à la demande
    full-term baby bébé à terme
    get a baby to burp faire faire son rot à un bébé
    give one's baby a bath donner le bain à son bébé
    harmful for the unborn baby néfaste / nuisible au foetus
    have one's baby in a hospital accoucher en milieu médicalisé
    hazardous to the baby dangereux pour le bébé
    help position the baby properly aider le bébé à se positionner correctement
    hinder the baby's development nuire au développement du foetus

hold one's baby tenir son bébé dans ses bras
hold one's baby against one's shoulder tenir son bébé contre son épaule
hook the umbilical cord over the baby's head réduire une circulaire
identify a pocket of amniotic fluid away from the baby déterminer l'emplacement d'une poche / citerne de liquide amniotique à distance du bébé
insert the teat into the baby's mouth introduire la tétine dans la bouche du bébé
jaundice baby nouveau-né souffrant de jaunisse / d'un ictère; nouveau-né présentant une jaunisse / un ictère
keep upright to encourage the baby to descend se tenir debout afin de faciliter l'engagement du bébé
large for gestational age baby grand foetus pour son âge gestationnel; macrosome
lay one's baby face down across one's lap placer son bébé à plat ventre sur ses genoux
lean the baby forwards pencher le bébé vers l'avant
light for dates baby nouveau-né ayant un retard de croissance intra-utérin
long-for baby bébé tant attendu
low-birthweight baby bébé au poids de naissance faible
meet the baby's daily needs répondre aux besoins quotidiens du bébé
newborn baby nouveau-né
pose no threat to the baby ne présenter aucun risque pour le foetus
premature baby bébé prématuré
prevent the baby from being affected empêcher toute contamination de l'enfant
put one's baby in a bouncing chair mettre son bébé dans une balancelle
put the baby to sleep on his / her back coucher le bébé sur le dos pour dormir
put the baby to the breast mettre le bébé au sein
put the mother and the baby at risk mettre en danger la mère et l'enfant
rock a baby bercer un bébé
scald the baby's mouth brûler la bouche de l'enfant avec un liquide trop chaud
shaken baby syndrome syndrome du bébé secoué
sit one's baby on one's lap asseoir son bébé sur ses genoux
small for gestational age baby nouveau-né ayant un retard de croissance intra-utérin, RCIU
special-care baby unit unité de réanimation néonatale
stork mark (on the back of a baby's neck) angiome pâle (sur la nuque du bébé)
support the baby's head with one's hand soutenir la tête du bébé avec la main
sustain the growing baby favoriser la croissance du foetus
sway one's baby bercer son bébé
take one's baby for a car ride aller promener son bébé en voiture
take one's baby for a walk in one's buggy aller promener son bébé en poussette
thriving baby bébé en bonne santé
top-and-tail one's baby faire la toilette de son bébé
transmit the infection to the baby transmettre l'infection au bébé
wind a baby faire roter le bébé

baby bath baignoire pour bébé
baby blues dépression post-partum
baby born after the due date nouveau-né ayant dépassé le terme; dépassement du terme
baby brother petit frère
baby carrier porte-bébé

baby car seat siège auto enfant
baby clothes vêtements pour bébé / de bébé
baby equipment articles de puériculture
baby food aliments pour bébés
baby-grow grenouillère
baby-grow suit grenouillère
baby linen layette
baby monitor interphone
baby's anatomy anatomie du bébé
baby scales pèse-bébé
baby's descent descente du bébé
baby's gender sexe du bébé
baby sister petite soeur
baby sleep position monitoring device détecteur de retournement de bébé
baby sling porte-bébé, écharpe porte-bébé
baby tooth dent de lait / lactéale
baby wipe lingette pour bébé
baby with a new mutation enfant atteint d'une mutation génétique
baby with low birth weight enfant hypotrophique, RCIU
Bach flower remedies remèdes floraux du Dr Bach
bacillaemia (bacillemia) [ˌbæsɪ'li:mɪə] bacillémie
bacillary [bə'sɪlərɪ] bacillaire
bacille Calmette-Guérin (BCG) bacille Calmette-Guérin (BCG)
bacilluria [ˌbæsɪ'ljʊərɪə] bacillurie
bacillus [bə'sɪləs] pl bacilli [bə'sɪlaɪ] bacille

 Döderlein's bacillus bacille de Döderlein
 Ducrey's bacillus bacille de Ducrey
 Klebs-Löffler bacillus bacille de Klebs-Löffler
 Koch's bacillus bacille de Koch

back [bæk] N dos; dossier; ADV en arrière, de retour

 chair back dossier de chaise
 get one's periods back avoir son retour de couches
 lie on one's back se coucher sur le dos
 lower back bas du dos; lombaires
 persistent lower-back pain douleur persistante au bas du dos
 pull the foreskin back décalotter
 put the baby to sleep on his / her back coucher le bébé sur le dos pour dormir
 small of the back creux des reins
 stork mark (on the back of a baby's neck) angiome pâle (sur la nuque du bébé)
 upper back haut du dos
 wipe from front to back s'essuyer de l'avant vers l'arrière

backache ['bækeɪk] mal de dos, maux de reins, lombalgie
backbone ['bækbəʊn] colonne vertébrale
backflow ['bækfləʊ] reflux
back labour travail provoquant des douleurs lombaires
back massage massage du dos
back pain douleur lombaire

back passage anus
back passage examination toucher rectal
back problem problème de dos
backward (backwards) ['bækwəd(z)] en arrière; vers l'arrière
push one's pelvis backwards projeter / basculer son bassin en arrière
backward displacement of the uterus rétroversion utérine
bacteraemia (bacteremia) ['bæktə'ri:mɪə] bactériémie
bacteraemic (bacteremic) ['bæktə'ri:mɪk] bactériémique
bacteraemic shock choc bactériémique
bacteria [bæk'tɪərɪə] bactéries
perfect breeding ground for bacteria terrain idéal pour le développement de bactéries
bacterial [bæk'tɪərɪəl] bactérien
bacterial cause cause bactérienne
bacterial meningitis méningite bactérienne
bacterial toxin toxine bactérienne
bacterial vaginosis (BV) vaginose / vaginite bactérienne
bactericidal [bæk,tɪərɪ'saɪdl] ADJ bactéricide
bactericide [bæk'tɪərɪsaɪd] N bactéricide
bacteriological [bæk,tɪərɪə'lɒdʒɪkəl] bactériologique
bacteriological examination examen bactériologique
bacteriologist [bæk,tɪərɪ'ɒlədʒɪst] bactériologiste
bacteriology [bæk,tɪərɪ'ɒlədʒɪ] bactériologie
bacteriophage [bæk'tɪərɪfeɪdʒ] bactériophage
bacteriostasis [bæk,tɪərɪəʊ'steɪsɪs] bactériostase
bacteriostatic [bæk,tɪərɪəʊ'stætɪk] bactériostatique
bacterium [bæk'tɪərɪəm] pl bacteria [bæk'tɪərɪə] bactérie
bacteriuria [bæk,tɪərɪ'jʊərɪə] bactériurie
asymptomatic bacteriuria bactériurie asymptomatique
bad [bæd] mauvais
smell bad sentir mauvais
bag [bæg] sac; poche
bean bag sac d'équilibre; fauteuil poire, pouf poire
blood bag poche de sang
breast milk freezer bag sac de congélation pour lait maternel
drainage bag poche de drainage
hospital bag valise pour la maternité
sleeping bag gigoteuse
baggy ['bægɪ] gonflé; bouffant
baggy belly bourrelets sur le ventre
bag of membranes poche des eaux
bag of water poche des eaux
balance ['bæləns] équilibre
acid-base balance équilibre acido-basique
electrolyte balance équilibre électrolytique
fluid balance bilan hydrique
fluid balance chart bilan d'apport et de perte hydriques; bilan in-out
hormone balance équilibre hormonal

balanced ['bælənst] équilibré
balanced diet alimentation équilibrée
balanced health diet régime alimentaire sain et équilibré
balance disturbance trouble de l'équilibre
balanced translocation translocation équilibrée
bald [bɔ:ld] chauve
baldness ['bɔ:ldnɪs] calvitie
ball [bɔ:l] balle, ballon; bille, boule
    birthing ball ballon de naissance / de maternité
    inflatable birthing ball ballon de naissance gonflable
balloon [bə'lu:n] ballon
balloon catheter sonde à ballonnet
ballotement [bə'lɒtmənt] ballottement
    abdominal ballottement ballottement abdominal
    fetal ballottement ballottement foetal
balm [bɑ:m] baume
    lip balm baume pour lèvres
band [bænd] bande, bandelctte; lanière
    amniotic band bride amniotique
    amniotic band syndrome syndrome de la bride amniotique
    travel band bracelet d'acupression
bandage ['bændɪdʒ] pansement, bande
    crepe bandage bande Velpeau
bandage clip attache-bandage, agrafe à pansement
bandage scissors ciseaux à pansement
bandage tray plateau à pansements
banding ['bændɪŋ] cerclage
Bandl's ring anneau de Bandl
bank [bæŋk] banque
    blood bank banque de sang
barbiturates [bɑ:'bɪtjʊrɪts] N barbituriques
barbituric [,bɑ:bɪ'tjʊərɪk] ADJ barbiturique
bare [beə] nu; découvert
    walk about in bare feet marcher pieds nus
barium ['beərɪəm] baryum
barium enema lavement baryté
barium meal bouillie barytée
barium sulphate baryte
Barlow's test test de Barlow
Barr body corpuscule de Barr
barrier ['bærɪə] obstacle, barrière
    reverse barrier nursing isolement protecteur
    waterproof barrier barrière imperméable
barrier contraception contraception locale
barrier contraceptive contraceptif local
barrier method méthode de contraception locale
barrier nursing soins en isolement septique / protecteur

Bartholinian abscess ['bɑ:θə,lɪnɪən] bartholinite
bartholinitis ['bɑ:θə,lɪ'naɪtɪs] bartholinite
Bartholin's abscess ['bɑ:θlɪnz] bartholinite
Bartholin's gland ['bɑ:θlɪnz] glande de Bartholin
    abscess of Bartholin's gland abcès de la glande de Bartholin
basal ['beɪsl] basal
basal body corpuscule basal
basal body temperature température basale de l'organisme
basal metabolic rate (BMR) taux du métabolisme de base
basal metabolism métabolisme de base
basal nucleus olive bulbaire
base [beɪs] base
    acid-base balance équilibre acido-basique
based [beɪst] basé
    chemical-based hair treatment traitement pour cheveux à base de produits chimiques
    codeine-based painkiller calmant / analgésique à la codéïne
    evidence-based medicine médecine fondée sur des preuves / factuelle; médecine basée sur l'évidence
    evidence-based practice pratique fondée sur des preuves / factuelle / basée sur l'évidence
    narcotic-based à base de narcotiques
    sulpha-based à base de sulfamide
base of the fetal skull base du crâne foetal
basin ['beɪsɪn] lavabo; bassin, cuvette, crachoir
basket ['bɑ:skɪt] corbeille; panier
    Moses basket moïse, couffin
    wicker Moses basket moïse / couffin en osier
    woven Moses basket moïse / couffin tressé
basophil ['beɪsəfɪl] N basophile
basophilia ['beɪsə'fɪlɪə] basophilie
basophilic ['beɪsə'fɪlɪk] ADJ basophile
bath [bɑ:θ] bain
    give one's baby a bath donner le bain à son bébé
    sit in a sitz bath prendre un bain de siège
bathe [beɪð] baigner, donner le bain à
bath tub baignoire
batter ['bætə] maltraiter, martyriser
battered wife femme battue
batterer ['bætərə] conjoint / père violent
battering ['bætərɪŋ] maltraitance
    child battering mauvais traitements à un enfant
Battledore placenta ['bætl,dɔ:plə'sentə] insertion marginale vélamenteuse du cordon placentaire
be admitted to hospital être admise à l'hôpital
be allergic to présenter une allergie à
bean [bi:n] haricot; fève; grain
bean bag sac d'équilibre; fauteuil poire, pouf poire

bear [beə] porter
bear a child avoir / donner naissance à un enfant
    impair the ability to bear children affecter la capacité à mettre au monde / à porter des enfants
bear down pousser
bearing ['beərɪŋ] de la portée; de l'accouchement; de la naissance
    childbearing age période d'activité génitale
    childbearing age woman femme en âge d'avoir des enfants / de procréer
    childbearing centre maison de naissance
bearing pains douleurs utérines
beat [bi:t] V battre; N battement, pulsation
beats per minute (bpm) (nombre de) pulsations-minute
become ulcerated s'ulcérer
become wrapped around the baby's neck s'enrouler autour du cou du bébé
bed [bed] lit
    birthing bed lit d'accouchement
bedding ['bedɪŋ] literie
    change the bedding changer les draps
be deficient in iron stores souffrir d'une carence en fer
be discharged pouvoir quitter l'hôpital
bedpad ['bedpæd] alaise, alèze, alèse
bedpan ['bedpæn] bassin hygiénique
bedrest alitement
bedridden ['bedrɪdn] alité; grabataire
bedside ['bedsaɪd] chevet
bedside lamp veilleuse
bedside locker table de nuit
bedside table table de nuit
bedsore ['bedsɔ:] escarre
bedwetting ['bed'wetɪŋ] pipi au lit, énurésie
be fasting être à jeun
behaviour (behavior) [bɪ'heɪvjə] comportement
    ingrained behaviour comportement inné
behavioural (behavioral) [bɪ'heɪvjərəl] comportemental
behaviour disorder trouble du comportement
behaviour problem trouble du comportement
be induced se faire déclencher l'accouchement
be intolerant of présenter une intolérance à
be lacking in iron manquer de fer
be left untreated ne pas être soigné
Bell's palsy paralysie de Bell
belly ['belɪ] ventre
    baggy belly bourrelets sur le ventre
    saggy belly ventre distendu / flasque
belly button nombril
belt [belt] ceinture
    pelvic support belt ceinture de soutien du bassin

Benedict's qualitative reagent réactif de Benedict qualitatif pour la détection du glucose dans les urines
benefit ['benɪfɪt] V faire du bien à, profiter à; N bienfait, avantage; allocation, prestation
child benefit allocation familiale
maternity benefits allocations de maternité
nursing benefit prime d'allaitement
Benefits Agency caisse de sécurité sociale
benzodiazepines [,benzəʊdaɪ'eɪzəpi:ns] benzodiazépines
be off duty être de repos
be offered testing for the condition se voir proposer un dépistage de la maladie
be on a drip être sous perfusion
be on dialysis être sous dialyse
be on duty être de garde
be on medication être sous traitement
be on the pill prendre la pilule
bereavement [bɪ'ri:vmənt] perte, deuil
bereavement counselling soutien psychologique
be sexually active avoir une activité sexuelle
be shed se desquamer
be sick vomir
best-before date date de péremption
beta ['bi:tə] bêta
beta-adrenergic receptors récepteurs bêta-adrénergiques
beta-blocker bêtabloquant
betacarotene [,bi:tə'kærəti:n] bêta-carotène
beta-haemolytic streptococcus streptocoque b(êta) hémolytique
betamethasone [,bi:tə'meθə,zəʊn] bétaméthasone
betamethasone sodium phosphate phosphate sodique de bétaméthasone
beta-thalassaemia bêta-thalassémie
be transmitted by sexual intercourse se transmettre lors des rapports sexuels
better-than-average chance risque plus élevé que la moyenne
between the legs entre les jambes; à l'entrejambe
be under heavy sedation recevoir une forte dose de calmants
be under mild sedation recevoir une faible dose de calmants
be under sedation être sous calmants
be unknowingly infected être infecté sans le savoir
beverage ['bevərɪdʒ] boisson, breuvage
bewilderment [bɪ'wɪldəmənt] confusion
beyond cure inguérissable, incurable
biamniotic [baɪ,æmnɪ'ɒtɪk] bi-amniotique
biamniotic pregnancy grossesse bi-amniotique
biamniotic twinning grossesse gémellaire bi-amniotique
bicarbonate [baɪ'kɑ:bənɪt] bicarbonate
sodium bicarbonate bicarbonate de soude
bicarbonate buffer solution tampon de bicarbonate de soude
bicarbonate of soda bicarbonate de soude
bi-chorial pregnancy grossesse bi-choriale

bicornate (bicornuate) [baɪ'kɔ:nju:ɪt] bicorne
bicornate uterus utérus bicorne, hémimatrice
bidet ['bi:deɪ] bidet
bifid ['baɪfɪd] bifide
bifidus ['bɪfɪdəs] bifidus
lactobacillus bifidus lactobacille bifidus
bifidus factor facteur bifidus
biforate uterus [baɪ'fɔ:rɪt'ju:tərəs] utérus biloculaire
bifurcation [,baɪfɜ:'keɪʃn] bifurcation
bikini [bɪ'ki:nɪ] bikini
bikini cut laparotomie transversale suspubienne; incision de Pfannenstiel
bilateral [baɪ'lætərəl] bilatéral
bile [baɪl] bile
build-up of bile salts in the bloodstream accumulation de sels biliaires dans le sang
bile acid acide biliaire
bile duct canal biliaire, cholédoque
bile pigment pigment biliaire
bile salts sels biliaires
build-up of bile salts in the bloodstream accumulation de sels biliaires dans le sang
biliary ['bɪlɪərɪ] biliaire
biliary calculi calculs biliaires
biliary colic colique hépatique
bilibed ['bɪlɪ,bed] bilibed
bilious ['bɪlɪəs] bilieux
biliousness ['bɪlɪəsnɪs] crise de foie
bilirubin [,bɪlɪ'ru:bɪn] bilirubine
bilirubinaemia (bilirubinemia) [,bɪlɪ'ru:bɪ'ni:mɪə] bilirubinémie
bilirubin blanket couverture pour photothérapie
bilirubinometer [,bɪlɪ'ru:bɪ'nɒmɪtə] bilirubinomètre
bilirubin wrap couverture pour photothérapie
biliverdin [,bɪlɪ'vɜ:dɪn] biliverdine
Billings' method méthode Billing
bimanual [,baɪ'mænjʊəl] bimanuel
bimanual compression of the uterus compression bimanuelle de l'utérus
bimanual examination examen bimanuel
binaural [baɪ'nɔ:rəl] biaural, binaural
binaural stethoscope stéthoscope à double pavillon
binge [bɪndʒ] beuverie
binge-drinking boire à l'excès
binge-eating manger à l'excès
binge-purge syndrome boulimie (fait de manger à l'excès et de vomir)
binovular [bɪn'ɒvjʊlə] biovulaire
binovular gemellary pregnancy grossesse gémellaire dizygote
binovular twins jumeaux hétérozygotes
biochemical ['baɪəʊ'kemɪkəl] biochimique
biochemichal screening examen biochimique
biochemist ['baɪəʊ'kemɪst] biochimiste

biochemistry ['baɪəʊ'kemɪstrɪ] biochimie
biological [,baɪə'lɒdʒɪkəl] biologique
biological clock horloge biologique
biological father père biologique
biological pregnancy test diagnostic biologique de grossesse
biological test for pregnancy diagnostic biologique de grossesse
biologist [baɪ'ɒlədʒɪst] biologiste
biology [baɪ'ɒlədʒɪ] biologie
biometry [baɪ'ɒmɪtrɪ] biométrie
    fetal biometry biométrie foetale
biophysical [,baɪəʊ'fɪzɪkəl] biophysique
biophysical profile profil biophysique
biopsy ['baɪɒpsɪ] biopsie
    aspiration biopsy biopsie par aspiration
    chorion biopsy biopsie du chorion / chorionique
    cone biopsy conisation
    endometrial biopsy biopsie de l'endomètre
    total biopsy biopsie-exérèse
biopsy diagnosis diagnostic par biopsie
biopsy forceps pince à biopsie
biopsy needle aiguille à ponction-biopsie
biopsy of chorial villosities choriocentèse, ponction trophoblaste, biopsie des villosités
biopsy sample prélèvement biopsique
biopsy specimen prélèvement biopsique
biorhythm ['baɪəʊrɪðəm] biorythme
biovular [bɪ'ɒvjʊlə] biovulaire
biovular gemellary pregnancy grossesse gémellaire dizygote
biparietal [baɪpə'raɪɪtl] bipariétal
biparietal diameter (BPD) diamètre bipariétal
biparous ['bɪpərəs] bipare; secondipare
bipartite [baɪ'pɑ:taɪt] bipartite
bipartite placenta placenta bipartite / bipartita
bipolar [baɪ'pəʊlə] bipolaire
bipolar disorder trouble bipolaire
birth [bɜ:θ] naissance
    active birth accouchement actif
    at birth à la naissance
    axis of the birth canal axe du canal utérin / canal pelvi-génital, / de la filière vaginale
    breech birth accouchement par le siège
    caesarean birth naissance par césarienne
    complication after the birth complication après l'accouchement
    emergency birth accouchement en urgence
    home birth accouchement à domicile
    hospital birth accouchement à l'hôpital
    live birth naissance viable
    multiple birth naissance multiple
    normal hospital birth accouchement dans une maternité classique

notification of birth déclaration de naissance
planned home birth accouchement à domicile planifié
position to give birth in position dans laquelle accoucher
posthumous birth naissance posthume après la mort du père / mère
premature birth naissance avant terme / prématurée
registrar of births, marriages and deaths officier de l'état civil
singleton birth naissance unique
traditional birth attendant accoucheuse traditionnelle
unplanned home birth accouchement à domicile non planifié
vaginal birth accouchement par voie basse / vaginale
water birth accouchement dans l'eau / en piscine; naissance aquatique

birth abnormality malformation congénitale
birth attendants équipe médicale en charge de l'accouchement
birth canal canal utérin, canal pelvi-génital, filière vaginale
birth centre centre de naissance en milieu hospitalier; maison de naissance (hors hôpital)
birth certificate acte de naissance
birth control régulation des naissances; contraception; méthode contraceptive; planning familial
birth day jour de l'accouchement
birth defect anomalie / malformation congénitale
birth father père biologique
birthing ['bɜːθɪŋ] d'accouchement
birthing ball ballon de naissance / de maternité
birthing bed lit d'accouchement
birthing chair chaise de naissance
birthing pool baignoire / piscine d'accouchement
birthing room salle d'accouchement
birthing stool chaise de naissance
birth injury traumatisme à la naissance
birth mark tache de naissance, envie
birth membranes chorion et placenta
birth mother mère biologique
birth order rang de naissance
birth parent parent biologique
birth partner personne accompagnant la femme qui va accoucher
birth pill pilule
birth plan projet de naissance
birth position position lors de l'accouchement
birth rate taux de natalité, natalité
birth registration déclaration de naissance
birth weight poids de / à la naissance
bisacromial [baɪsə'krəʊmɪəl] bisacromial
bisacromial diameter diamètre bisacromial
bisexual ['baɪ'seksjʊəl] bisexuel
Bishop's score score de Bishop
bisphenol-free ['baɪsfiːnəl'friː] sans / exempt de bisphénol
bite [baɪt] morsure; piqûre

bitemporal [baɪ'tempərəl] bitemporal
bitrochanteric ['baɪtrəʊkən'terɪk] bitrochantérien
bitrochanteric diameter diamètre bitrochantérien
blackhead ['blækhed] comédon, point noir
blackout ['blækaʊt] étourdissement, évanouissement
bladder ['blædə] vessie
    place a catheter in the bladder poser une sonde urinaire
    trigone of the bladder trigone vésical
bladder muscle muscle de la vessie
bladder neck col vésical
blade [bleɪd] omoplate
bland [blænd] fade, qui n'est pas assaisonné à outrance; doux, stérile
bland diet régime sans excitants, non épicé
blanket ['blæŋkɪt] couverture
    bilirubin blanket couverture pour photothérapie
    tuck in blankets and sheets border draps et couvertures
blastocyst ['blæstəʊsɪst] blastocyste
blastoderm ['blæstəʊdɜ:m] blastoderme
blastula ['blæstjʊlə] pl blastulas ['blæstjʊləz] / blastulae ['blæstjʊli:] blastula
bleach [bli:tʃ] V blanchir, décolorer; N décolorant, éclaircissant; eau de javel
bleed [bli:d] V saigner; N saignement
    implantation bleed saignement à l'implantation / à la nidation
    period-like bleed saignements similaires aux règles
bleeder ['bli:də] hémophile
bleeder's disease hémophilie
bleeding ['bli:dɪŋ] N saignement, hémorragie; ADJ hémorragique
    breakthrough bleeding hémorragies utérines de l'oestrogénothérapie, hémorragies de privation
    bright red bleeding saignements rouge vif
    external bleeding hémorragie externe
    hormonal bleeding saignement d'origine hormonale
    implantation bleeding saignement à l'implantation / la nidation
    internal bleeding hémorragie interne
    postnatal bleedings lochies
    stem the bleeding arrêter, stopper, juguler l'hémorragie
    vaginal bleeding saignement vaginal
bleeding gum saignement des gencives; gencive hémorragique
bleeding time temps de saignement
blight [blaɪt] anéantir, détruire
blighted ovum oeuf clair
blind [blaɪnd] aveugle
    double-blind clinical trial essai clinique en double-aveugle
    double-blind trial essai en double-aveugle
blindness ['blaɪndnɪs] cécité
blister ['blɪstə] vésicule; ampoule; blister
    fever blister bouton de fièvre; herpès
    itchy blister-type rash éruption cutanée avec cloques et démangeaisons

pus filled blister pustule remplie de pus
bloated ['bləʊtɪd] gonflé, ballonné
bloating ['bləʊtɪŋ] météorisme; ballonnements
abdominal bloating ballonnement abdominal
block [blɒk] V boucher, bloquer, obstruer, entraver; N bloc; arrêt, obstruction, blocage; tronçon
caudal block anesthésie caudale
epidural block anesthésie péridurale / épidurale; rachianesthésie
nerve block anesthésie par blocage nerveux
nose blocked by mucus nez encombré de mucosités
paracervical block anesthésie paracervicale
pudendal block anesthésie du nerf pudendal / honteux
spinal block rachianesthésie
block a vein boucher une veine
blocked [blɒkt] obstrué, bouché
blocked ears oreilles bouchées
blocked fallopian tube trompe de Fallope bouchée
blocked milk duct canal galactophore obstrué
blocked nose nez bouché
blocked tear ducts conduits lacrymaux bouchés
blocked vas deferens canal déférent obstrué
blocker ['blɒkə] inhibiteur
beta-blocker bêtabloquant
blood [blʌd] sang
ABO blood groups groupes sanguins ABO
breaking down of red blood cells rupture des globules rouges
change in blood pressure modification de la pression artérielle
complete blood cell count numération de la formule sanguine
cope with increased blood sugar levels traiter l'excès de sucre dans le sang
cord blood testing prélèvement de sang foetal dans la veine du cordon ombilical
cough up blood cracher du sang
deoxygenated blood sang désoxygéné
diastolic blood pressure pression artérielle diastolique
differential blood count numération formule leucocytaire
digital blood pressure pression artérielle digitale
drop in blood pressure chute / baisse de tension
elevated blood glucose levels hyperglycémie
excessive blood clotting thrombophilie
faecal occult blood test test de dépistage du sang dans les selles
fasting blood glucose (level) glycémie à jeun
fetal blood sampling prélèvement / ponction de sang foetal
fetal blood vessels vaisseaux sanguins foetaux
fresh blood sang frais
full blood cell count numération de la formule sanguine
increase in blood pressure hausse de tension
laked blood sang laqué
loss of blood perte de sang

low blood glucose hypoglycémie
low blood pressure hypotension artérielle
maintain blood volume maintenir le volume de globules rouges
make blood sticky épaissir le sang
matching of blood épreuve de compatibilité sanguine
maternal blood sang maternel
maternal blood vessels vaisseaux sanguins maternels
newborn blood-spot screening dépistage sanguin à partir d'une goutte de sang du nouveau-né
occult blood test test de dépistage du sang dans les selles, urines, sucs gastriques, etc.
pass blood in one's stools faire des selles teintées de sang
pass into the bloodstream passer dans le sang
percutaneous umbilical cord blood sampling cordocentèse
poor blood circulation mauvaise circulation sanguine
random blood sugar test contrôle de la glycémie aléatoire
red blood cell globule rouge
red blood cell count numération des globules rouges; numération globulaire
red blood cell level taux de globules rouges
red blood corpuscle globule rouge
repletion of blood volume restauration de la masse sanguine
rhesus blood group system système de facteur rhésus
rupture in one of the small blood vessels rupture d'un petit vaisseau
squeamish about blood à qui la vue du sang fait peur
stanching the blood flow hémostase
standing blood pressure tension artérielle en station debout
stools streaked with blood on the outside selles striées de sang à l'extérieur
stored blood sang conservé; réserves de globules rouges
streaks of blood traînées de sang
sudden drop in blood pressure chute de tension brutale
systolic blood pressure pression / tension maxima, pression / tension systolique
test the sugar levels in the blood after eating a fixed amount of sugar mesurer la glycémie après absorption d'une quantité de sucre déterminée
test the sugar levels in the blood when fasting mesurer la glycémie à jeun
tinged with blood teintée de sang
transcutaneous blood gas monitor moniteur de gaz du sang transcutané
vomiting of blood vomissement de sang
white blood cell globule blanc
white blood cell count numération des globules blancs; compte leucocytaire
white blood corpuscle globule blanc

blood agar gélose du sang
blood agent hémotoxique
blood alcohol level alcoolémie
blood bag poche de sang
blood bank banque de sang
blood biochemistry test examen biochimique sanguin
blood capillary capillaire sanguin
blood cell cellule sanguine

blood chemistry test examen biologique sanguin
blood cholesterol cholestérolémie
blood circulation circulation sanguine
blood clot caillot de sang
blood clot between the placental surface and the wall of the uterus hématome rétroplacentaire
blood clotting coagulation sanguine / du sang
blood clotting time temps de coagulation du sang
blood coagulation coagulation du sang
blood compatibility compatibilité sanguine
blood count numération / formule sanguine; hématimétrie
blood culture hémoculture
blood disk plaquette sanguine
blood disorder maladie / affection du sang; trouble vasculaire; anomalie sanguine
blood donation don de sang
blood donor donneur de sang
blood flow circulation sanguine
blood gas analysis analyse des gaz sanguins
blood gas determination examen des gaz du sang; gazométrie artérielle
blood gases gaz du sang
blood giver donneur de sang
blood glucose glycémie
blood glucose level taux de glycémie
blood glucose meter lecteur de glycémie
blood group groupe sanguin
blood group card carte de groupe sanguin
blood group incompatibility incompatibibité des groupes sanguins
blood grouping groupage sanguin
blood heat température du sang
blood in stool sang dans les selles, présence de sang dans les selles
blood in the stools sang dans les selles, présence de sang dans les selles
blood in vomit présence de sang dans les vomissures
blood loss perte de sang
blood mole môle, avortement incomplet
blood patch blood patch
blood pigment hémoglobine
blood plasma plasma sanguin
blood plate plaquette
blood platelet plaquette
blood poisoning septicémie, empoisonnement du sang, toxémie
blood pressure (BP) tension artérielle
blood pressure check prise de la tension artérielle
blood pressure cuff brassard de tensiomètre
blood pressure drug médicament contre l'hypertension artérielle
blood pressure fluctuation oscillation de la pression sanguine
blood pressure gauge tensiomètre
blood pressure meter tensiomètre

blood pressure swings oscillations de la pression sanguine
blood product produit sanguin
blood-rich bien vascularisé
blood sample échantillon de sang; prélèvement sanguin
blood serum sérum sanguin
bloodshot injecté de sang
blood specimen prélèvement de sang
bloodstained taché de sang
blood stool testing recherche de sang dans les selles
blood stream circulation sanguine
blood sugar glycémie
blood sugar level taux de glycémie
blood supply apport sanguin
blood test prise / analyse de sang
blood tests for inherited conditions dépistage des maladies héréditaires par dosage sanguin
blood-thinning ADJ anticoagulant
blood-thinning drug N anticoagulant
blood-thinning injection injection d'anticoagulants
blood-thinning medication N anticoagulant
blood-tinged discharge pertes vaginales tachées de sang
blood transfusion transfusion sanguine
blood tumour hématome
blood type groupe sanguin
blood typing détermination du groupe sanguin
blood urea urée sanguine
blood urea level taux d'urée sanguine
blood vessel vaisseau sanguin
blood volume volume sanguin
blotch [blɒtʃ] tache, bouton
blotchy ['blɒtʃɪ] marbré, couvert de taches / de marbrures
blow [bləʊ] souffler
blow one's nose se moucher
blue [blu:] bleu

    extremities blue (Apgar test) extrémités bleues, cyanose des extrémités

blue baby bébé bleu
blue hands and feet extrémités des membres bleutées
blue ice méthamphétamine
blues [blu:z] blues, cafard

    baby blues dépression post-partum

blur [blɜ:] V brouiller, rendre flou; N tache; masse indistincte; buée
blurred [blɜ:d] brouillé, rendu flou
blurred vision vision floue; troubles de la vue
blurring ['blɜ:rɪŋ] vision floue
body ['bɒdɪ] corps

    anococcygeal body ligament suspenseur de l'anus
    Barr body corpuscule de Barr
    basal body corpuscule basal

basal body temperature température basale de l'organisme
carotid bodies corpuscules carotidiens
Malpighian body corpuscule malpighien
pineal body corps pinéal
regulate the body temperature réguler la température du corps
regulatory body organisme de réglementation
rise in body temperature élévation de la température du corps
upper abdominal pain on right side of the body douleurs abdominales dans le quadrant supérieur droit
wolffian body mésonéphros, corps de Wolff
yellow body corps jaune

body aches courbatures généralisées
body care soins corporels
body damage dommage corporel
body fat tissu adipeux
body fluid liquide organique
body image schéma corporel
body mass index (BMI) indice de masse corporelle
body measurements mensurations
body of uterus corps de l'utérus
body pink corps rosé
body suit body, combinaison
body temperature température du corps
boil [bɔɪl] V bouillir; N furoncle
cooled boiled water eau stérilisée tiède

boiling ['bɔɪlɪŋ] ébullition
bonding ['bɒndɪŋ] liaison / attachement au bébé qui va naître
bonding process le fait de s'attacher à son bébé
bone [bəʊn] os
calf bone péroné, fibula
cheek bone os malaire, pommette
frontal bone frontal
innominate bone os innominé / iliaque
parietal bone pariétal
pelvic bone os iliaque
pubic bone symphyse pubienne
red bone marrow moelle osseuse rouge
sacral bone sacrum
skull bone os du crâne
soft skull bones os du crâne souples
sphenoid bone sphénoïde
spine of pubic bone culmen rétropubien, épine sciatique
squamous bone écaille du temporal
temporal bone os temporal, temporal
xiphoid bone appendice xiphoïdien

bone cell cellule osseuse
bone marrow moelle osseuse

bone marrow puncture prélèvement de moelle osseuse
bony ['bəʊnɪ] osseux
bony joint articulation osseuse
bony palate palais osseux
booking ['bʊkɪŋ] réservation
booking appointment première consultation prénatale
booking visit première visite prénatale
borborygmus ['bɔ:bə'rɪgməs] pl borborygmi ['bɔ:bə'rɪgmaɪ] borborygme
Bordetella pertussis ['bɔ:dɪ'teləpə'tʌsɪs] Bordetella pertussis
bore [bɔ:] V percer, forer; N calibre

 fine-bore needle aiguille très fine
 large-bore needle grosse aiguille
 medium-bore needle aiguille moyenne

boring pain ['bɔ:rɪŋ'peɪn] douleur vrillante
born [bɔ:n] né

 baby born after the due date nouveau-né ayant dépassé le terme; dépassement du terme
 live-born né vivant

born to HIV-positive mothers nés de mères séropositives
Botal's foramen trou de Botal
bottle ['bɒtl] bouteille; flacon; bocal; biberon

 angled top bottle biberon coudé
 combining breast with bottle allaitement mixte, sein et biberon
 dropping bottle compte-gouttes; flacon avec compte-gouttes
 electric bottle warmer chauffe-biberon électrique
 feeding bottle biberon
 hot water bottle bouillotte
 keep the bottle tilted at an angle of 45 degrees maintenir le biberon incliné à 45 degrés
 partial bottle feeding allaitement mixte
 place the bottle in a jug of hot water chauffer le biberon au bain-marie
 sterile bottle biberon stérile

bottlebrush ['bɒtlbrʌʃ] goupillon; écouvillon, rince-bouteilles
bottle-fed ['bɒtl'fed] nourri au biberon
bottle-feed ['bɒtl'fi:d] nourrir / allaiter au biberon; donner le biberon
bottle-feeding ['bɒtl'fi:dɪŋ] allaitement au biberon / artificiel
bottle warmer chauffe-biberon
bottled water eau en bouteille
bottom ['bɒtəm] derrière, fesses; fond

 expose the baby's bottom to the air laisser les fesses de bébé à l'air

bougie ['bu:ʒi:] bougie
bougienage ['bu:ʒi:nɪdʒ] dilatation par bougie
bounce [baʊns] rebondir
bouncing cradle transat
bout [baʊt] crise, accès, poussée

 cough in bouts avoir des quintes de toux

bout of coughing quinte de toux
bout of fever accès de fièvre

bout of jaundice poussée ictérique
bowel ['baʊəl] intestin
    have bowel motion aller à la selle
    have bowel movement aller à la selle
    large bowel gros intestin, côlon
    loss of control over bowel movements perte de contrôle sur le péristaltisme intestinal
    make bowel muscles sluggish ralentir le transit intestinal
    need to have bowel movements besoin d'aller à la selle
    on opening the bowels lorsqu'on va à la selle
    open one's bowels déféquer, aller à la selle
    slow down the bowels ralentir le transit intestinal
    small bowel intestin grêle
bowel disorders troubles intestinaux
bowel habit transit intestinal
bowel impaction occlusion intestinale
bowel incontinence incontinence fécale
bowel motility transit intestinal
bowel movement défécation
bowel obstruction occlusion intestinale
    meconium bowel obstruction iléus méconial
bowel sound borborygme
Bowman's capsule capsule de Bowman
Boyle's anaesthetic machine appareil d'anesthésie Boyle
bra [brɑ:] soutien-gorge
    nursing bra soutien-gorge d'allaitement
    sleep bra soutien-gorge de nuit
    support bra soutien-gorge sans armature
    underwire bra soutien-gorge à baleines
    wear breast pads inside one's bra porter des coussinets d'allaitement dans son soutien-gorge
bracelet ['breɪslɪt] bracelet d'identification
    identification bracelet bracelet d'identification
brachial ['breɪkɪəl] brachial
brachial artery artère brachiale
brachial plexus plexus brachial
brachydactylia [,brækɪdæk'tɪlɪə] brachydactylie
bradycardia [,brædɪ'kɑ:dɪə] bradycardie
bradykinin [,brædɪ'kaɪnɪn] bradykinin
brain [breɪn] cerveau
    cause brain damage créer des troubles cérébraux
    stimulation from the brain stimulation du cerveau
    water on the brain hydrocéphalie
brain cell neurone
brain dead dans un coma dépassé
brain death coma dépassé, mort cérébrale
brain infection infection du cerveau
brain pathway transmission nerveuse

brain's auditory centre centre auditif du cerveau
brain scanning scintigraphie cérébrale
brain stem tronc cérébral
brain stem auditory evoked response potentiel évoqué auditif / des voies auditives
brain wave onde cérébrale
bran [bræn] son
Brandt-Andrews manoeuvre manoeuvre de Brandt-Andrews
bran meal farine de son
brassiere ['bræsɪə] soutien-gorge
Braxton Hicks contractions contractions de Braxton Hicks, fausses contractions
break [breɪk] V casser; N fracture, cassure
    white dots that break points blancs / vésicules blanches qui percent
break down ['breɪk'daʊn] se détériorer; se décomposer
breakdown ['breɪkdaʊn] panne; dépression
breaking down of red blood cells rupture des globules rouges
breaking of the waters perte des eaux
break (one's waters break) perdre les eaux
    When did your waters break ? Quand avez-vous perdu les eaux ?
break out in spots poussée d'acné
breakthrough bleeding ['breɪkθru:] hémorragies utérines de l'oestrogénothérapie, hémorragies de privation
breast [bræst] sein
    combining breast with bottle allaitement mixte, sein et biberon
    cup one's breast with one's hand supporter la poitrine de la main
    engorgement of the breasts engorgement mammaire
    enlargement of the breasts gonflement des seins
    examine the breasts for lumps or other symptoms of possible cancer examiner les seins à la recherche de masses ou autres symptômes de cancer éventuel
    experience shooting pains in one's breast ressentir une douleur irradiante dans les seins
    human breast milk lait maternel de femme
    International Code of Marketing of Breast Milk Substitutes code international de commercialisation des substituts du lait maternel
    lactating breast sein en période de lactation
    mature breast milk lait maternel mature
    non lactating breast sein hors période de lactation
    put the baby to the breast mettre le bébé au sein
    silicone breast implant implant mammaire en silicone
    tender breast seins sensibles
    transitional breast milk lait maternel de transition
    upper outer segment of the breast quadrant supérieur externe du sein
    wear breast pads inside one's bra porter des coussinets d'allaitement dans son soutien-gorge
breast abscess abcès de la glande mammaire
breast acinus acinus mammaire
breastbone ['brestbəʊn] sternum
breast cancer cancer du sein

breast engorgement engorgement mammaire
breastfeed ['brest,fi:d] allaiter
breastfeeding ['brest,fi:dɪŋ] allaitement au sein / naturel
    maternal breast feeding allaitement maternel
    refrain from breastfeeding s'abstenir d'allaiter, renoncer à allaiter
breastfeeding leave congé d'allaitement
breastfeeding session tétée
breastfeed the baby allaiter le bébé
breast heaviness lourdeur des seins
breast implant implant / prothèse mammaire
breast milk lait maternel
    human breast milk lait maternel de femme
    International Code of Marketing of Breast Milk Substitutes code international de commercialisation des substituts du lait maternel
    mature breast milk lait maternel mature
    transitional breast milk lait maternel de transition
breast milk freezer bag sac de congélation pour lait maternel
breast milk jaundice jaunisse du / ictère lié au lait maternel
breast milk substitute lait maternisé / premier âge; bouillie pour bébé
breast pad coussinet d'allaitement
breast pump tire-lait
breast screening mammographie de dépistage
breast shell bout de sein, téterelle
breast tenderness tension (douloureuse) des seins
breast thrush candidose mammaire
breath [breθ] respiration, haleine, souffle
    foul breath haleine fétide
    gasp for breath suffoquer, haleter
    hold one's breath bloquer sa respiration; retenir son souffle
    in-breath inspiration
    out-breath expiration
    severe shortness of breath difficulté à respirer
    shortness of breath essoufflement, dyspnée
    short of breath essoufflé
    take a deep breath prendre une profonde inspiration
breathe [bri:ð] respirer
breathe in inspirer
breathe out expirer
breathe steam faire des inhalations
breathing ['bri:ðɪŋ] respiration
    artificial breathing apparatus respirateur
    fetal breathing movements respiration foetale intra-utérine
    heavy breathing respiration bruyante
    jerky breathing respiration saccadée
    maximum-breathing capacity capacité ventilatoire maximum
    rapid breathing tachypnée
    shallow breathing respiration superficielle

stop breathing respirer irrégulièrement
breathing exercise for pregnancy exercice de respiration pour femmes enceintes
breathing problem problème respiratoire
breathing technique technique respiratoire
breathless ['breθlɪs] essoufflé
breathlessness ['breθlɪsnɪs] essoufflement, gêne / difficulté respiratoire
breech [bri:tʃ] derrière
extended breech presentation présentation du siège mode des fesses
first breech position position sacro-iliaque gauche antérieure
flexed breech presentation présentation du siège complet
fourth breech position position sacro-iliaque gauche postérieure
frank breech présentation par le siège décompleté
second breech position position sacro-iliaque droite antérieure
third breech position position sacro-iliaque droite postérieure
total breech extraction grande extraction du siège
vaginal breech labour présentation par le siège
breech birth accouchement par le siège
breech delivery accouchement par le siège
breech presentation présentation du siège / podalique; siège
breech tilt bascule du bassin
bregma ['bregmə] bregma
bright [braɪt] vif, clair, brillant, d'une couleur vive
bright red bleeding saignement rouge vif
brim [brɪm] bord
pelvic brim détroit supérieur du bassin
brim of the pelvis bord du détroit supérieur du bassin
bring on early labour déclencher précocement les contractions
bring up milk rejeter du lait
bring up wind faire son rot
broad [brɔ:d] large
broad ligament ligament large
broad ligament of the uterus ligament large de l'utérus
bromethol [,brəʊmə'θɒl] bromethol
bromocriptine ['brəʊməʊ'krɪpti:n] bromocriptine
bronchial ['brɒŋkɪəl] bronchique
bronchial tube bronche
bronchiolitis [,brɒŋ,ki:ə'laɪtɪs] bronchiolite
infant bronchiolitis bronchiolite du nourrisson
bronchodilator [,brɒŋkəʊdaɪ'leɪtə] bronchodilatateur
bronchopneumonia [,brɒŋkəʊnju:'məʊnɪə] broncho-pneumonie
bronchopulmonary [,brɒŋkəʊ'pʌlmənərɪ] broncho-pulmonaire
bronchopulmonary dysplasia dysplasie broncho-pulmonaire
bronchus ['brɒŋkəs] pl bronchi ['brɒŋkaɪ] bronche
brother ['brʌðə] frère
baby brother petit frère
twin brother frère jumeau
brow [braʊ] front, arcade sourcilière, sourcil

brown [braʊn] brun
brown adipose tissue tissu adipeux brun
brown fat tissu adipeux brun
brow presentation présentation du front
brow ridges arcades sourcillières
bruise [bru:z] contusion, ecchymose, bleu
bruised [bru:zd] contusionné
brush [brʌʃ] brosse
    teat brush brosse à tétine
Brushfield's spots taches de Brushfield
brush the baby's lips against one's nipple effleurer les lèvres du bébé du bout du sein
buccal ['bʌkl] buccal
buccal smear frottis buccal
bud [bʌd] papille
    cotton bud coton-tige
    taste bud bourgeon du goût; papille gustative
    tooth bud bourgeon dentaire
buffer ['bʌfə] tampon, substance tampon
    bicarbonate buffer solution tampon de bicarbonate de soude
buffer solution solution tampon
bug [bʌg] microbe; virus
buggy ['bʌgɪ] voiture d'enfant
build-up ['bɪldʌp] accumulation
build-up of bile salts in the bloodstream accumulation de sels biliaires dans le sang
bulb [bʌlb] bulbe; ampoule; ballon; cuvette
    inflating bulb poire de tensiomètre
    place the bulb of the thermometer in the fold of the armpit placer le renflement du thermomètre sous l'aisselle
    spinal bulb bulbe rachidien
bulbocavernosus ['bʌlbəʊ,kævə'nəʊsɪs] bulbo-caverneux
bulbocavernosus muscles muscles bulbo-caverneux
bulging ['bʌldʒɪŋ] bombé
bulging fontanelle fontanelle bombée
bulk [bʌlk] masse, volume; fibre (végétale)
bulk-forming laxative laxatif augmentant le bol alimentaire / contenant des fibres végétales
bulky ['bʌlkɪ] volumineux
bulla ['bʊlə] pl bullae ['bʊli:] bulle, phlyctène
bullous ['bʊləs] bulleux
bullous impetigo impétigo bulleux
bump [bʌmp] ventre (de femme enceinte)
    small bumps on the buttocks petites inégalités sur la peau des fesses
bump support ceinture de soutien pour femme enceinte
buoyancy ['bɔɪənsɪ] flottabilité
bupivacaine [bju:'pɪvəkein] bupivacaïne
bupivacaine hydrochloride chlorhydrate de bupivacaïne
burning ['bɜ:niŋ] brûlant
    vaginal burning brûlure vaginale

burning pain douleur qui brûle
burning sensation sensation de brûlure
burning sensation during / on urination sensation de brûlure à la miction
burning urination brûlure à la miction
burnout ['bɜ:naʊt] surmenage, épuisement
Burns-Marshall technique technique de Burns-Marshall
burp [bɜ:p] V roter, avoir un renvoi; N rot, renvoi
    do one's burp faire son rot
    get a baby to burp faire faire son rot à un bébé
burp a baby faire faire son rot à un bébé
burping ['bɜ:pɪŋ] rots
buttock [bʌtə] fesse
button ['bʌtən] bouton
by prolonged contact with urine / faeces au contact prolongé avec les urines / selles
cabergoline ['kɑ:bɜ:'gəʊli:n] cabergoline
cachet ['kæʃeɪ] cachet
caecum (cecum) ['si:kəm] caecum
caesarean (cesarean) [sɪ'zeərɪən] césarienne
caesarean birth naissance par césarienne
caesarean rate pourcentage de césariennes
caesarean section césarienne
    abdominal caesarean section césarienne abdominale
    cervical caesarean section opération césarienne basse
    classical caesarean section opération césarienne haute
    corporeal caesarean section opération césarienne haute
    crash caesarean section césarienne en super urgence
    elective caesarean section césarienne de confort
    emergency caesarean section césarienne en urgence
    low caesarean section opération césarienne basse
    lower segment caesarean section césarienne au niveau du segment inférieur de l'utérus
    planned caesarean section césarienne programmée / planifiée
café-au-lait patch tache de café au lait
caffeine ['kæfi:n] caféine
calcaneum [kæl'keɪnɪəm] calcanéum
calcaneus [kæl'keɪnɪəs] calcanéum
    talipes calcaneus pied bot talus
calcification [,kælsɪfɪ'keɪʃn] calcification
calcified ['kælsɪfaɪd] calcifié
calcified patch dépôt calcique
calcitonin ['kælsɪ'təʊnɪn] calcitonine
calcium ['kælsɪəm] calcium
calculus ['kælkjʊləs] pl calculuses ['kælkjʊləsɪs] / calculi ['kælkjʊlaɪ] calcul
    renal calculus calcul rénal
Caldwell-Moloy classification classification de Caldwell-Moloy
calf [kɑ:f] pl calves [kɑ:vz] mollet
calf bone péroné, fibula

calf stretch étirement du molet
calf vein veine du mollet
calipers ['kælɪpəz] étriers
callus ['kæləs] cal, durillon
calorie ['kælərɪ] calorie
calorie intake apport en calories
calyx ['keɪlɪks] calice
calyx of ovum paroi du follicule de De Graaf
canal [kə'næl] canal, conduit
    anal canal rectum
    axis of the birth canal axe du canal utérin / canal pelvi-génital / de la filière vaginale
    birth canal canal utérin / pelvi-génital, filière vaginale
    cervical canal canal cervical
    ear canal conduit auditif
    inguinal canal canal inguinal
    lacrimal canal canal lacrymal
    sperm canal canal déférent
    vertebral canal canal rachidien
canaliculus [,kænə'lɪkjʊləs] pl canaliculi [,kænə'lɪkjʊlaɪ] canalicule
cancer ['kænsə] cancer
    advanced cancer cancer à un stade avancé
    breast cancer cancer du sein
    cervical cancer cancer du col de l'utérus
    discover a cancer dépister un cancer
    examine the breasts for lumps or other symptoms of possible cancer examiner les seins à la recherche de masses ou autres symptômes de cancer éventuel
    location of the cancer emplacement du cancer
    lung cancer cancer du poumon
    ovarian cancer cancer des ovaires
cancerous ['kænsərəs] cancéreux
candida ['kændɪdə] candidose, candida
candida albicans ['kændɪdə'ælbɪkənz] candida albicans
candidiasis ['kændɪ'daɪəsɪs] candidose
canister ['kænɪstə] boîte
    gas canister bouteille de gaz
cannabis ['kænəbɪs] cannabis
cannabis sativa cannabis sativa
cannula ['kæjnʊlə] pl cannulas ['kænjʊləz] / cannulae ['kænjʊli:] canule
    Drew-Smythe cannula canule de Drew-Smythe
cannulation [,kæjnʊ'leɪʃn] canulation
cap [kæp] calotte; capuchon; bouchon de biberon
    cervical cap cape cervicale, diaphragme
    cradle cap croûte de lait; casque séborrhéique
    Dutch cap cape cervicale; diaphragme
    knee cap rotule
    occlusive cap cape cervicale, diaphragme
    vault cap cape cervicale, diaphragme

capacity [kə'pæsɪtɪ] capacité
maximum-breathing capacity capacité ventilatoire maximum
pumping capacity of the heart capacité de pompage du coeur
capillary [kə'pɪlərɪ] capillaire
blood capillary capillaire sanguin
capillary haemangiomata angiome plan
capillary-filled tissue tissu capillaire
capsule ['kæpsju:l] capsule
Bowman's capsule capsule de Bowman
caput ['kæpət] pl capita ['kæpɪtə] tête, chef; bosse séro-sanguine
caput succedaneum ['kæpət,sʌksɪ'deɪni:əm] bosse séro-sanguine; oedème du crâne foetal, céphalhématome
car [kɑ:] voiture, auto
baby car seat siège auto enfant
take one's baby for a car ride aller promener son bébé en voiture
carbimazole [kɑ:'bɪmə,zəʊl] carbimazole
carbohydrate ['kɑ:bəʊ'haɪdreɪt] hydrate de carbone; farineux, féculents, sucres lents
carbonate ['kɑ:bənɪt] carbonate
carbon dioxide (CO^2) ['kɑ:bəndaɪ'ɒksaɪd] dioxyde de carbone, gaz carbonique
carbon monoxide (CO) ['kɑ:bənmɒ'nɒksaɪd] monoxyde de carbone
carbon monoxide poisoning intoxication par le monoxyde de carbone
carcinogenic [,kɑ:sɪnə'dʒenɪk] cancérigène, carcinogène
carcinoma [,kɑ:sɪ'nəʊmə] pl carcinomas [,kɑ:sɪ'nəʊməz] / carcinomata [,kɑ:sɪ'nəʊmətə] carcinome
card [kɑ:d] carte
blood group card carte de groupe sanguin
identification card fiche d'identification
cardia ['kɑ:dɪə] cardia
cardiac ['kɑ:dɪæk] cardiaque
cardiac arrest arrêt cardiaque / du coeur
cardiac disease in pregnancy maladie cardiaque pendant la grossesse
cardiac failure insuffisance cardiaque
cardiac massage massage cardiaque
cardiac murmur souffle cardiaque
cardiac output débit cardiaque
cardiac rate fréquence cardiaque
cardiac resuscitation réanimation cardiaque
cardigan ['kɑ:dɪgən] cardigan, gilet de laine
cardinal ['kɑ:dɪnl] cardinal
cardinal ligament ligament cardinal
cardiogram ['kɑ:dɪəgræm] cardiogramme
cardiologist [,kɑ:dɪ'ɒlədʒɪst] cardiologue
cardiology [,kɑ:dɪ'ɒlədʒɪ] cardiologie
cardiomyopathy ['kɑ:dɪəʊmaɪ'ɒpəθɪ] cardiomyopathie
cardiomyopathy postpartum syndrome de Meadows
cardiopulmonary [,kɑ:dɪəʊ'pʌlmənərɪ] cardiopulmonaire
cardiopulmonary resuscitation réanimation cardiorespiratoire

cardiotocograph (CTG) ['kɑ:dɪəʊ'təʊkəgrɑ:f] cardiotocographe
cardiotocography (CTG) ['kɑ:dɪəʊtəʊ'kɒgrɑ:fɪ] cardiotocographie
cardiovascular [,kɑdɪəʊ'væskjʊlə] cardiovasculaire
cardiovascular disease maladie cardiovasculaire
cardiovascular system système cardiovasculaire
care [keə] soins

ambulatory care soins ambulatoires
antenatal care suivi de la grossesse / suivi prénatal
body care soins corporels
continuity of care suivi des soins
day care centre garderie, crêche
day care facilities garderie, crêche
dental care soins dentaires
domiciliary care soins à domicile
duty of care responsabilité morale
follow-up care soins post-hospitaliers; surveillance postopératoire
infant care puériculture
in-home care garde à domicile
intensive care réanimation; soins intensifs
intensive care unit unité de réanimation
kangaroo care méthode kangourou
neonatal intensive care unit unité de réanimation néonatale / de soins intensifs néonatals
postnatal care soins postnatals
preconception care soins préconceptionnels
primary health care soins de santé primaire
primary health-care team équipe de soins de santé primaire
residential care facility établissement de soins spécialisés
residential care for children soins spécialisés pour enfants
shared care suivi prénatal assumé par une sage-femme et un obstétricien / généraliste
special-care baby unit unité de réanimation néonatale
special-care pregnancy grossesse réclamant un suivi particulier
take care of prendre soin de, s'occuper de, prendre en charge
take care of the cord soigner le cordon ombilical

care for a patient soigner un patient
care for a wound soigner une plaie
careful ['keəfʊl] prudent; consciencieux
caregiver ['keə'gɪvə] soignant
careless ['keəlɪs] négligent; insouciant; bâclé
care of newborn soins prodigués au nouveau-né
caries ['keəri:z] carie

dental caries carie dentaire

caring ['keərɪŋ] attentif, à l'écoute
carneous ['kɑ:nɪəs] charnel, charnu
carneous mole môle, avortement incomplet
carotene ['kærəti:n] carotène, carotine
carotid [kə'rɒtɪd] carotidien

carotid artery carotide
carotid bodies corpuscules carotidiens
carpal ['kɑ:pəl] carpien
carpal tunnel canal carpien
carpal tunnel syndrome syndrome du canal carpien
carpopedal ['kɑ:pə'pedl] carpopédal
carpopedal spasm spasme carpopédal
carrier ['kærɪə] porteur, vecteur, conducteur
    baby carrier porte-bébé
    identify diseases that can be passed on from only one carrier parent déceler des maladies génétiques transmises par un seul parent porteur
carrier of cystic fibrosis porteur de mucoviscidose
carrier oil excipient huileux
carry ['kærɪ] porter
carry a virus être porteur d'un virus
carrycot ['kærɪkɒt] porte-bébé, moïse
carry out an ultrasound pratiquer une échographie
cartilage ['kɑ:tɪlɪdʒ] cartilage
    cricoid cartilage cartilage cricoïde
    ensiform cartilage appendice xiphoïde
cartilaginous [,kɑ:tɪ'lædʒɪnəs] cartilagineux
cartilaginous joint articulation cartilagineuse
carton ['kɑ:tən] brique
carton of fruit juice brique de jus de fruits
caruncle ['kærəŋkl] crête, caroncule
caruncula ['kærəŋ'kjʊlə] pl carunculae ['kærəŋ'kjʊli:] crête, caroncule
carunculae myrtiformes caroncules myrtiformes / multiformes
case [keɪs] cas, observation; boîte, trousse, étui
    pillow case taie d'oreiller
case history antécédents médicaux
casein ['keɪsɪɪn] caséine
caseinogen ['keɪsɪ'ɪnədʒən] caséinogène
case of surgical instruments trousse chirurgicale
case report observation médicale
case taking observation
cast ['kɑ:st] moulage
    decidual cast moule de caduque
castration [kæs'treɪʃn] castration
catamenia ['kætə'mi:nɪə] règles, menstrues, flux cataménial
catamenial ['kætə'mi:nɪəl] cataménial
cataract ['kætərækt] cataracte
cat cry syndrome maladie du cri du chat
catecholamine ['kætɪ'kəʊləmi:n] catécholamine
catgut ['kætgʌt] catgut
catheter ['kæθɪtə] cathéter, sonde
    balloon catheter sonde à ballonnet
    clip catheter cathéter porteur de clips

flexible catheter cathéter souple / flexible
gastric catheter sonde gastrique
place a catheter in the bladder poser une sonde urinaire
place a permanent catheter placer une sonde à demeure
umbilical catheterization cathétérisme ombilical
ureteric catheter cathéter urétéral
urinary catheter sonde urinaire

catheter holder porte-cathéters
catheterism ['kæθɪtərɪzm] cathétérisme
catheterization ['kæθɪtə,raɪ'zeɪʃn] cathétérisme
catheterize ['kæθɪtə,raɪz] poser un cathéter; sonder
cathode ['kæθəʊd] cathode
cation ['kætaɪən] cation
cat litter litière de chat
cat's faeces excréments de chat
cat's litter litière du chat
cat's litter box bac du chat
Caucasian [kɔ:'keɪzɪən] caucasien
Caucasian baby bébé de type caucasien
cauda equina ['kɔ:də'ekwaɪnə] queue de cheval
cauda equina syndrome syndrome de la queue de cheval
caudal ['kɔ:dl] caudal
caudal block anesthésie caudale
caul [kɔ:l] coiffe
caulophyllum ['kɒləʊfaɪləm] caulophyllum
cause [kɔ:z] V causer, occasionner; N cause, raison, motif

bacterial cause cause bactérienne

cause a pulmonary embolus provoquer une embolie pulmonaire
cause brain damage créer des troubles cérébraux
caused by poor circulation dû à une mauvaise circulation
cause discomfort causer de la gêne; gêner
cause pain être douloureux
cause premature labour causer / déclencher des accouchements prématurés
cauterization [,kɔ:tərar'zeɪʃn] cautérisation
cauterize ['kɔ:təraɪz] cautériser
cautery ['kɔ:tərɪ] cautère
cave in ['keɪv'ɪn] se creuser
cavity ['kævɪtɪ] cavité

abdominal cavity cavité abdominale
amniotic cavity cavité amniotique
chest cavity cavité pulmonaire
mid-cavity contraction rétrécissement du détroit moyen
nasal cavity cavité nasale
oral cavity cavité buccale
pelvic cavity excavation / cavité pelvienne

cavity of the pelvis excavation / cavité pelvienne
cell [sel] cellule

blood cell cellule sanguine
bone cell cellule osseuse
brain cell neurone
breaking down of red blood cells rupture des globules rouges
complete blood cell count numération de la formule sanguine
epithelial cell cellule épithéliale
fat cell cellule graisseuse, adipocyte
full blood cell count numération de la formule sanguine
germ cell cellule germinale
goblet cell cellule calciforme
granulosa cell cellule de la granulosa
granulosa lutein cell cellule lutéinique sécrétant la granulosa
hollow cluster of cells cavité du blastocyste, blastocèle
inner cell mass bouton embryonnaire
Langhans' cell layer couche des cellules de Langhans, cytotrophoblaste
mast cell mastocyte
myoepithelial cell cellule myoépithéliale
nerve cell cellule nerveuse
packed cells concentré globulaire
packed cell volume (PCV) hématocrite
racemose cells cellules racémeuses
red blood cell globule rouge
red blood cell count numération des globules rouges; numération globulaire
red blood cell level taux de globules rouges
scrape a few cells from the cervix prélever quelques cellules du col
sickle cell anaemia drépanocytose, anémie falciforme
sickle cell disease hémoglobinopathie; drépanocytose
sickle cell thalassaemia thalasso-drépanocytose, anémie falciforme
sickle cell trait trait thalassémique / drépanocytaire
sperm cell spermatozoïde
stem cell cellule souche
T cell cellule T
trophoblast cell cellule trophoblastique
white blood cell globule blanc
white blood cell count numération des globules blancs; compte leucocytaire

cell division division cellulaire
cell-mediated immunity immunité à médiation cellulaire
cellular ['seljʊlə] cellulaire
cellular immunity immunité cellulaire
cellulitis [,seljʊ'laɪtɪs] cellulite
pelvic cellulitis paramétrite
cellulose ['seljʊləʊs] cellulose
cellulose pad tampon en cellulose
census ['sensəs] recensement
centigrade ['sentɪgreɪd] centigrade
central ['sentrəl] central
umbilical central line cathéter ombilical

central nervous system système nerveux central
central perineal laceration déchirure centrale du périnée
central placenta praevia insertion centrale du placenta, placenta praevia central
central venous pressure (CVP) pression veineuse centrale
centre (center) ['sentə] centre
    childbearing centre maison de naissance
    day care centre garderie, crêche
    forward shift in the centre of gravity déplacement vers l'avant du centre de gravité
    health centre centre médico-social; centre de santé
    ossification centre point d'ossification
    outreach centre centre d'accueil
centre of gravity centre de gravité
centres of ossification points d'ossification
centrifuge ['sentrɪfju:ʒ] centrifugeuse
cephalalgia [,sefə'lældʒɪə] céphalalgie, céphalée
cephalhaematoma (cephalhematoma) ['sɪfəl'hi:mə'təʊmə] céphalhématome
cephalic [sɪ'fælɪk] céphalique
    newborn's cephalic haematoma hématome extracrânien du nouveau-né
cephalic haematoma of the newborn hématome extra-crânien du nouveau-né
cephalic position position céphalique
cephalic presentation présentation céphalique
cephalic version version céphalique
    external cephalic version version céphalique par manoeuvres externes
cephalometry ['sefə'lɒmɪtrɪ] céphalométrie
cephalopelvic ['sefə,ləʊ'pelvɪk] céphalopelvique
cephalopelvic disproportion disproportion céphalopelvique / foeto-pelvienne
cephaloridine [,sefələʊ'raɪdɪn] céphaloridine
cephalosporin [,sefələʊ'spɔ:rɪn] céphalosporine
cerclage [sə'klɑ:ʒ] cerclage
    cervical cerclage cerclage du col
cerebellum [,serɪ'beləm] pl cerebellums [,serɪ'beləmz] / cerebella [,serɪ'belə] cervelet
    arbor vitae cerebellum arbre de vie du cervelet
cerebral ['serɪbrəl] cérébral
    middle cerebral artery artère cérébrale moyenne
cerebral cortex cortex cérébral
cerebral dysrhythmia dysrythmie cérébrale
cerebral haemorrhage hémorragie cérébrale
cerebral palsy paralysie cérébrale; encéphalopathie infantile
cerebrospinal [,serɪbrəʊ'spaɪnl] cérébro-spinal
cerebrospinal fluid liquide céphalo-rachidien
cerebrum ['serɪbrəm] pl cerebrums ['serɪbrəmz] / cerebra ['serɪbra] cerveau
certificate [sə'tɪfɪkɪt] certificat
    birth certificate acte de naissance
    death certificate certificat / acte de décès
    health certificate certificat médical
    stillbirth certificate acte de décès d'un enfant mort-né
cervical ['sɜ:vɪkəl] cervical

cervical caesarean section opération césarienne basse
cervical canal canal cervical
cervical cancer cancer du col de l'utérus
cervical cap cape cervicale, diaphragme
cervical cerclage cerclage du col
cervical check toucher cervical
cervical cytology cytologie cervicale
cervical dilatation dilatation du col de l'utérus / utérin
cervical dilatation of less than 2 cm dilatation du col de l'utérus de moins de 2 cm
cervical dilation dilatation du col de l'utérus / utérin
cervical dystocia dystocie cervicale
cervical ectropion ectropion cervical
cervical incompetence béance du col de l'utérus / utérin; béance isthmique
cervical intraepithelial neoplasia néoplasie intraépithéliale cervicale
cervical laceration déchirure cervicale
cervical mucus glaire cervicale; mucus cervical
cervical polyp polype endocervical
cervical pregnancy grossesse cervicale
cervical ripening maturation du col utérin
cervical screening dépistage du cancer du col de l'utérus
cervical smear frottis vaginal
cervical vertebrae vertèbres cervicales
cervicitis [ˌsɜːvɪ'saɪtɪs] cervicite
cervix ['sɜːvɪks] col de l'utérus
cervix uteri col de l'utérus
Chadwick's sign signe de Chadwick
chain smoker ['tʃeɪn'sməʊkə] fumeuse invétérée / dépendante
chair [tʃeə] chaise

  birthing chair chaise de naissance
  feed sitting upright on a chair allaiter assise bien droite sur une chaise
  put one's baby in a bouncing chair mettre son bébé dans une balancelle
  reclining chair chaise longue
  rocking chair relax

chair back dossier de chaise
chance [tʃɑːns] hasard; chance, possibilité; risque

  better-than-average chance risque plus élevé que la moyenne

chance of a successful pregnancy chance de mener une grossesse normale
chancre ['ʃæŋkə] chancre

  hard chancre chancre syphilitique
  soft chancre chancre mou

change [tʃeɪndʒ] V changer; N changement

  chemical change modification chimique
  circulation change modification de la circulation sanguine
  gall bladder changes in pregnancy modification du fonctionnement de la vésicule biliaire pendant la grossesse
  hormonal change changement hormonal, modification hormonale
  momentous change changement / bouleversement de grande importance

pigmentation change modification de la pigmentation
respiratory change modification de la respiration
skin change modification de la peau
change a nappy changer une couche
change in blood pressure modification de la pression artérielle
change in fetal heartbeat modification du rythme cardiaque foetal
change in light changement de luminosité
change in metabolism modification du métabolisme
change in taste and smell modification du goût et de l'odorat
change in the menstrual cycle modification du cycle menstruel
change in the mucus secreted by the cervix modification de la glaire sécrétée par le col
change in vision trouble de la vision
change nappies changer les couches
change the bedding changer les draps
change the dressings changer les pansements
changing ['tʃeɪndʒɪŋ] N changement; ADJ variable, changeant
nappy-changing changement des couches
changing mat matelas / coussin à langer
changing table table à langer
channel ['tʃænl] canal
lymph channel canal lymphatique
chap [tʃæp] V se gercer, se crevasser; N gerçure, crevasse
chap stick bâton de beurre de cacao pour lèvres
CHARGE syndrome (Coloboma, Heart defect, Atresia choanae, Retarded growth and development, Genital hypoplasia, Ear anomalies/deafness) syndrome CHARGE (colobome, malformations cardiaques, atrésie choanale, retard de croissance et/ou retard mental, hypoplasie génitale, anomalies des oreilles et/ou surdité)
chart [tʃɑ:t] graphique, diagramme, tableau, courbe
fluid balance chart bilan d'apport et de perte hydriques, bilan in-out
medical chart relevé / feuille de température
pie chart camembert
temperature chart feuille / relevé / courbe de température
check [tʃek] V vérifier, contrôler; N vérification, contrôle
antenatal check contrôle prénatal
blood pressure check prise de la tension artérielle
cervical check toucher cervical
developmental check contrôle du développement comportemental
postnatal check visite postnatale de contrôle
check one's sugar levels vérifier sa glycémie
check the number of embryos vérifier le nombre d'embryons
check-up bilan de santé
cheek [tʃi:k] joue
slapped cheek syndrome érythème infectieux
cheek bone os malaire, pommette
chemical ['kemɪkəl] chimique
chemical-based hair treatment traitement pour cheveux à base de produits chimiques
chemical change modification chimique

chemical compound composé chimique
chemical contraception contraception chimique / médicamenteuse
chemicals ['kemɪkəlz] produits / substances chimiques
exposure to chemicals exposition à / mise en contact avec des produits chimiques
release chemicals libérer des substances chimiques
chemical sterilizer stérilisateur chimique
chemist ['kemɪst] chimiste; pharmacien
chemistry ['kemɪstrɪ] chimie
blood chemistry test examen biologique sanguin
chemoreceptor [,keməʊrɪ'septə] chémorécepteur, chimiorécepteur, chimicorécepteur
chemotherapeutic [,ki:məʊθerə'pju:tɪk] chimiothérapique
chemotherapy [,keməʊ'θerəpɪ] chimiothérapie
chest [tʃest] poitrine, cage thoracique
get into the knee-chest position replier le buste sur les genoux
knee-chest position position génupectorale
lie on one's chest se coucher sur le ventre
pain in the chest douleur au niveau de la cage thoracique
tuck one's chin onto one's chest rentrer le menton sur la poitrine, fléchir la tête
chest cavity cavité pulmonaire
chest compression massage cardiaque
chest infection infection pulmonaire
chest movement (Silverman Score) balancement thoraco-abdominal
chest pain douleur thoracique / dans la poitrine
chest radiography radiographie pulmonaire
chest specialist pneumologue
chest tightness gêne respiratoire, oppression thoracique
chest X-ray cliché / radiographie thoracique
chewing ['tʃu:ɪŋ] mastication
chickenpox ['tʃɪkənpɒks] varicelle
chignon ['ʃi:njɒn] chignon, champignon
child [tʃaɪld] pl children ['tʃɪldrən] enfant
bear a child avoir / donner naissance à un enfant
dependent child enfant à charge
foster child enfant adoptif / placé dans une famille
impair the ability to bear children affecter la capacité à mettre au monde / à porter des enfants
residential care for children soins spécialisés pour enfants
child abuse mauvais traitements à un enfant
child battering mauvais traitement à un enfant
childbearing ['tʃaɪld,beərɪŋ] maternité
childbearing age période d'activité génitale
childbearing age woman femme en âge d'avoir des enfants / de procréer
childbearing centre maison de naissance
child benefit allocation familiale
childbirth ['tʃaɪldbɜ:θ] accouchement
painless childbirth accouchement sans douleur
childbirth class cours de préparation à l'accouchement

childcare ['tʃaɪldkeə] garde de bébé
child heath clinic clinique pédiatrique
childhood ['tʃaɪldhʊd] enfance
childish ['tʃaɪldɪʃ] puéril, enfantin; infantile
childless ['tʃaɪldlɪs] infécond
childlessness ['tʃaɪldlɪsnɪs] infécondité, fait de ne pas avoir d'enfant
child minder gardienne d'enfants; assistante maternelle, nourrice
child protection protection de l'enfance
chill [tʃɪl] frisson
chin [tʃɪn] menton
    tuck one's chin onto one's chest rentrer le menton sur la poitrine, fléchir la tête
chiropodist [kɪ'rɒpədɪst] pédicure
chiropody [kɪ'rɒpədɪ] podologie, soins du pied, traitement des maladies du pied
chiropractic ['kaɪrəpræktɪk] chiropraxie
chiropractor ['kaɪrəpræktə] chiropracteur
chlamydia [klə'mɪdɪə] chlamydia
chlamydia infection infection à chlamydia
chlamydia trachomatis chlamydia trachomatis, trachomatis à chlamydia
chloasma [kləʊ'æzmə] pl chloasmata [kləʊ'æzmətə] chloasma
chloasma gravidarum [kləʊ'æzmə,grævɪ'deərəm] masque de grossesse
chloral ['klɔ:rəl] chloral
chloral elixir élixir chloral
chloral hydrate hydrate de chloral
chloramphenicol [,klɔ:ræm'fenɪkɒl] chloramphénicol
chlordiazepoxide [,klɔ:daɪ'æzə'pɒksaɪd] chlordiazépoxide
chlorhexidine [klɔ:'heksɪdi:n] chlorhexidine
chloride ['klɔ:raɪd] chlorure
    ethyl chloride chlorure d'éthyle
chlorothiazide ['klɔ:rə'θaɪə'zaɪd] chlorothiazide
chlorphenamine [,klɔ:r'fenə'mi:n] chlorphénamine
chlorpromazine [,klɔ:r'prəʊmə'zi:n] chlorpromazine
chlorpropamide [,klɔ:r'prəʊpə'maɪd] chlorpropamide
choanal ['kəʊənəl] choanal
choanal atresia atrésie choanale / des choanes
chocolate ['tʃɒklɪt] chocolat
chocolate cyst kyste chocolat
choke [tʃəʊk] s'étouffer
choking ['tʃəʊkɪŋ] étouffement
cholecystitis [,kɒlɪsɪs'taɪtɪs] cholécystite
cholestasis ['kəʊlɪ'steɪsɪs] cholestase
    intrahepatic cholestasis of pregnancy cholestase intrahépatique gravidique
    obstetric cholestasis cholestase / prurit gravidique
cholestasis of pregnancy cholestase / prurit / ictère gravidique
cholestatic ['kəʊlɪ'steɪtɪk] cholestatique
cholestatic jaundice jaunisse cholestatique
cholesterol [kə'lestə,rɒl] cholestérol
    blood cholesterol cholestérolémie

chondroblast ['kɒndrə'blæst] chondroblaste
chordee ['kɔ:di:] coudure / incurvation de la verge
chorditis [kɔ:'daɪtɪs] chordite, laryngite granuleuse
chorea [kɒ'rɪə] chorée
chorial ['kɒrɪəl] chorial, chorionique

biopsy of chorial villosities choriocentèse, ponction trophoblaste, biopsie des villosités

chorioangioma ['kɔ:ri:əʊ,ændʒɪ'əʊmə] chorio-angiome
choriocarcinoma ['kɔ:rɪəʊ,kɑ:sɪ'nəʊmə] pl choriocarcinomas ['kɔ:rɪəʊ,kɑ:sɪ'nəʊməz] / choriocarcinomata ['kɔ:rɪəʊ,kɑ:sɪ'nəʊmətə] chorio-carcinome
chorioepithelioma ['kɔ:rɪəʊ,epɪ,θi:lɪ'əʊmə] pl chorioepitheliomas ['kɔ:rɪəʊ,epɪ,θi:lɪ'əʊməz] / chorioepitheliomata ['kɔ:rɪəʊ,epɪ,θi:lɪ'əʊmətə] chorio-épithéliome
chorion ['kɔ:ri:ɒn] chorion
chorion biopsy biopsie du chorion / chorionique
chorion frondosum chorion frondosum
chorion laeve membrane chorionique
chorionic ['kɔ:ri:'ɒnɪk] chorionique

human chorionic gonadotrophin (hCG) gonadotrophine chorionique humaine
human chorionic somatotrophin hormone chorionique somatotrope
transabdominal chorionic villus sampling prélèvement de villosités choriales / biopsie du trophoblaste par voie transabdominale
transcervical chorionic villus sampling prélèvement de villosités choriales, / biopsie du trophoblaste par voie endovaginale / transcervicale

chorionic gonadotrophin gonadotrophine chorionique
chorionicity ['kɔ:ri:'ɒnɪsɪtɪ] chorionicité
chorionic villi villosités choriales
chorionic villi sampling prélèvement de villosités choriales, biopsie du trophoblaste
chorionic villus aspiration biopsie par aspiration de villosités choriales; ponction du trophoblaste
chorionic villus sampling prélèvement de villosités choriales; biopsie du trophoblaste
choroid ['kɔ:rɔɪd] choroïdien
choroid plexus plexus choroïde
Christmas disease hémophilie B
chromatin ['krəʊmətɪn] chromatine

sex chromatin mass corpuscule de Barr

chromatography [,krəʊmə'tɒgrəfɪ] chromatographie
chromosomal [,krəʊmə'səʊml] chromosomique

abortion due to chromosomal anomalies avortement chromosomique / génétique

chromosomal abnormality aberration chromosomique
chromosomal defect malformation chromosomique
chromosome ['krəʊməsəʊm] chromosome

extra copy of a chromosome chromosome surnuméraire
extra sex chromosome chromosome sexuel surnuméraire
refer a mother for chromosome testing orienter une mère vers une consultation génétique
sex chromosome chromosome sexuel, hétérochromosome
X chromosome chromosome X
Y chromosome chromosome Y

chromosome analysis analyse chromosomique / des chromosomes
chronic ['krɒnɪk] chronique
chronic cervicitis cervicite chronique
chronic condition (état / situation de) maladie chronique
chronic fatigue syndrome syndrome de fatigue chronique
chronic hypertension hypertension chronique
chronic inflammation inflammation chronique
chronic nephritis néphrite chronique
chronic pain douleur chronique
chubby ['tʃʌbɪ] potelé
ciliated [sɪ'li:,eɪtɪd] cilié
cilium [sɪ'li:əm] pl cilia [sɪ'li:ə] cil vibratoire
ciprofloxacin [sɪ'prəʊ'flɒksəsɪn] ciprofloxacine
circulation [,sɜ:kjʊ'leɪʃn] circulation

    blood circulation circulation sanguine
    caused by poor circulation dû à une mauvaise circulation
    fetal circulation circulation foetale
    poor blood circulation mauvaise circulation sanguine
    pulmonary circulation circulation pulmonaire

circulation change modification de la circulation sanguine
circulation disorder trouble circulatoire
circulatory [,sɜ:kjʊ'leɪtərɪ] circulatoire
circulatory system appareil circulatoire
circumcise ['sɜ:kəmsaɪz] circoncire; exciser
circumcision [,sɜ:kəm'sɪʒəŋ] circoncision; excision

    female circumcision excision

circumference [sə'kʌmfərəns] circonférence

    maternal umbilical circumference périmètre ombilical maternel

circumvallate [,sɜ:kəm'vælɪt] circumvallé
circumvallate placenta placenta circumvallata / circumvallé
cissa ['sɪsə] pica, cittosis, allotriophagie
cittosis [sɪ'təʊsɪs] cittosis, pica, allotriophagie
clammy ['klæmɪ] moite
clammy skin peau moite
clamp [klæmp] V clamper; N clamp

    artery clamp clamp artériel
    Hollister clamp clamp Hollister

clamping ['klæmpɪŋ] clampage
class [klɑ:s] cours

    antenatal classes cours de préparation à l'accouchement
    antenatal exercise classes séances de préparation à l'accouchement
    antenatal fitness class cours de gymnastique pour femmes enceintes
    aquanatal class cours de préparation aquatique prénatale
    childbirth class cours de préparation à l'accouchement
    parent-craft class cours de préparation à la parenté
    parenting class cours de préparation à la condition de parent(s)
    social class classe sociale

water aerobics class aquagym
classical ['klæsɪkəl] classique
classical caesarean section opération césarienne haute
classification [,klæsɪfɪ'keɪʃn] classification
Caldwell-Moloy classification classification de Caldwell-Moloy
Lancefield's classification classification de Lancefield
Landsteiner's classification classification de Landsteiner
clavicle ['klævɪkl] clavicule
fractured clavicle clavicule fracturée, fracture de la clavicule
clavicular [klə'vɪkjʊlə] claviculaire
clean [kli:n] V nettoyer; ADJ propre
have a clean towel at hand garder une serviette propre à portée de la main
clean a wound nettoyer une plaie
clean out vider / nettoyer l'utérus
cleanse ['klenz] assainir, purifier
cleanser ['klenzə] démaquillant
clear [klɪə] V dégager, éclaircir; ADJ clair, normal
clear the medication éliminer les médicaments pris
clear to auscultation normal à l'auscultation
clear up by oneself se guérir de manière spontanée
cleavage ['kli:vɪdʒ] clivage, segmentation
cleft ['kleft] fendu
cleft lip bec-de-lièvre, fente / fissure labiale
cleft palate fente / fissure palatine
cleidal ['klaɪdl] claviculaire
cleidotomy [klaɪ'dɒtəmɪ] cleidotomie
click [klɪk] clic; déclic
climacteric [klaɪ'mæktərɪk] climatère
clinic ['klɪnɪk] clinique, centre médical; consultations
abortion clinic centre d'orthogénie
antenatal clinic service de consultation prénatale
child heath clinic clinique pédiatrique
community clinic établissement hospitalier local
family planning clinic centre de planning familial
fertility clinic centre de procréation médicalement assistée
infertility clinic centre de procréation médicalement assistée
outpatient clinic consultations externes
outreach clinic centre de consultation prénatale
prenatal clinic consultation prénatale
well woman clinic centre de santé pour femmes
clinical ['klɪnɪkəl] clinique
controlled clinical trial essai clinique contrôlé
double-blind clinical trial essai clinique en double-aveugle
clinical diagnosis diagnostic clinique
clinical laboratory laboratoire d'analyses médicales
clinically ['klɪnɪkəlɪ] d'un point de vue clinique
clinically obese cliniquement obèse

clinical record dossier médical
clinical risk index for babies indice de risques cliniques pour les bébés
clinical risk management gestion des risques cliniques
clinical stage of HIV stade clinique du VIH
clinical thermometer thermomètre médical
clinical trial essai clinique
clip [klɪp] clip, agrafe; pince (à cheveux)
    bandage clip attache-bandage, agrafe à pansement
    Michel's clips agrafe de Michel
clip catheter cathéter porteur de clips
clipping procedure pose d'un clip
clip-removing forceps pince à agrafes
clitoridectomy [,klɪtərɪ'dektəmɪ] clitoridectomie
clitoris ['klɪtərɪs] clitoris
clock [klɒk] horloge
    biological clock horloge biologique
clomethiazole edisylate ['kləʊməθɪə'zəʊle'dɪsɪleɪt] clométhiazole édisylate
clomifene (clomiphene) ['kləʊməfiːn] clomiphène
clomifene citrate citrate de clomiphène
clone [kləʊn] clone
closed cervix fermeture du col
clostridium [klɒ'strɪdɪəm] pl clostridia [klɒ'strɪdɪə] clostridium
clostridium tetani clostridium tetani, bacille du tétanos
clot [klɒt] V coaguler; N caillot
    blood clot caillot de sang
    blood clot between the placental surface and the wall of the uterus hématome rétroplacentaire
    retroplacental clot caillot / hématome rétroplacentaire
cloth [klɒθ] tissu, étoffe, toile; chiffon, linge
    face cloth gant de toilette
    pin the sides of a cloth nappy épingler les côtés d'un lange en tissu
clothes [kləʊðz] vêtements
    baby clothes vêtements pour bébé / de bébé
    loosen one's clothes desserrer ses vêtements
    pregnancy clothes vêtements de grossesse
clothing ['kləʊðɪŋ] vêtements
    have a towel draped over one's clothing placer une serviette sur ses vêtements
    loose clothing vêtements amples / non serrants
    soiled clothing vêtements sales / souillés
    tight clothing vêtements serrants
cloth nappy lange / couche en tissu
clotting ['klɒtɪŋ] coagulation
    blood clotting coagulation sanguine / du sang
    blood clotting time temps de coagulation du sang
    excessive blood clotting thrombophilie
clotting factor facteur de coagulation
clotting mechanism mécanisme de la coagulation; coagulation

clotting time temps de coagulation
clot travelling to the lungs caillot migrant vers les poumons
cloudy ['klaʊdɪ] trouble
cloudy urine urine trouble
club foot ['klʌb'fʊt] pied bot
cluster ['klʌstə] grappe; bouquet; amas
    hollow cluster of cells cavité du blastocyste, blastocèle
coagulase [kəʊ'ægjʊleɪz] coagulase
coagulase-positive staphyloccoci coagulase positive pour staphylococcus
coagulation [kəʊ,ægjʊ'leɪʃn] coagulation
    blood coagulation coagulation sanguine / du sang
    disseminated intravascular coagulation (DIC) coagulation intravasculaire disséminée (CIVD)
    intravascular coagulation coagulation intravasculaire
coagulation disorder trouble de la coagulation
coagulation factor facteur de coagulation
cocaine [kə'keɪn] cocaïne
    crack cocaine crack
cocaine addict cocaïnomane
coccus ['kɒkəs] pl cocci ['kɒksaɪ] coccus, micrococcus, coque, microcoque
coccydynia ['kɒksɪ'dɪnɪə] coccydynie
coccygeal [kɒk'sɪdʒɪəl] coccigien
coccygeus [kɒk'sɪdʒɪəs] coccigien
coccyx ['kɒksɪks] pl coccyges [kɒk'saɪdʒi:z] coccyx
Cochrane database banque de données de Cochrane
cocktail ['kɒkteɪl] cocktail
    lytic cocktail cocktail lytique
codeine ['kəʊdi:n] codéïne
codeine-based painkiller calmant / analgésique à la codéïne
coeliac (celiac) ['si:lɪ,æk] coeliaque
coeliac plexus plexus coeliaque
coil [kɔɪl] stérilet
coitus ['kɔɪtəs] coït
coitus interruptus coït interrompu
cold [kəuld] N rhume; ADJ froid
cold compress compresse froide
cold sore bouton de fièvre
colic ['kɒlɪk] colique
    biliary colic colique hépatique
    hepatic colic colique hépatique
    renal colic colique néphrétique
colicky ['kɒlɪkɪ] qui souffre de colique; dû à des coliques
colicky pain douleur de type colique
coliform ['kɒlɪfɔ:m] coliforme
collapse [kə'læps] V s'effondrer; N collapsus, effondrement
collarbone ['kɒləbəʊn] clavicule
collodion [kə'ləʊdɪən] collodion

collodion baby bébé collodion
colloidal [kɒ'lɔɪdl] colloïdale
colloidal solution solution colloïdale
colon ['kəʊlən] pl colons ['kəʊlənz] / cola ['kəʊlə] colon
colonic [kəʊ'lɒnɪk] du colon
colonic lavage nettoyage du colon
colonoscopy [,kɒlə'nɒskəpɪ] coloscopie
colostrum [kə'lɒstrəm] colostrum
colour (color) ['kʌlə] couleur
    ashen colour teint cireux / terreux
colour index valeur globulaire
colouring (coloring) ['kʌlərɪŋ] coloration
    plethoric florid colouring coloration rougeâtre / noirâtre du nouveau-né due à une polyglobulie
colpitis [kɒl'paɪtɪs] colpite, vaginite
colpocele ['kɒlpəsi:l] colpocèle
colpohysterectomy ['kɒlpə,hɪstə'rektəmɪ] colpohystérectomie
colpoperineorrhaphy ['kɒlpəʊ'perəni:'ɒrəfɪ] colpopérinéorraphie
colporrhaphy [kɒl'pəʊrəfɪ] élytrorraphie, colporraphie
colposcope ['kɒlpəskəup] colposcope
colposcopy [kɒl'pɒskəpɪ] colposcopie
colpotomy [kɒl'pɒtəmɪ] colpotomie, élytrotomie
columnar [kə'lʌmnə] à colonnes
columnar epithelium épithélium prismatique
coma ['kəʊmə] coma
    alcoholic coma coma éthylique
    diabetic coma coma diabétique
    hepatic coma coma hépatique
    irreversible coma coma dépassé
    possible coma coma éventuel; risque de coma
comatose ['kəʊmətəʊs] comateux
combine [kəm'baɪn] combiner, associer
combined [kəm'baɪnd] combiné, conjugué
combined drug therapy traitement par association médicamenteuse
combined effects effets conjugués
combined pelvic and abdominal examination toucher vaginal combiné au palper abdominal
combined test test combiné
combining [kəm'baɪnɪŋ] N union; ADJ combinant, conjugant
combining breast with bottle allaitement mixte, sein et biberon
come apart céder (points)
coming off the oral contraceptive pill arrêt du contraceptif oral
commensal [kə'mensəl] commensal
commissure ['kɒmɪ,sjʊə] commissure
    anterior commissure commissure antérieure
    posterior commissure commissure postérieure
common-law husband concubin, pacsé
common-law wife concubine, pacsée

communal ['kɒmju:nl] commun; communautaire, de la communauté
communal hygiene hygiène communautaire
communication [kə,mju:nɪ'keɪʃn] communication
    sympathetic communication communication sympathique
community [kə'mju:nɪtɪ] communauté
community clinic établissement hospitalier local
community doctor médecin de quartier / de terrain
community midwife sage-femme de quartier / de terrain
compatibility [kəm,pætə'bɪlɪtɪ] compatibilité
    blood compatibility compatibilité sanguine
complement ['kɒmplɪmənt] complément
complementary [,kɒmplɪ'mentərɪ] complémentaire
complementary examination examen complémentaire
complementary feed alimentation complémentaire
complementary medicine médecine douce / parallèle / alternative
complementary therapy thérapie douce / non conventionnelle
complete [kəm'pli:t] complet
complete abortion avortement complet
complete blood cell count numération de la formule sanguine
complete miscarriage fausse couche complète
complete perineal laceration déchirure périnéale complète, D4
complexion [kəm'plekʃn] teint
    copper complexion teint cuivré
compliance [kəm'plaɪəns] adhérence, observance
complicated ['kɒmplɪkeɪtɪd] compliqué; complexe
complicated pregnancy grossesse à risque
complication [,kəmplɪ'keɪʃn] complication
    pregnancy complication complication de la grossesse
complication after the birth complication après l'accouchement
complication of the epidural anaesthesia complication de l'anesthésie péridurale / épidurale;
    complication de la rachianesthésie
comply [kəm'plaɪ] obtempérer; être conforme
comply with a treatment se conformer à / bien suivre son traitement
compound [kəm'paʊnd] V aggraver; ['kɔmpaʊnd] N composé; ADJ composé, combiné;
    complex, compliqué
    chemical compound composé chimique
compound a problem aggraver un problème; en remettre, en rajouter
compound fracture fracture avec complication
compound presentation présentation complexe, compliquée, dystocique
compress V [kəm'pres] comprimer; N ['kɒmpres] compresse
    apply a compress appliquer une compresse
    cold compress compresse froide
    hot compress compresse chaude
compression [kəm'preʃn] compression
    cord compression compression médullaire
    bimanual compression of the uterus compression bimanuelle de l'utérus
    chest compression massage cardiaque

umbilical cord compression compression du cordon ombilical
compression atrophy atrophie par compression
compulsive [kəm'pʌlsɪv] compulsif
compulsive smoker fumeuse compulsive
computed [kəm'pju:tɪd] automatisé
computed axial tomography (CAT) scanographie
computed tomography (CT) tomodensitométrie
conceal [kən'si:l] cacher, dissimuler
concealed [kən'si:ld] caché
concealed haemorrhage hémorragie cachée
concealed placental abruption hématome rétroplacentaire occulte
concealer make-up [kən'si:lə'meɪkʌp] fond de teint
conceive [kən'si:v] concevoir, devenir / tomber enceinte
conception [kən'sepʃn] conception
condensed [kən'denst] condensé
condensed milk lait condensé
condition [kən'dɪʃn] condition, maladie
conditioned [kən'dɪʃnd] conditionné
conditioned reflex réflexe conditionné / conditionnel
conditioner [kən'dɪʃənə] après-shampooing; crème traitante
condom ['kɒndəm] préservatif
condyloma [,kɒndɪ'ləʊmə] pl condylomas [,kɒndɪ'ləʊməz] / condylomata [,kɒndɪ'ləʊmətə]
condylome
cone [kəʊn] cône
cone biopsy conisation
confidential [,kɒnfɪ'denʃəl] confidentiel
confidential enquiry enquête confidentielle
congenital [kən'dʒenɪtl] congénital, inné
congenital abnormality anomalie congénitale
congenital adrenal hyperplasia hyperplasie congénitale des surrénales
congenital deafness surdité congénitale
congenital defect malformation congénitale
congenital dislocation of the hip (CDH) luxation congénitale de la hanche
screening for congenital dislocation of the hip dépistage de luxation congénitale de la hanche
congenital heart defect cardiopathie congénitale; malformation cardiaque
congenital herpes simplex herpès congénital
congenital hip dislocation luxation congénitale de la hanche
congenital infection infection congénitale
congenital malformation malformation congénitale
congenital varicella syndrome syndrome congénital de la varicelle
congestion [kən'dʒestʃn] congestion
nasal congestion encombrement nasal, congestion nasale
congestive [kən'dʒestɪv] congestif
congestive heart failure insuffisance cardiaque
conjoined [kən'dʒɔɪnd] lié, uni
conjoined twins jumeaux siamois

conjugate ['kɒndʒʊgeɪt] conjugué
anatomical conjugate conjugué anatomique
conjugate diameter diamètre promontorétropubien
diagonal conjugate diameter diamètre promontosouspubien
internal conjugate diameter diamètre promontosuspubien
obstetric conjugate diameter diamètre promontorétropubien
true conjugate diameter diamètre promontosuspubien
conjunctiva [,kɒndʒʌŋk'taɪvə] pl conjunctivas [,kɒndʒʌŋk'taɪvəz] / conjunctivae [,kɒndʒʌŋk'taɪvi:] conjonctive
conjunctivitis [kən,dʒʌŋktɪ'vaɪtɪs] conjonctivite
connective [kə'nektɪv] conjonctif
connective tissue tissu conjonctif
consanguineous [,kɒnsæŋgwɪ'nɪəs] consanguin
consanguinity [,kɒnsæŋ'gwɪnɪtɪ] consanguinité
consent [kən'sent] consentement
informed consent consentement éclairé
presumed consent consentement présumé
consent form décharge, autorisation d'opérer
conservative [kən'sɜ:vətɪv] conservateur
conservative treatment traitement conservateur
constant ['kɒnstənt] constant
constant pain douleur constante
constipation [,kɒnstɪ'peɪʃn] constipation
constrict [kən'strɪkt] serrer
constriction [kən'strɪkʃn] constriction
hourglass constriction constriction en sablier / diabolo
constriction ring anneau de constriction
construct [kən'strʌkt] construire
construct a family tree construire un arbre généalogique
consult [kən'sʌlt] consulter
consultant [kən'sʌltənt] médecin consultant, spécialiste
consultant in public health medicine médecin spécialiste en santé publique
consultant obstetrician obstétricien (supervisant l'équipe médicale en charge de l'accouchement)
consulting hours heures de consultation
contact ['kɒntækt] contact
skin-to-skin contact le peau à peau
contagion [kən'teɪdʒən] contagion
contagious [kən'teɪdʒəs] contagieux
contaminated [kən'tæmɪneɪtɪd] contaminé
use of contaminated needles utilisation de seringues contaminées
using contaminated needles utilisation de seringues contaminées
contaminated food nourriture contaminée
contamination [kən,tæmɪ'neɪʃn] contamination
contingency [kən'tɪndʒənsɪ] éventualité
contingency screening dépistage anténatal de probabilité de trisomie; triple test, Down test
continuity [,kɒntɪn'ju:ɪtɪ] continuité, suivi

continuity of care suivi des soins
continuous [kən'tɪnjʊəs] continu, permanent
continuous inflating pressure (CIP) pression positive continue
continuous loss of fluid perte continue de liquide
continuous negative pressure (CNP) pression négative continue
continuous positive airway pressure (CPAP) application d'une pression positive continue
continuous positive pressure (CPP) pression positive continue
contraception [,kɒntrə'sepʃn] contraception

barrier contraception contraception locale
chemical contraception contraception chimique / médicamenteuse
natural contraception contraception naturelle
stopping contraception arrêt de la contraception

contraceptive [,kɒntrə'septɪv] contraceptif, anticonceptionnel

barrier contraceptive contraceptif local
coming off the oral contraceptive pill arrêt du contraceptif oral
intrauterine contraceptive device (IUCD) stérilet
oral contraceptive contraception orale, contraceptif oral
oral contraceptive pill pilule contraceptive
postcoital contraceptive contraception postcoïtale; contraceptif postcoïtal
progesterone-only contraceptive contraceptif progestatif / sans oestrogène

contraceptive diaphragm diaphragme; diaphragme contraceptif
contraceptive jelly gelée contraceptive
contraceptive pill pilule anticonceptionnelle / contraceptive
contract [kən'trækt] contracter, attraper
contract listeriosis contracter la listériose
contracted pelvis bassin rétréci, incompatibilité foeto-pelvienne, rétrécissement pelvien

generally contracted pelvis bassin généralement rétréci

contraction [kən'trækʃn] contraction

atrial premature contraction extrasystole auriculaire
Braxton Hicks contractions contractions de Braxton Hicks, fausses contractions
duration of uterine contractions durée des contractions
excessive contractions contractions excessives
fetal tolerance to uterine contraction tolérance foetale à la contraction utérine
frequency of uterine contractions fréquence des contractions utérines
give medication to slow contractions administrer des médicaments pour apaiser les contractions
hourglass contraction contraction de l'utérus en sablier / diabolo
intense contractions contractions intenses
irregular contraction dysharmonie contractile
lack of intensity of uterine contractions hypocinésie utérine d'intensité
mid-cavity contraction rétrécissement du détroit moyen
mild contractions petites contractions
pelvic inlet contraction rétrécissement du détroit supérieur
premature contractions contractions précoces
prolonged contractions contractions prolongées
regular contractions contractions régulières
scarcity of uterine contractions hypocinésie utérine de fréquence

strength of uterine contractions puissance des contractions
tonic contraction of the uterus contraction tonique de l'utérus
trigger contractions déclencher des contractions
uterine contraction contraction utérine
uterine contraction inhibitor inhibiteur de la contraction utérine

contraindications [,kɒntrə,ɪndɪ'keɪʃnz] contre-indications

control [kən'trəʊl] V maîtriser, dominer, juguler; N contrôle
birth control régulation des naissances; contraception; méthode contraceptive; planning familial
gate control theory of pain théorie de contrôle de seuil de la douleur
inability to control urine flow incapacité à empêcher la fuite d'urine
loss of control over bowel movements perte de contrôle sur le péristaltisme intestinal

controlled contrôlé, contenu

controlled clinical trial essai clinique contrôlé

controlled cord traction traction controlée du cordon

controlled drugs médicaments soumis à réglementation

controlled-release drugs médicaments à libération contrôlée

controlled trial essai contrôlé
randomised controlled trial essai contrôlé randomisé

control one's sugar levels stabiliser sa glycémie

control pill pilule contraceptive

conventional [kən'venʃənl] conventionnel

conventionally produced food produits alimentaires conventionnels

convulsion [kən'vʌlʃn] convulsion
febrile convulsion convulsion fébrile
neonatal convulsion convulsion du nouveau-né

coo [ku:] gazouiller

cooing ['ku:ɪŋ] gazouillement
make cooing noises gazouiller

cool [ku:l] V refroidir; faire refroidir; ADJ frais, rafraîchissant

cooled boiled water eau stérilisée tiède

Cooley's anaemia anémie de Cooley

cooling gel strip compresse rafraîchissante, patch de fraîcheur appaisante

Coombs' test test de Coombs
direct Coombs' test test de Coombs / direct à l'antiglobuline

cope with [kəʊp] venir à bout de; faire face à; se charger de; affronter

cope with increased blood sugar levels traiter l'excès de sucre dans le sang

copper ['kɒpə] cuivre

copper complexion teint cuivré

Copper-7 stérilet au cuivre, dispositif intra-utérin

co-proxamol [kɒ'prɒksəmɒl] co-proxamol

copulation [,kɒpjʊ'leɪʃn] copulation

copy ['kɒpɪ] copie, reproduction, double
extra copy of a chromosome chromosome surnuméraire

copying ['kɒpɪɪŋ] copie
mistake in the copying of a gene erreur lors de la copie d'un gène

cord [kɔ:d] cordon, corde, colonne

controlled cord traction traction controlée du cordon
cut the newborn's cord couper le cordon du nouveau-né
hook the umbilical cord over the baby's head réduire une circulaire
knotted cord noeuds du cordon
lateral cord prolapse latérocidence du cordon ombilical
navel-cord cordon ombilical
neck sling cord cordon en écharpe
nuchal cord circulaire du cordon
nuchal cord displacement complication d'un siège lorsqu'un bras est derrière la tête
nuchal displacement relèvement des bras lors d'un siège
percutaneous umbilical cord blood sampling cordocentèse
prolapsed cord procidence du cordon
pulling on the cord traction du cordon ombilical
sling cord cordon en bretelle
spermatic cord cordon spermatique
spinal cord moelle épinière
take care of the cord soigner le cordon ombilical
theca of the spinal cord thèque de la moelle épinière, dure-mère
umbilical cord cordon ombilical, ombilic
umbilical cord compression compression du cordon ombilical
umbilical cord entanglement enroulement du cordon ombilical; circulaire
umbilical cord presentation présentation du cordon ombilical; procidence du cordon
umbilical cord prolapse procidence / prolapsus du cordon
velamentous insertion of the umbilical cord insertion vélamenteuse du cordon

cord blood testing prélèvement de sang foetal dans la veine du cordon ombilical
cord compression compression médullaire
cordiform uterus ['kɔ:dɪ,fɔ:m'ju:tərəs] utérus cordiforme
cordocentesis [,kɔ:dəʊsən'ti:sɪs] pl cordocenteses [,kɔ:dəʊsən'ti:si:z] cordocentèse
cord prolapse procidence du cordon
cord stump extrémité restante du cordon ombilical
cord traction traction du cordon
core [kɔ:] noyau, coeur
core stability exercises exercices pour renforcer la musculature du tronc et du pelvis
cornea ['kɔ:nɪə] pl corneas ['kɔ:nɪəz] / corneae ['kɔ:nɪ,i:] cornée
corner ['kɔ:nə] coin
rounded corner coin arrondi

cornu ['kɔ:njʊ] pl cornua ['kɔ:njʊə] corne utérine
corona [kə'rəʊnə] pl coronas [kə'rəʊnəz] / coronae [kə'rəʊni:] couronne
coronal [kə'rəʊnəl] coronal
coronal suture suture coronale
corona radiata [kə'rəʊnə,reɪdɪ'ɑ:tə] corona radiata
coronary ['kɒrənərɪ] coronaire
coronary arteries artères coronaires
coronary arteriography coronarographie
coronary thrombosis thrombose coronaire
coroner ['kɒrənə] médecin légiste, coroner
coroner's inquest enquête du médecin légiste / du coroner

corporeal [kɔ:'pɔ:rɪəl] corporel, physique
corporeal caesarean section opération césarienne haute
corpus ['kɔ:pəs] pl corpuses ['kɔ:pəsɪs] / corpora ['kɔ:pərə] corpus
corpus albicans ['kɔ:pəs'eɪlbɪkænz] corpus albicans
corpuscle ['kɔ:pʌsl] corpuscule
corpuscular [kɔ:'pʌskjʊlə] corpusculaire
    mean corpuscular haemoglobin (MCH) teneur moyenne en hémoglobine
    mean corpuscular volume (MCV) volume globulaire moyen
corpus luteum ['kɔ:pəs'lu:tɪəm] corps jaune
corpus uteri ['kɔ:pəs'ju:təraɪ] corps de l'utérus
corrosive [kə'rəʊsɪv] corrosif, destructeur
cortex ['kɔ:teks] pl cortices ['kɔ:tɪsi:z] cortex
    cerebral cortex cortex cérébral
cortical ['kɔ:tɪkəl] cortical
    symmetrical cortical necrosis nécrose corticale symétrique
cortical necrosis nécrose corticale
corticoids ['kɔ:tɪkɔɪdz] corticoïdes
corticosteroids [,kɔ:tɪkəʊ'stɪərɔɪdz] corticostéroïdes
cortisol ['kɔ:tɪzəʊl] cortisol
cortisone ['kɔ:tɪzəʊn] cortisone
corynebacterium diphtheriae ['kɔ:rɪni:bæk'tɪərɪəmdɪf'θɪərɪ,i:] corynebacterium diphtheria(e), diphtérie
coryza [kə'raɪzə] coryza
cost [kɒst] coût, frais
costal ['kɒstəl] costal
costs of childcare frais de garde
cot [kɒt] lit d'enfant
cot death mort subite du nourisson
cot mattress matelas pour le lit d'enfant
cot side barrière de lit
cotton ['kɒtn] coton
    wear cotton underwear porter des sous-vêtements en coton
cotton bud coton-tige
cotton gusset tights collants avec gousset
cotton swab écouvillon; coton hydrophile
cotton underwear sous-vêtements en coton
cotton wool ouate; coton; disque de coton
cotyledon [,kɒtɪ'li:dən] cotylédon
    accessory cotyledon cotylédon accessoire / aberrant / succenturié
cough [kɒf] V tousser; N toux
    whooping cough coqueluche
cough in bouts avoir des quintes de toux
coughing ['kɒfɪŋ] N toux; ADJ toussant, qui tousse
    bout of coughing quinte de toux
    leaking urine when coughing and sneezing fuite d'urine en toussant et en éternuant
coughing fit quinte de toux
cough up cracher / expulser en toussant

cough up blood cracher du sang
counselling (counseling) ['kaʊnsəlɪŋ] conseil, consultation, suivi psychologique
    bereavement counselling soutien psychologique
    genetic counselling conseil génétique; consultation génétique
    prenatal counselling conseil anténatal
    pre-test counselling suivi psychologique / conseils avant les tests
counsellor (counselor) ['kaʊnsələ] conseiller
    genetic counsellor conseiller génétique
    refer sb to a genetic counsellor orienter qn vers une consultation génétique
count [kaʊnt] compte, numération
    blood count numération / formule sanguine; hématimétrie
    complete blood cell count numération de la formule sanguine
    differential blood count numération formule leucocytaire
    full blood cell count numération de la formule sanguine
    kick-count sheet grille pour inscrire le nombre de mouvements (de bébé)
    low platelet count numération plaquettaire faible, diminution des plaquettes sanguines
    platelet count numération plaquettaire
    red blood cell count numération des globules rouges; numération globulaire
    sperm count numération des spermatozoïdes
    white blood cell count numération des globules blancs; compte leucocytaire
coupling ['kʌplɪŋ] association; attelage; couplage
    acoustic coupling gel gel de contact
course [kɔ:s] cours; plat; série
course of disease évolution de la maladie
course of pills traitement à base de comprimés
course of pregnancy déroulement de la grossesse
couvade [ku:'vɑ:d] couvade
Couvelaire uterus apoplexie utéroplacentaire, syndrome de Couvelaire, hématome rétroplacentaire
coverage ['kʌvərɪdʒ] couverture (d'assurance)
cow's milk lait de vache
coxa ['kɒksə] pl coxae ['kɒksi:] articulation de la hanche
coxalgia [kɒk'sældʒɪə] coxalgie
coxal joint ['kɒksəl'dʒɔɪnt] articulation coxo-fémorale
coxa valga coxa valga
coxa vara coxa vara
crack cocaine ['krækkə'kein] crack
cracked [krækt] gercé, crevassé
cracked nipple crevasse / fissure mamelonnaire; mamelon crevassé
cracked skin peau gercée
cradle ['kreɪdl] V enserrer délicatement; N berceau
    auditory response cradle berceau auditif
    bouncing cradle transat
    pendulum cradle berceau suspendu
cradle cap croûte de lait; casque séborrhéique
cradle swing balancelle

cramp [kræmp] crampe
leg cramp crampe dans les jambes
menstrual-like cramps syndrome prémenstruel
stomach cramp crampe d'estomac
cramping ['kræmpɪŋ] gêne; crampe
postnatal uterine cramping contractions utérines postnatales; tranchées
uterine cramping tranchées utérines
cranberry ['krænbərɪ] canneberge
cranberry juice jus de canneberges
cranial ['kreɪnɪəl] crânien
cranial nerves nerfs crâniens
cranioclast [,kreɪnɪɒ'klɑ:st] crânioclaste
craniosacral [,kreɪnɪɒ'seɪkrəl] crâniosacré, crâniosacral
craniosacral therapy thérapie crâniosacrée / crâniosacrale
craniostenosis [,kreɪnɪɒstɪ'nəʊsɪs] crâniosténose
craniotomy [,kreɪnɪ'ɒtəmɪ] crâniotomie
cranium ['kreɪnɪəm] pl craniums ['kreɪnɪəmz] / crania ['kreɪnɪə] crâne, boîte crânienne
crash [kræʃ] fracas; collision, accident
crash caesarean section césarienne en super urgence
crash diet régime draconien
crave [kreɪv] avoir un besoin maladif de
craving ['kreɪvɪŋ] besoin maladif de, envie
food craving envie, attirance pathologique pour certains aliments
C-reactive protein (CRP) protéine C-réactive
cream [kri:m] crème
depilatory cream crème dépilatoire
local anaesthetic cream crème analgésique locale
nappy-rash cream crème pour prévenir / guérir l'érythème fessier du nourrisson
retin-A cream crème à la vitamine A
soothing cream pommade apaisante / adoucissante
crease [kri:s] pli; ride
creatine ['kri:əti:n] créatine
creatinine [kri:'æti:ni:n] créatinine
crèche [kreɪʃ] crèche
Credé's expression révision utérine
Credé's method méthode de Credé
crêpe bandage ['kreɪp'bændɪdʒ] bande Velpeau
crest [krest] crête, arête, sommet
iliac crest crête iliaque
innominate iliac crest ligne innominée
cretinism ['kreɪtɪnɪzəm] crétinisme
crevice ['krevɪs] fissure, lézarde
crevices of the vagina replis du vagin
crib [krɪb] berceau
crib death mort subite du nourrisson
cri du chat syndrome maladie du cri du chat
cricoid ['kraɪkɔɪd] cricoïde

cricoid cartilage cartilage cricoïde
cricoid pressure pression cricoïdienne
criminal ['krɪmɪnl] criminel
criminal abortion avortement criminel
crisis ['kraɪsɪs] crise
    neonatal genital crisis crise génitale du nouveau-né
Crohn's disease maladie de Crohn
crook [krʊk] angle, coude
crook of the elbow saignée / creux du bras
cross [krɒs] croix
cross-eyed qui louche
cross infection infection croisée / surajoutée
cross-matching épreuve de compatibilité croisée
cross section coupe transversale
crouch [kraʊtʃ] s'accroupir
croup [kru:p] croup
crown [kraʊn] V être à couronnement; N couronne
crown-heel length longueur de la tête aux talons
crowning ['kraʊnɪŋ] couronnement
crown-rump length (CRL) longueur / mesure crânio-caudale / de la tête au coccyx
crushing ['krʌʃɪŋ] écrasant, accablant
crushing pain douleur de type écrasement
crust [krʌst] croûte
    milk crust croûte de lait
crusty ['krʌstɪ] dur, sec, croûteux
crusty patch plaque croûteuse
cry [kraɪ] V crier, pleurer; N cri; pleur
    cat cry syndrome maladie du cri du chat
    lusty cry (Apgar test) cri vif / vigoureux
    newborn's first cry premier cri du nouveau-né; cri du nouveau-né
crying ['kraɪɪŋ] cri; pleur
    high-pitched crying cris aigus
cryosurgery [,kraɪəʊ'sɜ:dʒərɪ] cryochirurgie
cryptomenorrhoea ['krɪptəʊ'menərɪə] cryptoménorrhée
cuddle ['kʌdl] V câliner; N câlin
    give each other a cuddle se faire un calin
cuddle one's baby close câliner son bébé
cuff [kʌf] poignet, manchette, parement
    blood pressure cuff brassard de tensiomètre
culture ['kʌltʃə] V placer en culture; N culture
    blood culture hémoculture
    urine culture mise en culture des urines
cup [kʌp] faire une coupe (avec la main)
cup one's breast with one's hand supporter la poitrine de la main
cure [kjʊə] V guérir; N remède; guérison
    advanced beyond the point of easy cure avancé au point de ne pouvoir être guéri facilement

beyond cure inguérissable, incurable
radical cure cure radicale
curettage [kjʊə'retɪdʒ] curetage
endocervical curettage curetage endocervical
curette [kjʊə'reɪt] V cureter; N curette
curled up lips lèvres retroussées
curl up ['kɜ:l'ʌp] s'enrouler, se recroqueviller
curve [kɜ:v] courbe
fever curve courbe de température
curve of Carus courbe de Carus
Cushing's syndrome syndrome de Cushing
cut [kʌt] V couper, inciser; N coupure; entaille; incision
bikini cut laparotomie transversale suspubienne; incision de Pfannenstiel
episiotomy with mediolateral cut épisiotomie avec incision médio-latérale
episiotomy with midline cut épisiotomie avec incision médiane
mediolateral cut incision médio-latérale
midline cut incision médiane
cutaneous [kju:'teɪnɪəs] cutané
cut down on carbonhydrates réduire la consommation de glucides
cut the newborn's cord couper le cordon du nouveau-né
cyanocobalamin [,saɪənəʊkəʊ'bæləmɪn] cyanocobalamine
cyanosis ['saɪənəʊzɪs] cyanose
cyclopropane ['saɪkləʊ'prəʊpeɪn] cyclopropane
cyesiognosis ['saɪi:sɪ'ɒgnəʊsɪs] diagnostic de la grossesse
cyesiology ['saɪi:sɪ'ɒlədʒɪ] étude de la grossesse
cyesis [saɪ'i:sɪs] grossesse
cyst [sɪst] kyste
chocolate cyst kyste chocolat
dermoid cyst kyste dermoïde
luteal cyst kyste lutéal / lutéinique
multilocular cyst kyste multiloculaire
Nabothian cysts oeufs de Naboth, kystes de rétention / glandulaires
Naboth's cysts oeufs de Naboth, kystes de rétention / glandulaires
ovarian cyst kyste de l'ovaire / ovarien
papilliferous cyst kyste végétant, bénin ou malin
pseudomucinous cyst kyste de l'ovaire pseudomucineux
sebaceous cyst kyste sébacé
cystic ['sɪstɪk] kystique
cystic fibrosis ['sɪstɪk,faɪbrəʊsɪs] fibrose kystique, mucoviscidose
carrier of cystic fibrosis porteur de mucoviscidose
cystic haematocele hématocèle enkystée
cystic hygroma hygroma kystique
cystitis [sɪs'taɪtɪs] cystite
cystitis remedy médicament contre la cystite
cystocele ['sɪstəsi:l] cystocèle, hernie vésicale
cystoscope ['sɪstəskəʊp] cystoscope
cystoscopy [sɪs'tɒskəpɪ] cystoscopie

cystotomy [sɪs'tɒtəmɪ] cystotomie
cytobacteriological ['saɪtəʊ,bæk,tɪərə'lɒdʒɪkəl] cytobactériologique
cytobacteriological examination of urine examen cytobactériologique des urines
cytogenetics [,saɪtəʊdʒɪ'netɪks] cytogénétique
cytology [saɪ'tɒlədʒɪ] cytologie
cytomegalic ['saɪtəʊ'megəlɪk] cytomégalique
cytomegalic inclusion disease maladie des inclusions cytomégaliques
cytomegalovirus (CMV) ['saɪtəʊ,megələʊ'vaɪrəs] cytomégalovirus
cytomegalovirus infection maladie à cytomégalovirus
cytoplasm ['saɪtəʊplæzm] cytoplasme
cytoplasmic [,saɪtəʊ'plæzmɪk] cytoplasmique
cytoplasmic inheritance hérédité cytoplasmique / maternelle
cytotrophoblast ['saɪtəʊ'trɒfə,blæst] cytotrophoblaste
dab [dæb] tamponner
dactyl ['dæktɪl] dactyle
dai [daɪ] matrone; doula
daily ['deɪlɪ] quotidien
    meet the baby's daily needs répondre aux besoins quotidiens du bébé
    recommended daily intake apport journalier recommandé
damage ['dæmɪdʒ] dommage
    body damage dommage corporel
    cause brain damage créer des troubles cérébraux
    without damage to the mother sans rique pour la santé de la mère
damp [dæmp] V humecter; N humidité; ADJ humide, moite
dampness ['dæmpnɪs] humidité
dander ['dændə] squame
dandruff ['dændrəf] pellicule
dark [dɑ:k] sombre, foncé
dark-haired woman femme aux cheveux foncés
dark-skinned baby bébé à la peau foncée
dark-skinned woman femme à la peau foncée
dart [dɑ:t] fléchette
darting pain douleur en coup d'aiguille
database ['deɪtəbeɪs] banque de données
    Cochrane database banque de données de Cochrane
date [deɪt] V dater; N date
    baby born after the due date nouveau-né ayant dépassé le terme; dépassement du terme
    best-before date date de péremption
    delivery date date de l'accouchement
    due date date du terme
    establish an accurate due date établir le terme avec précision
    estimated date of delivery (EDD) date présumée / approximative de l'accouchement
    expected date of delivery (EDD) terme prévu
    expected due date terme prévu
    light for dates baby nouveau-né ayant un retard de croissance intra-utérin
    longest 'best before' date date de péremption la plus éloignée

small-for-dates retard de croissance
date pregnancy dater une grossesse
day [deɪ] jour
birth day jour de l'accouchement
next-day pill pilule du lendemain
straightforward 28-day cycle cycle simple de 28 jours
day care centre garderie, crêche
day care facilities garderie, crêche
day nursery garderie, crèche
dead [ded] ADJ mort
brain dead dans un coma dépassé
deaf [def] sourd
deaf and dumb sourd-muet
deaf in one ear sourd d'une oreille
deaf mute sourd-muet
deafness ['defnɪs] surdité
congenital deafness surdité congénitale
death [deθ] N mort
brain death coma dépassé, mort cérébrale
cot death mort subite du nourisson
crib death mort subite du nourrisson
early fetal death mort foetale précoce
fetal death mortalité foetale
intermediate fetal death mort foetale intermédiaire
intrapartum fetal death mortalité foetale intrapartum
intrauterine death mort foetale in utero
late fetal death mort foetale tardive
registrar of births, marriages and deaths officier de l'état civil
sudden infant death syndrome (SIDS) mort subite du nourrisson
death certificate certificat / acte de décès
death grant allocation de décès
death rate mortalité, taux de mortalité
debilitate [dɪ'bɪlɪteɪt] débiliter
debilitated [dɪ'bɪlɪteɪtɪd] affaibli
debilitating [dɪ'bɪlɪteɪtɪŋ] débilitant, handicapant
debility [dɪ'bɪlɪtɪ] débilité, faiblesse
decapitation [dɪ,kæpɪ'teɪʃn] décapitation
deceleration ['di:,selə'reɪʃn] décélération
decidua [dɪ'sɪdʒʊə] N déciduale, caduque
parietal decidua caduque pariétale
decidua basalis [dɪ'sɪdʒʊəbə'seɪlɪs] caduque basale
decidua capsularis [dɪ'sɪdʒʊə,kæpsə'leərɪs] caduque ovulaire
decidual [dɪ'sɪdʒʊəl] décidual
decidual cast moule de caduque
decidua vera [dɪ'sɪdʒʊə'vɪərə] caduque pariétale
deciduous [dɪ'sɪdjʊəs] à feuilles caduques; caduc
deciduous tooth dent déciduale, dent de lait

decompensation [di:,kɒmpen'seɪʃn] décompensation
decongestant [di:kən'dʒestənt] décongestionnant
decorate ['dekəreɪt] décorer; peindre; tapisser
decorate the baby's room tapisser et peindre la chambre de bébé
decrease [di:'kri:s] diminuer, décroître, s'affaiblir
    through decreased oxygen flow par manque d'oxygénation
decreased ability to fight illness manque de défenses immunitaires
decreased fetal heart rate ralentissement du rythme cardiaque foetal
decrease in fetal activity raréfaction des mouvements foetaux
deep [di:p] profond
    take a deep breath prendre une profonde inspiration
deep transverse arrest bloqué en position transverse
deep vein thrombosis (DVT) thrombose veineuse profonde
deep venous thrombosis (DVT) thrombose veineuse profonde
defecation [,defə'keɪʃn] défécation
defect ['di:fekt] défaut
    abdominal wall defect défaut / malformation de la paroi abdominale
    atrial septal defect communication interauriculaire
    birth defect anomalie / malformation congénitale
    chromosomal defect malformation chromosomique
    congenital defect malformation congénitale
    genetic defect anomalie génétique
    heart defect malformation / anomalie cardiaque
    neural tube defect anomalie / non fermeture du tube neural
    septal defect anomalie du septum, défaut septal
    ventricular septal defect communication interventriculaire
defective [dɪ'fektɪv] défectueux, déficient
defective gene for a particular disorder gène responsable d'une maladie particulière
defence (defense) [dɪ'fens] défense
defence mechanism mécanisme de défense
defibrillation [dɪ,faɪbrɪ'leɪʃn] défibrillation
defibrillator [di:'fɪbrɪleɪtə] défibrillateur
deficiency [dɪ'fɪʃənsɪ] déficience, carence
    folate deficiency carence en folates
    folic acid deficiency manque d'acide folique
    iron deficiency carence en / manque de fer
    iron deficiency anaemia anémie ferriprive / par manque de fer / par carence martiale / sidéropénique
    medium-chain acyl-coenzyme A dehydrogenase deficiency (MCADD) déficit en acyl-CoA-déshydrogénase des acides gras à chaîne moyenne
    vitamin A deficiency carence en vitamine A
    vitamin deficiency carence vitaminique
deficiency disease maladie par carence alimentaire
deficient [dɪ'fɪʃənt] défectueux, insuffisant
    be deficient in iron stores souffrir d'une carence en fer
deflate [di:'fleɪt] dégonfler
deflexed [dɪ'flekst] qui subit une déflexion

deflexed head déflexion de la tête foetale
deflexion [dɪ'flekʃn] déflexion
deformed [dɪ'fɔ:md] déformé
deformed pelvis déformation pelvienne
deformity [dɪ'fɔ:mɪtɪ] déformation
    limb deformity malformation d'un membre
degenerate [dɪ'dʒenəreɪt] dégénérer
degeneration [dɪ,dʒenə'reɪʃn] dégénérescence, dégénération
    fatty degeneration dégénérescence graisseuse
    red degeneration dégénérescence rouge
degenerative [dɪ'dʒenəreɪtɪv] dégénérescent, dégénératif
degenerative disease maladie dégénérative
deglutition ['di:glʊ'tɪʃn] déglutition
dehiscence [dɪ'hɪsns] déhiscence, désunion
dehydrated [,di:haɪ'dreɪtɪd] déshydraté
    get dehydrated se déshydrater
dehydration [,di:haɪ'dreɪʃn] déshydratation
    severe dehydration in infant déshydratation aigüe du nourrisson
dehydration fever fièvre de soif / de déshydratation
delay [dɪ'leɪ] V retarder, repousser N délai, retard
delayed first stage labour travail inefficace dans la première phase
delay in descent and rotation of the fetal head retard d'engagement et de rotation
delay in labour phase de latence dans le travail
delay in the first stage of labour latence dans la première phase du travail
deletion [dɪ'li:ʃn] délétion
delirium [dɪ'lɪrɪəm] pl delirium / deliria [dɪ'lɪrɪə] délire, confusion
deliver [dɪ'lɪvə] accoucher; mettre au monde
deliver a baby mettre au monde un bébé, accoucher
delivered on prescription délivré sur ordonnance
delivery [dɪ'lɪvərɪ] accouchement, expulsion, couches
    abdominal delivery césarienne
    assisted delivery accouchement assisté / instrumental
    breech delivery accouchement par le siège
    drug-free delivery accouchement physiologique / sans péridurale
    dystocic delivery accouchement dystocique
    estimated date of delivery (EDD) date présumée / approximative de l'accouchement
    eutocic delivery accouchement eutocique
    expected date of delivery (EDD) terme prévu
    face-to-pubis delivery accouchement face vers le pubis
    forceps delivery accouchement aux forceps
    full term normal delivery accouchement à terme normal
    hospital delivery accouchement à la maternité / en milieu hospitalier
    induced delivery accouchement provoqué; déclenchement du travail
    instrumental delivery accouchement instrumental
    operative delivery accouchement aux forceps / à la ventouse
    premature delivery accouchement prématuré, naissance prématurée
    preterm delivery accouchement avant terme

spontaneous delivery accouchement spontané / non provoqué
vaginal delivery accouchement par voie vaginale / basse / naturelle
delivery date date de l'accouchement
delivery of placenta délivrance
delivery room salle d'accouchement
demand [dɪ'mɑ:nd] demande; exigence
feed one's baby on demand donner le sein à la demande
on demand à la demande
demand feeding allaitement à la demande
demanding [dɪ'mɑ:ndɪŋ] exigeant; éprouvant
physically demanding job métier très physique
demise [dɪ'maɪz] mort, décès
intrauterine fetal demise mort du foetus in utero
demography [dɪ'mɒgrəfɪ] démographie
denaturation [,di:neɪtʃə'reɪʃn] dénaturation
denaturation test test de dénaturation
denidation [,denɪ'deɪʃn] dénidation
Denis Browne splint attelle de Denis Browne
denominator [dɪ'nɒmɪneɪtə] dénominateur
dental ['dentl] dentaire
dental alveolus ['dentlæl'vɪələs] pl dental alveoli ['dentlæl'vɪəlaɪ] alvéole dentaire
dental care soins dentaires
dental caries carie dentaire
dental prosthesis prothèse dentaire
dentition [den'tɪʃn] dentition
denture ['dentʃə] dentier
deoxygenated [,di:'ɒksɪdʒəneɪtɪd] non oxygéné, désoxygéné
deoxygenated blood sang désoxygéné
deoxyribonucleic [di:'ɒksɪ,raɪbəʊnju:'kleɪɪk] désoxyribonucléique
deoxyribonucleic acid (DNA) acide désoxyribonucléique (ADN)
department [dɪ'pɑ:tmənt] département; service; section
outpatients department service de consultation externe
social services department département des services sociaux
dependance (dependence / dependency) [dɪ'pendəns / dɪ'pendənsɪ] dépendance
alcohol dependence dépendance à l'alcool
drug dependence pharmacodépendance
dependent [dɪ'pendənt] dépendant
insulin-dependent diabetes mellitus (IDDM) diabète insulino-dépendant
non-insulin-dependent diabetes mellitus diabète non insulino-dépendant
dependent child enfant à charge
dependent variable variable dépendante
depilatory [dɪ'pɪlətərɪ] dépilatoire
depilatory cream crème dépilatoire
depletion [dɪ'pli:ʃn] diminution; réduction; déplétion
salt depletion déplétion sodée
deposit [dɪ'pɒzɪt] dépôt
fat deposit dépôt graisseux

fatty deposit dépôt graisseux
depressed [dɪ'prest] déprimé, dépressif
depressing [dɪ'presɪŋ] déprimant
depression [dɪ'preʃn] accablement, dépression
Edinburgh postnatal depression scale score d'Edimbourg
endogenous depression dépression endogène
pilonidal depression dépression pilonidale
postnatal depression dépression post-partum / postnatale
postpartum depression dépression post-partum
reactive depression dépression réactionnelle
treat for depression soigner contre la dépression
depressive [dɪ'presɪv] dépressif
deprivation [,deprɪ'veɪʃn] privation; perte; carence
sleep deprivation manque de sommeil
deprive [dɪ'praɪv] priver de
deprive the baby of oxygen priver le bébé d'oxygène
dermatitis [,dɜ:mə'taɪtɪs] dermatite
atopic dermatitis eczéma atopique
seborrheic dermatitis of the newborn dermatite / dermite séborrhéique du nouveau-né
dermoid cyst kyste dermoïde
descend [dɪ'send] descendre
keep upright to encourage the baby to descend se tenir debout afin de faciliter l'engagement du bébé
descend into the pelvis descendre dans le petit bassin
descent [dɪ'sent] descente; origine, famille
baby's descent descente du bébé
delay in descent and rotation of the fetal head retard d'engagement et de rotation
vaginal wall descent descente d'organes
descent of the anterior arm abaissement du bras antérieur
descent of the arms abaissement des bras
descent of the posterior arm abaissement du bras postérieur
desired [dɪ'zaɪəd] désiré, voulu
desired pregnancy grossesse désirée / voulue
desquamation [,deskwə'meɪʃn] desquamation
dessicate ['desɪ,keɪt] dessécher
dessication [,desɪ'keɪʃn] dessication
dessication of the umbilical cord dessiccation du cordon ombilical
detect [dɪ'tekt] détecter
detection [dɪ'tekʃn] détection
detection rate taux de détection
determination [dɪ,tɜ:mɪ'neɪʃn] détermination; résolution; délimitation
blood gas determination examen des gaz du sang; gazométrie artérielle
fetal sex determination diagnostic du sexe foetal
detoxication [di:,tɒksɪ'keɪʃn] détoxication
detoxification [di:,tɒksɪfɪ'keɪʃn] désintoxification
detoxify [di:'tɒksɪfaɪ] désintoxifier
detrimental [,detrɪ'mentl] nuisible; néfaste

have no detrimental effect on the pregnancy ne pas avoir d'effets néfastes sur la grossesse
detrusor [dɪ'tru:zə] détrusor, muscle vésical
develop [dɪ'veləp] développer, former; attraper; présenter
hinder the baby's development nuire au développement du foetus
develop a sweet tooth devenir friand de sucreries
develop infections contracter / attraper des maladies infectieuses
development [dɪ'veləpmənt] développement
psychomotor development développement psychomoteur
developmental [dɪ,veləp'mentl] de croissance
developmental anomaly croissance anormale
developmental check contrôle du développement comportemental
developmental disability handicap développemental
developmental dysplasia of the hip luxation congénitale de la hanche
developmental milestones jalons développementaux
developmental problem problème de croissance / de développement
developmental tests tests de dépistage développemental, / de croissance-percentile
deviation [,di:vɪ'eɪʃn] déviation
deviation of the gravid uterus déviation de l'utérus gravide
lateral deviation of the uterus latérodéviation de l'utérus
device [dɪ'vaɪs] appareil; mécanisme; dispositif
drip-feed device goutte-à-goutte
intrauterine contraceptive device (IUCD) stérilet
monitoring device moniteur; appareil de monitoring
dexamethasone ['deksə,meθəzəʊn] déxaméthasone
dexamethasone test test de la déxaméthasone
dextran ['dekstrən] dextran
dextropropoxyphene ['dekstrəʊprəʊ,pɒksə'fi:n] dextropropoxyphène
dextropropoxyphene hydrochloride chlorhydrate de dextropropoxyphène
dextrose ['dekstrəʊs] dextrose
diabetes [,daɪə'bi:ti:z] diabète
gestational diabetes diabète gestationnel
diabetes insipidus [,daɪə'bi:ti:zɪn'sɪpɪdəs] diabète insipide
diabetes mellitus [,daɪə'bi:ti:zmə'laɪtəs] diabète sucré
gestational diabetes mellitus diabète sucré gestationnel
insulin dependent diabetes mellitus diabète insulino-dépendant
non-insulin-dependent diabetes mellitus diabète non insulino-dépendant
diabetes patient diabétique
diabetic [,daɪə'betɪk] N diabétique; ADJ diabétique
potential diabetic diabétique potentiel
diabetic coma coma diabétique
diabetic foot pied diabétique
diabetogenic ['daɪə'betə'dʒenɪk] diabétogène
diacetic acid [,daɪə'si:tɪk'æsɪd] acide diacétique
diagnose ['daɪəgnəʊz] diagnostiquer
diagnose whether the unborn baby is at risk diagnostiquer les risques encourus par le foetus
diagnosis [,daɪəg'nəʊsɪs] pl diagnoses [,daɪəg'nəʊsi:z] diagnostic

aetiologic diagnosis diagnostic étiologique
biopsy diagnosis diagnostic par biopsie
clinical diagnosis diagnostic clinique
differential diagnosis diagnostic différentiel
pre-implantation genetic diagnosis diagnostic génétique préimplantatoire
prenatal diagnosis diagnostic anténatal
prenatal diagnosis of trisomy 21 diagnostic anténatal d'une trisomie 21
prenatal genetic diagnosis diagnostic génétique prénatal
tentative diagnosis diagnostic provisoire

diagnostic [ˌdaɪəg'nɒstɪk] ADJ diagnostique

diagnostic test examen diagnostique

diagonal [daɪ'ægənl] diagonal

diagonal conjugate diameter diamètre promontosouspubien

dialyse ['daɪəˌlaɪz] dialyser

dialyser ['daɪəˌlaɪzə] dialyseur

dialysis [daɪ'æləsɪs] pl dialyses [daɪ'ælɪˌsi:z] dialyse
be on dialysis être sous dialyse
renal dialysis dialyse

diameter [daɪ'æmɪtə] diamètre
anatomical conjugate diameter diamètre promontorétropubien; conjugué anatomique / utile
anterior sagittal diameter of the superior strait of the pelvis diamètre sagittal antérieur du détroit supérieur
biparietal diameter (BPD) diamètre bipariétal
bisacromial diameter diamètre bisacromial
bitrochanteric diameter diamètre bitrochantérien
conjugate diameter diamètre promontorétropubien
diagonal conjugate diameter diamètre promontosouspubien
engagement diameter axe d'engagement
internal conjugate diameter diamètre promontosuspubien
oblique diameter of pelvis diamètre oblique du détroit supérieur
oblique diameter of the superior strait of the pelvis diamètre oblique du détroit supérieur
obstetric conjugate diameter diamètre promontorétropubien
pelvic diameter diamètre pelvien
posterior sagittal diameter of the superior strait of the pelvis diamètre sagittal postérieur du détroit supérieur
sacrocotyloid diameter diamètre sacro-cotyloïdien
transverse abdominal diameter diamètre abdominal transverse
transverse diameter of pelvis diamètre transverse du détroit supérieur
true antero-posterior diameter of the superior strait of the pelvis diamètre antéropostérieur vrai du détroit supérieur
true conjugate diameter diamètre promontosuspubien
true diameter of pelvis diamètre transverse du détroit supérieur

diamniotic [dɪˌæmnɪ'ɒtɪk] diamniotique
uni-ovular monochorial diamniotic pregnancy grossesse uni-ovulaire monochoriale diamniotique

diamorphine [,daɪə'mɔ:fi:n] diamorphine
diamorphine hydrochloride [,daɪə'mɔ:fi:n,haɪdrə'klɔ:raɪd] chlorhydrate de diamorphine
diaper ['daɪəpə] couche
diaphragm ['daɪəfræm] diaphragme
    contraceptive diaphragm diaphragme contaceptif
    pelvic diaphragm diaphragme pelvien
diaphragmatic [,daɪəfræg'mætɪk] diaphragmatique
diaphragmatic hernia hernie diaphragmatique
diaphysis [daɪ'æfɪsɪs] pl diaphyses [daɪ'æfɪsi:z] diaphyse
diarrhoea (diarrhea) [,daɪə'ri:ə] diarrhée
    have severe diarrhoea présenter une forte diarrhée
    infant's acute diarrhoea diarrhée aïgue du nourrisson
    travellers' diarrhoea diarrhée du voyageur, tourista
diarrhoea remedy médicament contre la diarrhée
diastasis ['daɪəsteɪsɪs] diastasis
    symphysis pubis diastasis diastasis / disjonction de la symphyse pubienne
diastatic [,daɪə'steɪtɪk] diastasique
diastole [daɪ'æstəlɪ] diastole
diastolic [daɪə'stɒlɪk] diastolique
diastolic blood pressure pression artérielle diastolique
diastolic murmur souffle diastolique
diastolic pressure pression diastolique
diathermy ['daɪə,θɜ:mɪ] diathermie
diazepam [daɪ'æzɪpæm] diazépam
dicephalus [dɪ'sefələs] dicéphale
dicephaly [dɪ'sefəlɪ] dicéphalie
dichorial [dɪ'kɒrɪəl] dichorionique
dichorionic [dɪ'kɔ:ri:'ɒnɪk] dichorionique
dichorionic twins jumeaux dichorioniques
didactylism [daɪ'dæktɪ,lɪzəm] didactylisme
didelphia [dɪ'delfɪə] utérus didelphe
didelphic [,dɪ'delfɪk] didelphe
didelphic uterus utérus didelphe
didelphys [,dɪ'delfɪs] didelphe
    uterus didelphys utérus didelphe
didymitis [,dɪdə'maɪtɪs] orchite
didymus ['dɪdɪməs] testicule
die [daɪ] mourir
die in childbirth mourir en couches
diembryonic [dɪ,embrɪ'ɒnɪk] à / de deux embryons
dienestrol [daɪə'nestrəʊl] dienoestrol
diet ['daɪət] régime, alimentation
    balanced diet alimentation équilibrée
    balanced health diet régime alimentaire sain et équilibré
    bland diet régime sans excitants, non épicé
    crash diet régime draconien
    follow a sugar-free diet suivre un régime sans sucre

high-fibre diet régime riche en fibres
lactovegetarian diet régime lacto-végétarien
low-fat diet régime à faible teneur en matières grasses
put oneself on a diet se mettre au régime
restricted diet régime restreint
salt-free diet régime sans sel
vegan diet régime végétalien
vegetarian diet régime végétarien
yo-yo dieting régime yoyo

dietary ['daɪətərɪ] diététique, alimentaire
dietary supplement complément alimentaire
dietetic [,daɪə'tetɪk] ADJ diététique
dietetics [,daɪə'tetɪks] N diététique
diethylstilbestrol [daɪ'æθəlstɪl'bi:strəʊl] diéthylstilbestrol
dietician [,daɪə'tɪʃən] diététicien, nutritionniste
differential [,dɪfə'renʃəl] différentiel
differential blood count numération formule leucocytaire
differential diagnosis diagnostic différentiel
difficulty ['dɪfɪkəltɪ] difficulté
difficulty when walking difficulté à la marche
diffuse [dɪ'fju:s] diffus
diffuse pain douleur diffuse
diffusion [dɪ'fju:ʒən] diffusion

process of diffusion processus de diffusion

dig [dɪg] coup de poing / de coude
digest [daɪ'dʒest] digérer
digestion [dɪ'dʒestʃən] digestion
digestive [dɪ'dʒestɪv] digestif

disorder of the digestive system trouble du système digestif

digestive disturbance trouble de la digestion
digestive system système digestif
digestive tract appareil digestif
digestive tract problem anomalie du système digestif
digit ['dɪdʒɪt] chiffre
digital ['dɪdʒɪtəl] digital; numérique
digital blood pressure pression artérielle digitale
digital examination examen digital
digitalis [,dɪdʒɪ'teɪlɪs] N digitale; ADJ digitalique
digitalis purpurea [,dɪdʒɪ'teɪlɪs'pɜ:pjʊrɪə] digitale pourpre, grande digitale
digital thermometer thermomètre numérique
digoxin [dɪ'gɒksɪn] digoxine
dilatation [,dailə'teɪʃn] dilatation

arrest of dilatation arrêt de la dilatation
instrumental dilatation of the uterine cervix dilatation artificielle du col utérin
protracted dilatation dilatation traînante
spontaneous cervical dilatation dilatation spontanée du col utérin

dilate [daɪ'leɪt] dilater; se dilater

dilation [daɪ'leɪʃən] dilatation
cervical dilation dilatation du col de l'utérus / utérin
full dilation effacement complet du col, dilatation complète
dilator [daɪ'leɪtə] dilateur
Hegar's dilator bougie de Hegar
dilute [daɪ'lu:t] diluer
dilution [daɪ'lu:ʃn] dilution
dilutional anaemia [daɪ'lu:ʃənlə'ni:mɪə] anémie par dilution, hémodilution
dimenhydrinate ['daɪmen,haɪdrə'neɪt] dimenhydrinate
dimetria [dɪ'mi:trɪə] utérus didelphe
dimorphism [,daɪ'mɔ:fɪzəm] dimorphisme
dimple ['dɪmpl] fossette
dioxide [daɪ'ɒksaɪd] dioxyde
carbon dioxide (CO^2) dioxyde de carbone, gaz carbonique
diphtheria [dɪf'θɪərɪə] diphtérie
diphteroid [dɪf'θɪərɔɪd] bacille diphtéroïde, bacille pseudo-diphtérique
diplococcus [,dɪpləʊ'kɒkəs] pl diploccoci [,dɪpləʊ'kɒksaɪ] diplocoque
diploid ['dɪplɔɪd] diploïde
diplosomatia ['dɪpləʊsəʊ'meɪʃə] diplosomie
direct [dɪ'rekt] direct
direct antiglobulin test (DAT) test de Coombs / direct à l'antiglobuline; RAI (recherche des AC rréguliers)
direct Coombs' test test de Coombs / test direct à l'antiglobuline
direct occipitoposterior position présentation postérieure occipito-sacrée
disability [,dɪsə'bɪlɪtɪ] invalidité, incapacité, infirmité, handicap
developmental disability handicap développemental
lasting disability handicap durable
people with disabilities personnes handicapées
disabled [dɪs'eɪbld] invalide, infirme, estropié
disaccharide [daɪ'sækə,raɪd] disaccharide
disaccharide intolerance intolérance aux disaccharides
disc (disk) [dɪsk] disque; disque intervertébral; rondelle de biberon
embryonic disc disque germinatif
intervertebral disc disque intervertébral
prolapsed intervertebral disc procidence d'un disque intervertébral
slipped disc hernie discale
discal ['dɪskl] discal
discharge [dɪs'tʃɑ:dʒ] V renvoyer guéri de l'hôpital; signer la décharge; N perte, suintement, écoulement; sortie de l'hôpital
be discharged pouvoir quitter l'hôpital
blood-tinged discharge pertes vaginales tachées de sang
foul-smelling vaginal discharge pertes vaginales nauséabondes
nasal discharge écoulement nasal
nipple discharge écoulement mammaire
offensive vaginal discharge perte vaginale importante
vaginal discharge pertes vaginales / blanches, écoulement vaginal
vaginal discharge in pregnancy pertes blanches, écoulement vaginal pendant la

grossesse
discoloration [dɪs,kʌlə'reɪʃən] décoloration
discomfort [dɪs'kʌmfət] gêne, malaise
abdominal discomfort gêne abdominale
cause discomfort causer de la gêne; gêner
physical discomfort gêne physique
discover [dɪs'kʌvə] découvrir
discover a cancer dépister un cancer
disc prolapse hernie discale
discus ['dɪskəs] pl discuses ['dɪskəsɪs] / disci ['dɪskaɪ] disque
discus proligerus ['dɪskəsprə'lɪdʒərəs] membrane proligère
disease [dɪ'zi:z] maladie
acute pelvic inflammatory disease maladie inflammatoire touchant les organes pelviens
autoimmune disease maladie auto-immune
bleeder's disease hémophilie
cardiac disease in pregnancy maladie cardiaque pendant la grossesse
cardiovascular disease maladie cardiovasculaire
Christmas disease hémophilie B
course of disease évolution de la maladie
Crohn's disease maladie de Crohn
cytomegalic inclusion disease maladie des inclusions cytomégaliques
deficiency disease maladie par carence alimentaire
degenerative disease maladie dégénérative
fibrocystic disease fibrose kystique
haemolytic disease of the newborn maladie hémolytique du nouveau-né
haemorrhagic disease of the newborn maladie hémorragique du nouveau-né
have a history of an inherited disease avoir des antécédents de maladies héréditaires
heart disease troubles cardiovasculaires
heart disease in pregnancy maladie cardiaque / pathologie cardiaque pendant la grossesse
Hirschsprung's disease maladie de Hirschsprung, mégacôlon congénital
Huntington's disease chorée de Huntington
identify diseases that can be passed on from only one carrier parent déceler des maladies génétiques transmises par un seul parent porteur
immune to a disease immunisé contre une maladie
infectious disease maladie infectieuse
inflammatory disease maladie inflammatoire
kidney disease pathologie rénale
maple syrup urine disease leucinose, maladie du sirop d'érable, syndrome de Menkes
notifiable disease maladie à déclaration obligatoire
pelvic inflammatory disease (PID) pelvipéritonite, salpingite aigüe
periodontal disease maladie parodontale
pneumococcal disease maladie à pneumocoque
polycystic kidney disease maladie rénale polykystique
renal disease maladie rénale
renal disease in pregnancy maladie rénale pendant la grossesse

respiratory disease maladie respiratoire
rheumatic heart disease cardite rhumatismale
Ritter's disease dermatite exfoliatrice des nouveau-nés, maladie de Ritter
sexually transmitted disease maladie sexuellement transmissible
sickle cell disease hémoglobinopathie; drépanocytose
Simmonds' disease maladie de Simmonds, cachexie hypophysaire
Tay-Sachs disease maladie de Tay-Sachs
undergo tests designed to detect genetic diseases passer des tests de détection de maladies génétiques
Venereal Disease Research Laboratory laboratoire de recherches des maladies vénériennes
venereal diseases maladies vénériennes
Weil's disease leptospirose ictéro-hémorragique, typhus hépatique

dish [dɪʃ] plat; assiette; récipient
kidney dish haricot

disinfect [,dɪsɪn'fekt] désinfecter

disinfectant [,dɪsɪn'fektənt] désinfectant

disinfecting [,dɪsɪn'fektɪŋ] désinfection, décontamination

disinfection [,dɪsɪn'fekʃn] désinfection, décontamination

dislike [dɪs'laɪk] V ne pas aimer, détester; N antipathie

dislike of bright lights sensibilité à la lumière vive

dislocated ['dɪsləʊkeɪtɪd] luxé, démis

dislocated hip luxation de la hanche

dislocation [,dɪsləʊ'keɪʃn] dislocation, déplacement, luxation
congenital dislocation of the hip (CDH) luxation congénitale de la hanche
congenital hip dislocation luxation congénitale de la hanche
joint dislocation luxation

disorder [dɪs'ɔ:də] trouble, désordre, maladie
acute stress disorder état de stress aigu
affective disorder trouble affectif
autoimmune disorder maladie auto-immune
behaviour disorder trouble du comportement
bipolar disorder trouble bipolaire
blood disorder maladie / affection du sang; trouble vasculaire; anomalie sanguine
bowel disorders troubles intestinaux
circulation disorder trouble circulatoire
coagulation disorder trouble de la coagulation
defective gene for a particular disorder gène responsable d'une maladie particulière
eating disorder trouble de l'alimentation
genetic disorder anomalie génétique
immune disorder trouble du système immunitaire
kidney disorder maladie rénale
neurological disorder trouble neurologique
post-traumatic stress disorder état de stress post-traumatique
psychosomatic disorder trouble psychosomatique
respiratory disorder problème respiratoire
rheumatology disorder maladie rhumatismale

skin disorder affection cutanée
sleep disorders troubles du sommeil
disorder of the digestive system trouble du système digestif
displacement [dɪs'pleɪsmənt] déplacement, glissement
backward displacement of the uterus rétroversion utérine
nuchal cord displacement complication d'un siège lorsqu'un bras est derrière la tête
nuchal displacement relèvement des bras lors d'un siège
display [dɪs'pleɪ] V exhiber, montrer, afficher; N affichage
grey-scale display affichage en niveaux de gris
display symptoms présenter / manifester des symptômes
disposable [dɪs'pəʊzəbl] jetable, à jeter, à usage unique
disposable knickers culotte / slip de femme à jeter
disposable panties culotte / slip de femme à jeter
disposables [dɪs'pəʊzəblz] couches jetables
disproportion [,dɪsprə'pɔ:ʃn] disproportion
cephalopelvic disproportion disproportion céphalopelvique / foeto-pelvienne
dissect [dɪ'sekt] disséquer
dissecting forceps pince à dissection / à disséquer
disseminated [dɪ'semɪneɪtɪd] disséminé
disseminated intravascular coagulation (DIC) coagulation intravasculaire disséminée
distal ['dɪstl] distal
distension [dɪs'tenʃn] distension
perineal distension ampliation du périnée
distension of the anus distension de l'anus
distension of the perineum ampliation du périnée
distilled water [dɪs'tɪld'wɔ:tə] eau distillée
distraction [dɪs'trækʃn] distraction
distress [dɪs'tres] douleur; détresse
adult respiratory distress syndrome syndrome de détresse respiratoire chez l'adulte
fetal distress souffrance foetale
neonatal distress mort apparente du nouveau-né, syncope bleue
respiratory distress syndrome (RDS) syndrome de détresse respiratoire
severe neonatal distress mort apparente du nouveau-né, syncope blanche
disturbance [dɪs'tɜ:bəns] trouble, dérangement, perturbation
balance disturbance trouble de l'équilibre
digestive disturbance trouble de la digestion
visual disturbances during pregnancy troubles de la vision pendant la grossesse
diuresis [,daɪjʊ'ri:sɪs] diurèse
diuretic [,daɪjʊə'retɪk] diurétique
diurnal [daɪ'ɜ:nl] diurne, de jour
dive [daɪv] plonger
diving reflex réflexe d'apnée
division [dɪ'vɪʒən] division
cell division division cellulaire
division of the fertilized egg division de l'ovule fécondé
dizygotic [,daɪzaɪ'gɒtɪk] dizygotique
dizygotic twins jumeaux dizygotiques

dizziness ['dɪzɪnɪs] vertige, étourdissement
Döderlein's bacillus bacille de Döderlein
dolichocephalic ['dɒlɪkəʊse'fælɪk] dolichocéphale
dolichocephaly ['dɒlɪkəʊ'sefəlɪ] dolichocéphalie
domiciliary [,dɒmɪ'sɪlɪərɪ] domiciliaire
domiciliary care soins à domicile
dominant ['dɒmɪnənt] dominant
    autosomal dominant inheritance hérédité autosomale dominante
dominant gene gène dominant
dominant inheritance hérédité transmise selon le mode dominant
donate [dəʊ'neɪt] donner, faire don de
donation [dəʊ'neɪʃn] don
    blood donation don de sang
    egg donation don d'ovules
    embryo donation don d'embryons
    sperm donation don de sperme
donor ['dəʊnə] donneur
    blood donor donneur de sang
    egg donor donneuse d'ovules
do not take during pregnancy contre-indiqué chez la femme enceinte
do one's burp faire son rot
dopamine ['dəʊpəmi:n] dopamine
do pelvic floor exercises stimuler ses muscles pelviens
doppler ['dɒplə] doppler, examen doppler
    umbilical artery doppler écho-doppler de l'artère ombilicale
doppler probe sonde doppler
doppler ultrasonography échographie doppler
doppler ultrasound examen doppler
doppler ultrasound examination examen écho-doppler
do relaxation exercises faire de la relaxation
dorsal ['dɔ:sl] dorsal
dorsal position position dorsale
dorsal recumbent position position gynécologique
dosage ['dəʊsɪdʒ] dosage, dose, posologie
    prescribed dosage dose prescrite
dose [dəʊs] V administrer un médicament à; N dose, posologie
    low-dose aspirin aspirine à faible dose
dosimeter [dəʊ'sɪmɪtə] dosimètre
dosimetric [,dəʊsɪ'metrɪk] dosimétrique
dosimetry [dəʊ'sɪmɪtrɪ] dosimétrie
double-blind clinical trial essai clinique en double-aveugle
double-blind trial essai en double-aveugle
double uterus utérus double
double vision dédoublement de la vision
douche [du:ʃ] douche, injection, irrigation, lavage interne
    vaginal douche injection vaginale; douche vaginale, irrigation vaginale
Douglas' pouch cul-de-sac de Douglas

doula ['du:lə] pl doulas ['du:ləz] doula
Down's syndrome syndrome de Down, mongolisme
downer ['daʊnə] tranquillisant, sédatif
downy ['daʊnɪ] duveteux
    layer of fine, downy hair over the skin couche de fin duvet sur la peau
downy hair duvet
dragging sensation ['drægɪŋsen'seɪʃn] sensation de tiraillements
drain [dreɪn] drain
drainage ['dreɪnɪdʒ] drainage
drainage bag poche de drainage
drainage tube drain
dramatherapy ['drɑ:mə'θerəpɪ] dramathérapie
drape [dreɪp] draper
    have a towel draped over one's clothing placer une serviette sur ses vêtements
    sterile drapes champs stériles
drapes tentures, rideaux
draught [drɑ:ft] courant d'air; tirage; potion, breuvage
draught reflex réflexe d'extrusion
draw [drɔ:] tirer
draw moisture away absorber l'humidité
drepanocyte ['drepənə'saɪt] drépanocyte
    sickle drepanocyte hématie falciforme
drepanocytic ['drepənə'sɪtɪk] drépanocytaire
drepanocytosis ['drepənəʊsaɪ'təʊsɪs] drépanocytose
dress [dres] habiller; panser
dress a wound panser une plaie
dressing ['dresɪŋ] pansement
    change the dressings changer les pansements
dressing forceps pince à pansement utérin
dressing gown ['dresɪŋ'gaʊn] peignoir, robe de chambre
dressing material matériel à pansement
Drew-Smythe cannula canule de Drew-Smythe
drink [drɪŋk] V boire; N boisson
    binge-drinking boire à l'excès
    fizzy drink boisson gazeuse
drip [drɪp] V tomber goutte-à-goutte; N perfusion
    be on a drip être sous perfusion
    intravenous drip goutte-à-goutte intraveineux
    put up a drip for a patient poser / placer une perfusion à une patiente
    rehydrate by intravenous drip réhydrater par perfusion
    stand for intravenous drip support de perfusion
drip-feed device goutte-à-goutte
drip feed solution perfusion
drip stand porte-perfusion
drool [dru:l] baver
drooling ['dru:lɪŋ] hypersialorrhée
droop [dru:p] pendre, s'affaisser

drooping ['dru:pɪŋ] affaissement
droopy ['dru:pɪ] apathique, sans réaction
drop [drɒp] V tomber; N chute; goutte
    let a couple of drops fall on the inside of one's wrist faire couler quelques gouttes sur l'intérieur de son poignet
    sudden drop in blood pressure chute de tension brutale
drop by drop goutte à goutte
drop down into the vagina s'affaisser dans le vagin
drop in blood pressure chute / baisse de tension
drop in platelets levels diminution du nombre de plaquettes
drop in the level of the hormone progesterone diminution du taux de progestérone
droplet ['drɒplɪt] gouttelette
droplet infection contamination par inhalation de gouttelettes infectées
dropper ['drɒpə] compte-gouttes, pipette
dropping ['drɒpɪŋ] engagement
dropping bottle compte-gouttes; flacon avec compte-gouttes
drowsiness ['draʊzɪnɪs] somnolence
drowsy ['draʊzɪ] somnolent; moins tonique (à la naissance)
drug [drʌg] médicament; drogue
drug abuse abus de drogue
drug addiction toxicomanie
drug dependance pharmacodépendance
drug dependence pharmacodépendance
drug dependency pharmacodépendance
drug free sans drogue / médicament
drug-free delivery accouchement physiologique / sans péridurale
drug in midwifery analgésique utilisé en obstétrique
drug interaction interaction médicamenteuse
drug overdose surdosage médicamenteux
drug therapy traitement médicamenteux
drug treatment traitement médicamenteux
dry [draɪ] V sécher; ADJ sec
dry gangrene gangrène sèche
dryness ['draɪnɪs] sécheresse
    vaginal dryness sécheresse vaginale
dry skin peau sèche / squameuse
dry toast biscotte
Dubowitz score score (de maturité) de Dubowitz
Duchenne's muscular dystrophy myopathie primitive progressive de Duchenne
Ducrey's bacillus bacille de Ducrey
duct [dʌkt] canal, conduit
    bile duct canal biliaire, cholédoque
    blocked milk duct canal galactophore obstrué
    blocked tear ducts conduits lacrymaux bouchés
    lacrimal duct canal lacrymal
    milk duct canal galactophore
    müllerian duct canal de Müller / müllérien

pancreatic duct canal pancréatique
Skene's duct canal des glandes de Bartholin
tear duct canal / conduit lacrymal
thoracic duct canal thoracique
ductus ['dʌktəs] canal, conduit
ductus arteriosus ['dʌktəsɑ:,tɪəri:'əʊsəs] canal artériel
patent ductus arteriosus persistance du canal artériel
ductus deferens['dʌktəs'defərəns] canal déférent
ductus venosus ['dʌktəsvi:'nəʊsəs] canal veineux
due [dju:] dû; prévu
abortion due to chromosomal anomalies avortement chromosomique / génétique
obstructed labour due to locked twins dystocie gémellaire
obstructed labour due to unusually large fetus dystocie due à un foetus anormalement gros / à un macrosome
due date date du terme
baby born after the due date nouveau-né ayant dépassé le terme; dépassement du terme
establish an accurate due date établir le terme avec précision
expected due date terme prévu
Duffy blood group sous-groupe sanguin Duffy
dull [dʌl] terne
dullness ['dʌlnɪs] matité
dull pain douleur sourde
dumb [dʌm] muet
deaf and dumb sourd-muet
dumbness ['dʌmnɪs] mutisme
dummy ['dʌmɪ] sucette, tétine
dunken ['dʌŋkən] matrone; doula
duodenum [,dju:əʊ'di:nəm] duodénum
duplex uterus ['dju:pleks'ju:tərəs] utérus double
dura ['dju:rə] dure-mère
dural ['dju:rəl] dural
dura mater ['dju:rə'meɪtə] N dure-mère; ADJ dure-mèrien
dural tap ponction évacuatrice durale / dure-mèrienne
duration [djʊə'reɪʃn] durée
duration of pregnancy durée de la grossesse
duration of uterine contractions durée des contractions
during late pregnancy en fin de grossesse
Dutch cap ['dʌtʃ'kæp] cape cervicale, diaphragme
duty ['dju:tɪ] garde
be off duty être de repos
turn of duty tour de garde
duty of care responsabilité morale
duty period temps de garde
duty roster tableau de garde
duty rota feuille de garde
dydrogesterone ['dɪdrəʊ'dʒestə,rəʊn] dydrogestérone

dye [daɪ] V teindre; N teinture, colorant, traceur
dysenteric [,dɪsən'terɪk] dysentérique
dysentery ['dɪsɪntrɪ] dysenterie
dyslexia [dɪs'leksɪə] dyslexie
dyslexic [dɪs'leksɪk] dyslexique
dysmature [,dɪsmə'tju:ə] dysmature
dysmenorrhoea (dysmenorrhea) [,dɪsmeɪnə'rɪə] dysménorrhée
dyspareunia [,dɪspə'ru:nɪə] dyspareunie
dyspepsia [dɪs'pepsɪə] dyspepsie
dysplasia [dɪs'pleɪzɪə] dysplasie
    developmental dysplasia of the hip luxation congénitale de la hanche
    screening for developmental dysplasia of the hip dépistage de luxation congénitale de la hanche
dyspnoea (dyspnea) [dɪsp'ni:ə] dyspnée
dyspraxia [dɪs'præksɪə] dyspraxie
dysrhythmia [,dɪs'rɪθmi:ə] dysrythmie
    cerebral dysrhythmia dysrythmie cérébrale
dystocia [dɪs'təʊʃə] dystocie
    cervical dystocia dystocie cervicale
    progressive dystocia dystocie progressive
    shoulder dystocia dystocie due à une présentation de l'épaule, dystocie des épaules
    twin dystocia dystocie gémellaire
dystocia due to excessive fetal volume dystocie par excès de volume foetal
dystocia due to extended arms dystocie par relèvement des bras
dystocia due to fetal malformation dystocie par malformation foetale
dystocia due to feto-pelvic disproportion dystocie par disproportion foeto-pelvienne
dystocia due to uterine malformation dystocie par malformation utérine
dystocia dystrophia syndrome dystocie par malformation maternelle d'origine hypophysaire
dystocic [dɪs'tɒsɪk] dystocique
dystrophia ['dɪstrəfɪə] dystrophie
dystrophy ['dɪstrəfɪ] dystrophie
    Duchenne's muscular dystrophy myopathie primitive progressive de Duchenne
    muscular dystrophy dystrophie musculaire, myopathie primitive progressive de Duchenne
dysuria [dɪs'jʊərɪə] dysurie
ear [ɪə] oreille
    blocked ears oreilles bouchées
    deaf in one ear sourd d'une oreille
    inner ear oreille interne
    middle ear oreille moyenne
    outer ear oreille externe
earache ['ɪəreɪk] otalgie, mal d'oreille
ear anomalies anomalies des oreilles
ear canal conduit auditif
eardrum ['ɪədrʌm] tympan
ear infection otite
early ['ɜ:lɪ] précoce

bring on early labour déclencher précocement les contractions
early amniocentesis amniocentèse précoce
early fetal death mort foetale précoce
early induction déclenchement prématuré
early infantile myoclonic encephalopathy encéphalopathie myoclonique précoce
early-onset infection apparition précoce de l'infection
early postpartum menses petit retour de couches
early scan (12 weeks of pregnancy) échographie du premier trimestre (12ème semaine d'aménorrhée)
early screening dépistage précoce
ear swab coton-tige
ease [i:z] V atténuer, soulager; calmer, tranquilliser; N tranquillité, bien-être; aisance, facilité
ease the pain soulager la douleur
easy ['i:zɪ] facile; tranquille, paisible
advanced beyond the point of easy cure avancé au point de ne pouvoir être guéri facilement
easy-going ['i:zɪ'gəʊɪŋ] accommodant, facile à vivre, qui ne s'en fait pas
easy-going baby bébé facile à vivre
eat [i:t] manger
eating ['i:tɪŋ] repas, manger, alimentation
binge-eating manger à l'excès
feeling of fullness after eating impression d'avoir trop mangé
healthy eating alimentation équilibrée
test the sugar levels in the blood after eating a fixed amount of sugar mesurer la glycémie après absorption d'une quantité de sucre déterminée
eating disorder trouble de l'alimentation
eating habit habitude alimentaire
eating problem problème d'alimentation
ecbolic [ek'bɒlɪk] ecbolique
ecchymosis [,ekɪ'məʊsɪs] pl ecchymoses [,ekɪ'məʊsi:z] ecchymose
echovirus ['ekəʊ,vaɪərəs] échovirus
eclampsia [ɪ'klæmpsɪə] éclampsie
eclamptic [ɪ'klæmptɪk] éclamptique
eclamptic fit crise d'éclampsie
econazole [ɪ'kəʊnəzəʊl] éconazole
ecstasy ['ekstəsɪ] ecstasy
ectoblast ['ektəʊblæst] ectoblaste
ectocervix ['ektəʊ,sɜ:vɪks] exocol
ectoderm ['ektəʊdɜ:m] ectoderme
ectopia [ek'təʊpɪə] ectopie
ectopia vesicae [ek'təʊpɪə'vesɪ,si:] exstrophie vésicale
ectopic [ek'tɒpɪk] ectopique, extra-utérin
ectopic gestation gestation extra-utérine
ectopic pregnancy grossesse ectopique / extra-utérine
ectrodactyly [,ektrəʊ'dæktəlɪ] ectrodactylie
ectromelia ['ektrəʊ'mi:lɪə] ectromélie
ectropion [ek'trəʊpi:'ɒn] ectropion

cervical ectropion ectropion cervical
ectrosyndactyly ['ektrəʊsɪn'dæktəlɪ] ectrosyndactylie
eczema ['eksɪma] eczéma
infantile eczema eczéma infantile
edge [edʒ] bord, lèvre d'une plaie
rounded edge bord arrondi
wound's edges lèvres d'une plaie
Edinburgh postnatal depression scale score d'Edimbourg
education [,edjʊ'keɪʃn] éducation; formation; enseignement
health education hygiène
higher education institution établissement d'enseignement supérieur
parenthood education préparation à la parenté
Edward's syndrome (trisomy 18) syndrome d'Edwards, trisomie 18
efface [ɪ'feɪs] s'effacer (pour le col de l'utérus)
effacement [ɪ'feɪsmənt] effacement du col de l'utérus
effect [ɪ'fekt] effet
efferent ['efərənt] efférent
motor efferent nerve nerf moteur efférent
efferent nerves nerfs efférents
effleurage ['eflərɑ:ʒ] effleurage
effusion [ɪ'fju:ʒən] épanchement
otitis media with effusion otite séromuqueuse
egg [eg] oeuf, ovule
division of the fertilized egg division de l'ovule fécondé
egg donation don d'ovules
egg donor donneuse d'ovules
Eisenmenger's syndrome syndrome d'Eisenmenger
ejaculate [ɪ'dʒækjʊleɪt] éjaculer
ejaculation [ɪ,dʒækjʊ'leɪʃn] éjaculation
retrograde ejaculation éjaculation rétrograde
Ekbom syndrome syndrome des jambes sans repos
elasticity [,i:læs'tɪsɪtɪ] élasticité
elbow ['elbəʊ] coude
crook of the elbow saignée / creux du bras
elderly ['eldəlɪ] âgé
elderly primip primipare âgée / mûre (plus de 35 ans)
elective [ɪ'lektɪv] non urgent, programmé, facultatif, de confort, de convenance
elective abortion interruption sélective de grossesse, réduction embryonnaire
elective caesarean section césarienne de confort
elective surgery chirurgie de convenance / de confort / programmée
electric [ɪ'lektrɪk] électrique
electrical induction of labour déclenchement électrique du travail
electric bottle warmer chauffe-biberon électrique
electric pump tire-lait électrique
electrocardiogram (ECG) [ɪ,lektrəʊ'kɑ:dɪəgræm] électrocardiogramme
ambulatory electrocardiogram électrocardiogramme portatif
resting electrocardiogram électrocardiogramme au repos

stress electrocardiogram électrocardiogramme à l'effort
electrocardiograph [ɪ,lektrəʊ'kɑ:dɪəgræf] électrocardiographe
electrocardiography [ɪ,lektrəʊ,kɑ:dɪ'ɒgrəfɪ] électrocardiographie
electrode [ɪ'lektrəʊd] électrode; capteur
fetal scalp electrode électrode foetale / de scalp
scalp electrode électrode foetale / de scalp
electroencephalogram (EEG) [ɪ,lektrəʊen'sefələ,græm] électroencéphalogramme
electroencephalography (EEG) [ɪ,lektrəʊen'sefələ,grɑ:fɪ] électroencéphalographie
electrolysis [ɪlek'trɒlɪsɪs] électrolyse
electrolysis hair removal épilation par électrolyse
electrolyte [ɪ'lektrəʊ,laɪt] électrolyte
electrolyte balance équilibre électrolytique
electrolyte imbalance déséquilibre électrolytique
electrophoresis [ɪ'lektrəʊfə'ri:sɪs] électrophorèse
elevate ['elɪveɪt] élever, hausser
elevated ['elɪveɪtɪd] élevé
elevated blood glucose levels hyperglycémie
elevated liver enzymes augmentation des enzymes hépatiques / du taux d'enzymes hépatiques
elevation [,elɪ'veɪʃn] augmentation
elevator ['elɪveɪtə] élévateur, muscle releveur
elicit [ɪ'lɪsɪt] obtenir; susciter; arracher
elicit the history recueillir les antécédents
eliminate [ɪ'lɪmɪneɪt] éliminer
elixir [ɪ'lɪksə] élixir
chloral elixir élixir chloral
elongated [i:'lɒŋgeɪtɪd] allongé
elongated head tête allongée
embed [ɪm'bed] implanter, fixer, incruster
embolism ['embəlɪzəm] embolie
air embolism embolie gazeuse
amniotic fluid embolism embolie amniotique
pulmonary amniotic embolism embolie amniotique
pulmonary embolism embolie pulmonaire
embolus ['embələs] pl emboli ['embəlaɪ] embole
cause a pulmonary embolus provoquer une embolie pulmonaire
embrace [ɪm'breɪs] V embrasser; N étreinte
embrace reflex réflexe d'embrassement
embryo ['embrɪəʊ] embryon
check the number of embryos vérifier le nombre d'embryons
embryo donation don d'embryons
embryogenesis [,embrɪəʊ'dʒenəsɪs] embryogenèse
embryology [,embrɪ'ɒlədʒɪ] embryologie
embryonic [,embrɪ'ɒnɪk] embryonnaire
embryonic disc disque embryonnaire / germinatif
embryonic mole môle embryonnée / hydatiforme partielle
embryonic period période embryonnaire
embryonic plate embryon germinatif

embryonic sac sac embryonnaire / gestationnel / ovulaire
embryonic sheet feuillet embryonnaire
embryopathy [,embrɪ'ɒpəθɪ] embryopathie
embryoscopy [,embrɪ'ɒskəpɪ] embryoscopie
embryotomy [,embrɪ'ɒtəmɪ] embryotomie
embryo transfer transplantation embryonnaire, transfert d'embryons
emergency [ɪ'mɜ:dʒənsɪ] urgence
emergency birth accouchement en urgence
emergency caesarean section césarienne en urgence
emergency obstetric unit service d'urgence obstétricale
emergency service urgences
emergency ward urgences
emesis ['emɪsɪs] pl emeses ['emɪsi:z] vomissement
emetic [ɪ'metɪk] vomitif, émétique
eminence ['emɪnəns] éminence
    iliopectineal eminence éminence iliopectinée
emission [ɪ'mɪʃn] émission
    otoacoustic emission (OAE) dépistage de la surdité en maternité par otoémission
emmenagogic [ɪ,menə'gɒdʒɪk] emménagogue
emmenagogue [ɪ'menə,gɒg] emménagogue
emollient [ɪ'mɒlɪənt] émollient
emphesema [emfɪ'si:mə] emphysème
employer [ɪm'plɔɪə] employeur
empowerment [ɪm'paʊəmənt] responsabilisation, délégation des responsabilités
empty ['emptɪ] vide
    on an empty stomach à jeun
emulsion [ɪ'mʌlʃn] émulsion
enamel [ɪ'næməl] émail
    tooth enamel émail des dents
encephalic [ensɪ'fælɪk] encéphalique
encephalin [en'sefəlɪn] encéphaline
encephalitis [,ensefə'laɪtɪs] encéphalite
encephalocele [en'sefələʊsi:l] encéphalocèle
encephalography [,ensefə'lɒgrəfɪ] encéphalographie
encephalomyelitis [en,sefələʊmaɪə'laɪtɪs] encéphalomyélite
    myalgic encephalomyelitis encéphalomyélite myalgique
encephalopathy [,ensefə'lɒpəθɪ] encéphalopathie
    early infantile myoclonic encephalopathy encéphalopathie myoclonique précoce
    myalgic encephalopathy encéphalopathie myalgique
    Wernicke's encephalopathy encéphalopathie de Gayet-Wernicke; maladie de Wernicke
encopresis [,enkəʊ'pri:sɪs] encoprésie, incontinence fécale
encysted [en'sɪstɪd] enkysté
end [end] bout, extrémité, fond; fin
    positive end-expiratory pressure (PEEP) pression positive en fin d'expiration
endanger [ɪn'deɪndʒə] mettre en danger, compromettre
endemic [en'dɜ:mɪk] N endémie; ADJ endémique
ending ['endɪŋ] terminaison

nerve ending terminaison nerveuse
endocardiac [,endəʊ'kɑ:dɪək] endocardiaque
endocardial [,endəʊ'kɑ:dɪəl] endocardiaque
endocarditis [,endəʊkɑ:'daɪtɪs] endocardite
endocardium [endəʊ'kɑ:dɪəm] pl endocardia [endəʊ'kɑ:dɪə] endocarde
endocervical [,endəʊ'sɜ:vɪkəl] endocervical
endocervical curettage curetage endocervical
endocervical fold arbre de vie
endocervicitis [,endəʊ,sɜ:vɪ'saɪtɪs] endocervicite
endocervix [,endəʊ'sɜ:vɪks] endocol
endocrine ['endəʊkraɪn] endocrine
endocrine glands glandes endocrines
endocrine system système endocrinien
endocrinologist [,endəʊkrɪ'nɒlədʒɪst] endocrinologue
endocrinology [,endəʊkrɪ'nɒlədʒɪ] endocrinologie
endocrinopathy [,endəʊkrɪ'nɒpəθɪ] endocrinopathie
endocrinotherapy [,endəʊkrɪ,nɒ'θerəpɪ] endocrinothérapie
endoderm ['endəʊ,dɜ:m] endoderme
end of the fallopian tube pavillon de la trompe de Fallope / tubaire
endogenesis [,endəʊ'dʒenɪsɪs] endogenèse
endogenous [en'dɒdʒɪnəs] endogène
endogenous depression dépression endogène
endogenous infection infection endogène
endometrial [,endəʊ'mi:trɪəl] endométrial
endometrial biopsy biopsie de l'endomètre
endometriosis [,endəʊ,mi:trɪ'əʊsɪs] endométriose
endometritis [,endəʊmɪ'traɪtɪs] endométrite
endometrium [,endəʊ'mi:trɪəm] pl endometria [,endəʊ'mi:trɪə] endomètre
scraping tissue away from the endometrium curetage de l'endomètre
endorphins [,en'dɔ:fɪnz] endorphines
endoscope ['endəʊ,skəʊp] endoscope
endoscopy [,en'dɒskəpɪ] endoscopie
endotoxic [,endəʊ'tɒksɪk] endotoxique
endotoxic shock choc endotoxique
endotoxin [,endəʊ'tɒksɪn] endotoxine
endotracheal [,endəʊtrə'kɪəl] endotrachéal
endotracheal intubation intubation endotrachéale
endotracheal tube sonde endotrachéale, tube endotrachéal
endowment [ɪn'daʊmənt] dotation; fondation
genetic endowment patrimoine génétique
endurance [ɪn'djʊərəns] endurance
muscular endurance endurance musculaire
enema ['enɪmə] pl enemas ['enɪməz] / enemata ['enɪmətə] lavement
barium enema lavement baryté
give an enema faire un lavement
energy ['enədʒɪ] énergie
hit of energy regain d'énergie

loss of energy manque d'énergie
quick energy lift coup de fouet
energy requirement besoin en énergie
engagement [ɪn'geɪdʒmənt] engagement
area of engagement aire d'engagement
engagement diameter axe d'engagement
engorged [ɪn'gɔ:dʒd] engorgé
engorgement [ɪn'gɔ:dʒmənt] engorgement
breast engorgement engorgement mammaire
engorgement of the breasts engorgement mammaire
enkephalin [en'kefəlɪn] encéphaline
enlarge [ɪn'lɑ:dʒ] agrandir, développer, hypertrophier
enlarged follicle follicule rompu
enlargement [ɪn'lɑ:dʒmənt] hypertrophie, dilatation, gonflement
abdominal enlargement augmentation du volume de l'abdomen
enlargement of the breasts gonflement des seins
enquiry [ɪn'kwaɪərɪ] enquête
confidential enquiry enquête confidentielle
ensiform ['ensɪ,fɔ:m] ensiforme
ensiform cartilage appendice xiphoïde
entanglement [ɪn'tæŋgləment] enchevêtrement, emmêlement
umbilical cord entanglement enroulement du cordon ombilical; circulaire
entanglement of fetal poles accrochage des pôles foetaux / des foetus
enteral ['entərəl] intestinal, entérique
enteritis [,entə'raɪtɪs] entérite
entoderm ['entəʊ,dɜ:m] endoderme
enuresis [,enjʊə'ri:sɪs] énurésie
environmental [ɪn,vaɪərən'mentl] environnemental
environmental health hygiène publique
enzyme ['enzaɪm] enzyme
angiotensin converting enzyme (ACE) inhibitor inhibiteur de l'enzyme de conversion de l'angiotensine
elevated liver enzymes augmentation des enzymes hépatiques / du taux d'enzymes hépatiques
liver enzyme enzyme hépathique
milk-curdling enzyme présure
eosin ['i:əʊsɪn] éosine
eosinophil [,i:əʊ'sɪnəfɪl] éosinophile
eosinophilia [,i:əʊ,sɪnə'fɪlɪə] éosinophilie
ephedrine ['efɪdrɪn] éphédrine
epicanthal [,epɪ'kænθəl] épicanthique
epicanthal fold bride épicanthique
epicanthus [,epɪ'kænθəs] pl epicanthi [,epɪ'kænθaɪ] épicanthus
epidemic [,epɪ'demɪk] N épidémie; ADJ épidémique
epidemiologist [,epɪdemɪ'ɒlədʒɪst] épidémiologiste
epidemiology [,epɪdemɪ'ɒlədʒɪ] épidémiologie
epidermis [,epɪ'dɜ:mɪs] épiderme

epidermolysis [,epɪdɜ:'mɒlɪsɪs] épidermolyse
epidermolysis bullosa [,epɪdɜ:'mɒlɪsɪsbʊ'ləʊzə] épidermolyse bulleuse
epididymal [,epɪ'dɪdɪməl] épididymaire
epididymis [,epɪ'dɪdɪmɪs] pl epididymides [,epɪdɪ'dɪmɪ,di:z] épididyme
epididymitis [,epɪ,dɪdɪ'maɪtɪs] épididymite
epidural [,epɪ'djuərəl] N épidurale, rachianesthésie; péridurale; ADJ épidural, péridural
 administer an epidural administrer une épidurale / rachianesthésie / péridurale
 mobile epidural épidurale / rachianesthésie / péridurale déambulatoire
 spinal epidural rachianesthésie, épidurale
 topping up epidural anaesthesia augmentation de la dose de l'épidurale / péridurale / de la rachianesthésie; compléter l'anesthésie épidurale / péridurale; compléter la rachianesthésie
 walking epidural péridurale déambulatoire
epidural anaesthesia péridurale
 complication of the epidural anaesthesia complication de l'anesthésie péridurale
epidural analgesia anesthésie péridurale
epidural block anesthésie péridurale
epidural injection péridurale
epidural space espace péridural
epigastric [,epɪ'gæstrɪk] épigastrique
epigastrium [,epɪ'gæstrɪəm] pl epigastria [,epɪ'gæstrɪə] épigastre
epiglottis [,epɪ'glɒtɪs] pl epiglottises [,epɪ'glɒtɪsi:z] / epiglottides [,epɪ'glɒtɪ,di:z] épiglotte
epilepsy ['epɪlepsɪ] épilepsie
 generalized epilepsy épilepsie généralisée, grand mal
 major epilepsy épilepsie généralisée, grand mal
 minor epilepsy petit mal, épilepsie mnésique ou consciente
epileptic [,epɪ'leptɪk] épileptique
epileptic fit crise d'épilepsie
epileptic seizure crise d'épilepsie
epileptiform [,epɪ'leptɪ,fɔ:m] épileptiforme
epileptogenic [,epɪ'leptə'dʒenɪk] épileptogène
epinephrine [epə'nefrɪn] épinéphrine
epiphysis [ɪ'pɪfɪsɪs] pl epiphyses [ɪ'pɪfɪsi:z] épiphyse
epiphysis cerebri [ɪ'pɪfɪsɪs'serɪbraɪ] glande pinéale
epiphysitis [ɪ'pɪfɪ'saɪtɪs] épiphysite
episiorrhaphy [ə,pi:zɪ'ɒrəfɪ] épisiorraphie
episiotomy [ə,pi:zɪ'ɒtəmɪ] épisiotomie
 latero-medial episiotomy épisiotomie médio-latérale
 median episiotomy épisiotomie médiane
episiotomy with mediolateral cut épisiotomie avec incision médio-latérale
episiotomy with midline cut épisiotomie avec incision médiane
episodic [,epɪ'sɒdɪk] épisodique
episodic pain douleur épisodique
epispadias [,epɪ'speɪdɪəs] épispadias
epistaxis [,epɪ'stæksɪs] épistaxis, saignement de nez
epithelial [,epɪ'θi:lɪəl] épithélial
epithelial cell cellule épithéliale

epithelial layer couche épithéliale
epithelial tissue tissu épithélial
epithelium [,epɪ'θi:lɪəm] pl epitheliums [,epɪ'θi:lɪəmz] / epithelia [,epɪ'θi:lɪə] épithélium
epsilon-aminocaproic acid acide epsilon-aminocaproïque
Epstein's pearls perles d'Epstein
equipment [ɪ'kwɪpmənt] equipement; matériel
    baby equipment articles de puériculture
    sterilizing equipment matériel de stérilisation
Erb's palsy paralysie de type Duchenne-Erb, paralysie radiculaire supérieure du plexus brachial
Erb's paralysis paralysie de type Duchenne-Erb, paralysie radiculaire supérieure du plexus brachial
erectile [ɪ'rektaɪl] érectile
erectile tissue tissu érectile
ergometrine [,ɜ:gəʊ'metrɪn] ergométrine
ergonomics [,ɜ:gəʊ'nɒmɪks] ergonomie
ergot ['ɜ:gət] ergot
erosion [ɪ'rəʊʒən] érosion; exulcération
erosion of the cervix during pregnancy érosion du col utérin pendant la grossesse
eruption [ɪ'rʌpʃn] éruption
    polymorphic eruption of pregnancy éruption polymorphe de la grossesse
    tooth eruption poussée dentaire
erythema [,erɪ'θi:mə] érythème
    palmar erythema érythème palmaire
erythematous [,erɪ'θi:mətəs] érythémateux
erythema toxicum [,erɪ'θi:mə'tɒksɪkəm] érythème toxique
erythroblast [ɪ'rɪθrəʊ,blæst] érythroblaste
erythroblastosis fetalis [ɪ,rɪθrəʊblæ'stəʊsɪs'fi:təlɪs] érythroblastose foetale / néonatale, anémie érythroblastique du nouveau-né
erythrocyte [ɪ'rɪθrəʊ'saɪt] érythrocyte
erythrocyte sedimentation rate vitesse de sédimentation
erythromycin [ɪ,rɪθrəʊ'maɪsɪn] érythromycine
erythropoiesis [ɪ,rɪθrəʊpɔɪ'i:sɪs] érythropoièse
erythropoietin [ɪ,rɪθrəʊpɔɪ'i:tɪn] érythropoïétine
Esbach's albuminometer albuminomètre d'Esbach
Esbach's test test d'Esbach
Escherichia coli [,eʃə'rɪkɪə'kəʊlaɪ] Escherichia coli
essential [ɪ'senʃəl] essentiel, indispensable
essential hypertension hypertension essentielle / primaire
essential oils huiles essentielles
establish [ɪs'tæblɪʃ] établir
establish an accurate due date établir le terme avec précision
estimated ['estɪmeɪtɪd] estimé
estimated date of delivery (EDD) date présumée / approximative de l'accouchement
ethambutol [e'θæmbjə'tɒl] éthambutol
ethics ['eθɪks] éthique
ethinyloestradiol (ethinylestradiol) ['eθənɪl,i:strə'daɪɒl] éthinylestradiol
ethnic ['eθnɪk] ethnique

testing because of ethnic origin examen lié aux origines ethniques
ethnic minority minorité ethnique
ethnic predisposition facteur ethnique
ethnography [eθ'nɒgrəfɪ] ethnographie
ethnomethodology [,eθnəʊ,meθə'dɒlədʒɪ] ethnométhodologie
ethyl chloride ['i:θaɪl'klɔ:raɪd] chlorure d'éthyle
eugenics [ju:'dʒenɪks] eugénique, eugénie
euphoria [ju:'fɔ:rɪə] euphorie
Eustachian tube [ju:s'teɪʃən'tju:b] trompe d'Eustache
eutocia [ju:'təʊʃə] eutocie
eutocic [ju:'tɒsɪk] eutocique
eutocic delivery accouchement eutocique
evacuation [ɪ,vækjʊ'eɪʃn] évacuation
evacuation of retained products of conception (ERPC) évacuation des produits de conception / de rétentions placentaires; révision utérine
evaluation [ɪ,væljʊ'eɪʃn] évaluation
evaporated [ɪ'væpəreɪtɪd] condensé
evaporated milk lait condensé
evening feed tétée / biberon du soir
eversion [ɪ'vɜ:ʃn] éversion
evidence ['evɪdəns] preuves
evidence-based medicine médecine fondée sur des preuves / factuelle; médecine basée sur l'évidence
evidence-based practice pratique fondée sur des preuves / factuelle / basée sur l'évidence
evisceration [ɪ,vɪsə'reɪʃn] éviscération
evolution [,i:və'lu:ʃən] évolution
spontaneous evolution évolution spontanée du foetus
evolutive [,i:və'lu:tɪv] évolutif
exacerbation [ɪg,zæsə'beɪʃn] exacerbation, poussée
examination [ɪg,zæmɪ'neɪʃn] examen
abdominal examination examen de l'abdomen
back passage examination toucher rectal
bacteriological examination examen bactériologique
bimanual examination examen bimanuel
combined pelvic and abdominal examination toucher vaginal combiné au palper abdominal
complementary examination examen complémentaire
cytobacteriological examination of urine examen cytobactériologique des urines
digital examination examen digital
doppler ultrasound examination examen écho-doppler
full physical examination examen physique complet
further examination examen complémentaire
gynaecological examination examen gynécologique
internal examination examen clinique / gynécologique
measurement pelvic examination toucher mensurateur
pelvic examination examen pelvien
periodic examination examen périodique

physical examination examen médical / physique
postnatal examination examen postnatal / post-partum
rectal examination toucher rectal
vaginal examination toucher vaginal
examination of uterus révision utérine
examination per vaginam examen par le vagin
examine [ɪg'zæmɪn] examiner
examine the breasts for lumps or other symptoms of possible cancer examiner les seins à la recherche de masses ou autres symptômes de cancer éventuel
excavation [,ekskə'veɪʃn] creusement; cavité, excavation
excavation of the pelvis petit bassin
excessive [ɪk'sesɪv] excessif
excessive amniotic fluid excès de liquide amniotique
excessive blood clotting thrombophilie
excessive contractions contractions excessives
excessive lower leg oedema oedème important des jambes
excessive nausea fortes nausées
excessive salivation salivation excessive
excessive sweating forte sudation
excessive thirst soif intarissable
excessive urination besoin fréquent d'uriner, impériosité mictionnelle
excessive vomiting vomissements excessifs
excessive weight gain prise de poids / pondérale excessive / exagérée
exchange [ɪks'tʃeɪndʒ] V échanger; N échange
exchange across the placenta échange transplacentaire
exchange transfusion exsanguinotransfusion, transfusion d'échange
excreta [ɪks'kri:tə] excréta, excréments
excretory [ɪk'skri:tərɪ] excréteur, excrétoire
excretory system système rénal et urinaire
excruciating [ɪks'kru:ʃɪeɪtɪŋ] atroce, insoutenable
excruciating pain douleur atroce
exercise ['eksəsaɪz] V pratiquer un sport / une activité physique; N exercice
antenatal exercise classes séances de préparation à l'accouchement
aquanatal exercises exercices de préparation aquatique prénatale
breathing exercise for pregnancy exercice de respiration pour femmes enceintes
core stability exercises exercices pour renforcer la musculature du tronc et du pelvis
do pelvic floor exercises stimuler ses muscles pelviens
pelvic floor exercise exercice de maîtrise du plancher pelvien / du périnée
postnatal exercise exercice postanatal
exercise in pregnancy pratiquer une activité physique pendant la grossesse
exfoliation [eks,fəʊlɪ'eɪʃn] exfoliation, gommage
lamellar exfoliation of newborn desquamation collodionnée / lamelleuse du nouveau-né, exfoliation lamelleuse du nouveau-né
exfoliative [eks,fəʊlɪ'eɪtɪv] exfoliatif
exhaustion [ɪg'zɔ:stʃn] épuisement
exitus pelvis ['eksɪtəs'pelvɪs] détroit inférieur
exocrine ['eksəʊ,kraɪn] exocrine

exocrine glands glandes exocrines
exogenous [ek'sɒdʒɪnəs] exogène
exogenous infection infection exogène
exomphalos [ek'sɒmfələs] exomphale
exotoxin [,eksəʊ'tɒksɪn] exotoxine
expand [ɪk'spend] dilater
expanding of the fetal lungs expansion des tissus pulmonaires foetaux; déplissement des poumons du foetus
expect [ɪk'spekt] s'attendre à; espérer
expectant [ɪk'spektənt] futur; impatient, plein d'attente
expectant father futur père
expectant mother future mère
expectant parents futurs parents
expectation [,ekspek'teɪʃn] attente, espérance
expected [ɪk'spektɪd] attendu, prévu
expected date of delivery (EDD) terme prévu
expected due date terme prévu
expecting a baby qui attend un enfant
experience [ɪk'spɪərɪəns] V connaître; souffrir de; subir; N expérience, aventure
experience no symptoms ne présenter aucun symptôme
experience pain on passing urine ressentir des douleurs à la miction
experience severe pelvic pain ressentir des douleurs pelviennes importantes
experience shooting pains in one's breast ressentir une douleur irradiante dans les seins
expiration [,ekspaɪə'reɪʃn] expiration
expiratory [eks'paɪərətərɪ] expiratoire
    positive end-expiratory pressure (PEEP) pression positive en fin d'expiration
expiratory flow rate débit expiratoire
expiratory grunt (Silverman Score) geignement respiratoire
expose [ɪk'spəʊz] découvrir, exposer; mettre à nu, dénuder
expose the baby's bottom to the air laisser les fesses de bébé à l'air
exposure [ɪk'spəʊʒə] exposition, mise en contact
    have harmful exposure être exposée à un environnement dangereux
    strength of the exposure to x-rays intensité des rayonnements
exposure to chemicals exposition à / mise en contact avec des produits chimiques
exposure to heat exposition à la chaleur; hyperthermie
express [ɪk'spres] exprimer, extraire, tirer
expression [ɪk'spreʃn] expression
    abdominal expression expression abdominale
    Credé's expression révision utérine
    staring expression fixité du regard
    vagino-abdominal expression expression abdominale
expression of the placenta extraction du placenta par expression utérine
express milk tirer du lait
expulsion [ɪk'spʌlʃən] expulsion
    Matthews Duncan expulsion of placenta expulsion du placenta en Duncan
    Schultze's expulsion of the placenta expulsion du placenta en Schultze
    spontaneous expulsion expulsion spontanée / non provoquée

exsanguinate [eks'sæŋ,gwɪneɪt] V saigner; [eks'sæŋ,gwɪnɪt] ADJ exsangue
extended [ɪk'stendɪd] prolongé, de longue durée; étendu
extended breech presentation présentation du siège mode des fesses
extended family famille étendue
extension [ɪk'stenʃn] extension
external [ɪk'stɜ:nl] externe
for external application à usage externe
external ballottement ballottement foetal au travers de l'abdomen
external bleeding hémorragie externe
external cephalic version version céphalique par manoeuvres externes
external jugular vein veine jugulaire externe
external os orifice externe du col utérin / de l'utérus
external transmigration transmigration
external version version par manoeuvre externe
extracellular [,ekstrə'seljʊlə] extracellulaire
extracellular fluid liquide extracellulaire
extra copy of a chromosome chromosome surnuméraire
extracorporeal [,ekstrəkɔ:'pɔ:rɪəl] extra-corporel
extracorporeal membrane oxygenation (ECMO) oxygénation par membrane extra-corporelle
extraction [ɪk'strækʃn] extraction
instrumental extraction of the fetus extraction instrumentale du foetus
total breech extraction grande extraction du siège
extra sex chromosome chromosome sexuel surnuméraire
extrauterine [,ekstrə'ju:tərain] extra-utérin
extrauterine pregnancy grossesse extra-utérine
extravasation [ɪk,strævə'seɪʃn] extravasation, extravasion
extremities blue (Apgar test) extrémités bleues, cyanose des extrémités
extremity [ɪk'stremɪtɪ] extrémité
extrinsic [ek'strɪnsɪk] extrinsèque
extrinsic factor facteur extrinsèque
extubation [,ekstjʊ'beɪʃn] détubation
exudate [,eksjʊ'deɪt] exsudat
exudation [,eksjʊ'deɪʃn] exsudation
exude [ɪg'zju:d] exsuder
eyebrow ['aɪbraʊ] sourcil
eyelash ['aɪlæʃ] cil
eyelid ['aɪlɪd] paupière
salmon patch on the forehead, over the eyelids, under the nose angiome pâle du visage
eye muscle muscle oculaire
eyes covered by a protective mask les yeux protégés par un bandeau
fabric ['fæbrɪk] tissu
synthetic fabric tissu synthétique
fabric conditioner produit assouplissant / adoucissant
face [feɪs] V faire face à; N visage, figure, face
flushed face visage congestionné
lay one's baby face down across one's lap placer son bébé à plat ventre sur ses genoux

squashed face visage fripé
face away from the mother's spine tourner le dos à la colonne vertébrale de la mère, tourner en postérieur
face cloth gant de toilette
face flannel gant de toilette
face mask masque
face pregnancy assumer une grossesse
face presentation présentation de la face
face-to-pubis face vers le pubis
face-to-pubis delivery accouchement face vers le pubis
face wash solution lotion faciale
facial ['feɪʃəl] facial; du visage
result in facial abnormalities provoquer des anomalies au niveau du visage
facial paralysis paralysie faciale
facial scrub gommage
facilities [fə'sɪlɪtɪz] équipements; installations
day care facilities garderie, crêche
facility [fə'sɪlɪtɪ] endroit
abortion facility service d'orthogénie
residential care facility établissement de soins spécialisés
factor ['fæktə] facteur
anti-haemophilic factor facteur antihémophilique
anti-haemorrhagic factor vitamine K
bifidus factor facteur bifidus
clotting factor facteur de coagulation
coagulation factor facteur de coagulation
extrinsic factor facteur extrinsèque
growth factor facteur de croissance
hereditary factor facteur héréditaire
intrinsic factor facteur intrinsèque
releasing factor libérine
rhesus factor facteur rhésus
risk factor facteur de risque
factor V Leiden mutation mutation du facteur V de Leiden
faecal ['fi:kəl] fécal
faecal incontinence incontinence fécale
faecal occult blood test test de dépistage du sang dans les selles
faeces ['fi:si:z] fèces, excréments
failure ['feɪljə] échec, insuffisance
acute renal failure insuffisance rénale aiguë
cardiac failure insuffisance cardiaque
congestive heart failure insuffisance cardiaque
heart failure insuffisance / arrêt / défaillance cardiaque; arrêt du coeur
kidney failure insuffisance rénale; troubles rénaux
let-down failure défaillance du réflexe physiologique de rétroactivation
renal failure insuffisance rénale
respiratory failure insuffisance respiratoire

faint [feɪnt] V s'évanouir; N syncope, défaillance, évanouissement; ADJ faible
fainting ['feɪntɪŋ] évanouissement, syncope
faintness ['feɪntnɪs] malaise, vertige
fair [feə] blond
fair-haired woman femme aux cheveux blonds
fair-skinned woman femme à peau claire
falciform ['fælsɪ'fɔ:m] falciforme
falciform process of fascia pelvis arcade tendineuse de l'aponévrose pelvienne
fall [fɔ:l] V tomber; N baisse, chute
fall into one of the risk groups tomber dans un des groupes à risque
fallopian [fə'ləʊpɪən] de Fallope
fallopian tube ampulla ampoule tubaire
fallopian tubes trompes de Fallope / utérines
Fallot's tetralogy tétralogie de Fallot
false [fɔ:ls] faux
false labour faux travail
false-negative faux négatif
false pelvis grand bassin
false-positive faux positif
false-positive rate taux de faux positif(s)
false pregnancy grossesse nerveuse
falx [fælks] pl falces ['fælsi:z] faux
falx cerebelli ['fælks,serɪ'belaɪ] faux du cervelet
falx cerebri ['fælks'serɪbraɪ] faux du cerveau
familial [fə'mɪlɪəl] familial
family ['fæmɪlɪ] famille

   construct a family tree construire un arbre généalogique
   extended family famille étendue
   nuclear family famille nucléaire
   rhythm method of family planning méthode naturelle de contraception
   run in the family être héréditaire; se transmettre
   testing because of family history examen lié aux antécédents familiaux

family doctor médecin de famille
family history antécédents familiaux
family planning planning familial
family planning clinic centre de planning familial
family tree arbre généalogique

   construct a family tree construire un arbre généalogique

fascia ['feɪʃə] pl fasciae ['feɪʃɪ,i:] fascia

   pelvic fascia aponévrose pelvienne
   tendinous arch of the pelvic fascia arcade tendineuse de l'aponévrose pelvienne
   white line of the pelvic fascia ligne blanche de l'aponévrose pelvienne

fascia pelvis aponévrose pelvienne

   falciform process of fascia pelvis arcade tendineuse de l'aponévrose pelvienne

fast [fɑ:st] V jeûner; N jeûne, diète; ADJ rapide
fasting ['fɑ:stɪŋ] à jeun

   be fasting être à jeun

test the sugar levels in the blood when fasting mesurer la glycémie à jeun
fasting blood glucose (level) glycémie à jeun
fasting blood sugar (level) glycémie à jeun
fasting glycaemia glycémie à jeun
fast labour accouchement rapide
fat [fæt] N graisse, lipide, matière grasse; ADJ gras
body fat tissu adipeux
brown fat tissu adipeux brun
low-fat diet régime à faible teneur en matières grasses
pad of fat bourrelet de graisse
saturated fats graisses saturées
yellow fatty bone marrow moelle jaune constituée de tissu graisseux
fatal ['feɪtl] fatal, mortel
fatality [fə'tælɪtɪ] mort, accident mortel
fatality rate taux de mortalité
fat cell cellule graisseuse, adipocyte
fat deposit dépôt graisseux
fat-free sans / exempt de graisse
father ['fɑ:ðə] père
fatigue [fə'ti:g] fatigue, surmenage, asthénie, épuisement
chronic fatigue syndrome syndrome de fatigue chronique
marked fatigue grande fatigue
fatness ['fætnɪs] embonpoint
fat-soluble liposoluble
fat-soluble vitamin vitamine liposoluble
fat storage accumulation de graisse
fatty ['fætɪ] adipeux
fatty acid acide gras
omega-3 fatty acids acides gras omega-3
fatty degeneration dégénérescence graisseuse
fatty deposit dépôt graisseux
fatty substance substance lipidique
favism ['feɪ,vɪzəm] favisme
febrifuge 'febrɪfju:dʒ] fébrifuge
febrile ['fi:braɪl] fébrile
febrile convulsion convulsion fébrile
febrile seizure poussée fébrile
febrile stage phase fébrile
fecundation [,fi:kən'deɪʃn] fécondation
fecundity [fɪ'kʌndɪty] fécondité
feed [fi:d] V nourrir, donner à manger à; N tétée, biberon, repas
bottle-fed nourri au biberon
bottle-feed nourrir au biberon, allaiter au biberon, donner le biberon
complementary feed alimentation complémentaire
drip-feed device goutte-à-goutte
drip feed solution perfusion
evening feed tétée / biberon du soir

formula-feed nourrir au lait maternisé / premier âge
night-time feed tétée / biberon de la nuit
refuse to feed twice in a row refuser de manger deux fois d'affilée
refusing to be fed refus de s'alimenter
take in some air when being fed avaler de l'air en tétant
tube-feed donner un gavage

feeding ['fi:dɪŋ] alimentation
artificial feeding alimentation artificielle; gavage
bottle feeding allaitement au biberon
demand feeding allaitement à la demande
infant feeding allaitement
infant feeding problem difficulté à nourrir l'enfant
infant feeding times horaire des tétées
intragastric tube feeding alimentation par sonde gastrique
nasojejunal feeding alimentation par voie naso-duodénale
parenteral feeding alimentation par voie parentérale
partial bottle feeding allaitement mixte
stomach tube feeding alimentation par sonde gastrique
tube feeding alimentation par sonde

feeding bottle biberon
feeding position position d'allaitement
feeding time heure de la tétée / du biberon
feeding tube sonde gastrique / de gavage
feed one's baby on demand donner le sein à la demande
feed sitting upright on a chair allaiter assise bien droite sur une chaise
feel [fi:l] sentir, se sentir; ressentir; avoir l'impression
feeling ['fi:lɪŋ] sensation, sentiment; impression
hardening feeling sensation de durcissement
tense feeling sensation de tension
tingling feeling sensation de picotements

feeling generally unwell sensation de malaise général
feeling of fullness sensation d'avoir la vessie pleine
feeling of fullness after eating impression d'avoir trop mangé
feeling of heaviness sentiment de lourdeur
feeling of spinning sensation d'avoir la tête qui tourne
feel peckish avoir un petit creux
feel weepy avoir envie de pleurer, se sentir au bord des larmes
feet hip-width apart pieds à l'écartement des jambes
feet shoulder-width apart pieds à l'écartement des épaules
feet-to-foot sleeping position position pour dormir couché avec pieds contre le pied du lit
female ['fi:meɪl] N femme; ADJ féminin
female circumcision excision
female condom préservatif féminin
female genital mutilation mutilation génitale féminine
female reproductive organs organes génitaux féminins
female reproductive system appareil génital féminin
feminine hygiene spray spray pour la toilette intime

feminization [,femɪnaɪ'zeɪʃn] féminisation
femoral ['femərəl] fémoral
femoral artery artère fémorale
femoral hernia hernie crurale, mérocèle
femoral nerve nerf crural
femoral thrombophlebitis thrombophlébite fémorale
femoral vein veine fémorale
femur ['fi:mə] pl femurs ['fi:məz] / femora ['femərə] fémur
fenestra [fɪ'nestrə] pl fenestrae [fɪ'nestri:] fenêtre
fenestrated ['fenɪstreɪtɪd] fenêtré
fenestrated placenta placenta fenêtré
fentanyl ['fentənɪl] fentanyl
Ferguson's reflex réflexe de Ferguson
fern [fɜ:n] fougère
ferning ['fɜ:nɪŋ] aspect en fougère de la glaire cervicale
fern test épreuve de l'arborisation cervicale
ferritin ['ferɪtɪn] ferritine
ferritin level taux de ferritine
ferrous ['ferəs] ferreux
ferrous fumarate ['ferəs'fju:mə,reɪt] fumarate de fer
ferrous gluconate gluconate de fer
ferrous sulphate sulfate ferreux
fertile ['fɜ:taɪl] fertile
fertile period période de fécondité
fertility [fə'tɪlɪtɪ] fertilité, fécondité
fertility clinic centre de procréation médicalement assistée
fertility rate taux de fécondité
fertility treatment traitement contre la stérilité
fertilization [,fɜ:tɪlaɪ'zeɪʃn] fertilisation, fécondation
    in vitro fertilization fécondation in vitro
    in vitro fertilization and embryo transfer fécondation in vitro et transfert d'embryons; FIVETTE
fertilization of ovum fécondation de l'ovule
fertilize ['fɜ:tɪlaɪz] fertiliser, féconder
fertilized ['fɜ:tɪlaɪzd] fécondé
    division of the fertilized egg division de l'ovule fécondé
fertilized ovum ovule fécondé
fetal ['fi:tl] foetal
    absence of fetal movement absence totale d'activité foetale; disparition de l'activité foetale
    base of the fetal skull base du crâne foetal
    change in fetal heartbeat modification du rythme cardiaque foetal
    decreased fetal heart rate ralentissement du rythme cardiaque foetal
    decrease in fetal activity raréfaction des mouvements foetaux
    delay in descent and rotation of the fetal head retard d'engagement et de rotation
    early fetal death mort foetale précoce
    incomplete rotation of fetal head rotation incomplète de la tête du foetus

intermediate fetal death mort foetale intermédiaire
late fetal death mort foetale tardive
maternal-fetal medical specialist spécialiste en médecine foetale
poor fetal growth croissance foetale déficiente
reduced fetal movements diminution des mouvements du foetus
slowing of fetal movements ralentissement de l'activité foetale
underdevelopment of the fetal lungs retard de développement des poumons du foetus

fetal abdominal wall problem problème de développement de la paroi abdominale du foetus
fetal abnormality anomalie foetale
fetal acidaemia acidémie / acidose foetale
fetal activity mouvements foetaux
fetal age âge foetal
fetal alcohol syndrome foetopathie alcoolique, alcoolisme foetal
fetal anaemia anémie du foetus / foetale
fetal anatomy anatomie du foetus
fetal ballottement ballottement foetal
fetal biometry biométrie foetale
fetal blood sampling prélèvement / ponction de sang foetal
fetal blood vessels vaisseaux sanguins foetaux
fetal breathing movements respiration foetale intra-utérine
fetal circulation circulation foetale
fetal death mortalité foetale
intrapartum fetal death mortalité foetale intrapartum

fetal distress souffrance foetale
fetal gender sexe foetal
fetal growth problem anomalie de croissance du foetus
fetal growth rate croissance foetale
fetal growth retardation retard de croissance intra-utérin, hypotrophie foetale
fetal haemoglobin hémoglobine foetale
fetal head tête du foetus / foetale
fetal head moulding déformation plastique de la tête foetale, chevauchement des os du crâne
fetal heart coeur du foetus / foetal
fetal heart rate rythme cardiaque foetal / du bébé / du foetus
fetal heart rate acceleration test test d'accélération du rythme cardiaque foetal
fetal heart rate monitoring surveillance du rythme cardiaque du bébé par monitoring, monitorage du coeur foetal
fetal heart sound bruit du coeur foetal
fetal hydrops anasarque foetal
fetal lie position foetale
fetal macrosomia macrosomie foetale
fetal malformation malformation foetale
fetal maturity maturité foetale
fetal membrane membrane foetale
fetal monitor appareil de monitoring foetal; monitoring
fetal monitoring monitoring foetal
fetal movements mouvements foetaux
fetal position position foetale

fetal scalp electrode électrode foetale / de scalp
fetal scalp pH évaluation du pH du cuir chevelu foetal
fetal sex sexe foetal
fetal sex determination diagnostic du sexe foetal
fetal skull crâne foetal
fetal stethoscope stéthoscope foetal
fetal telemonitoring télémonitorage foetal; monitorage à distance du coeur foetal
feticide ['fi:tɪ,saɪd] foeticide; aborticide
fetocide ['fi:təʊ,saɪd] foeticide; aborticide
feto-maternal ['fi:təʊmə'tɜ:nəl] foeto-maternel
feto-maternal haemorrhage hémorragie foeto-maternelle
feto-maternal immunization immunisation foeto-maternelle
feto-maternal transfusion transfusion foeto-maternelle
feto-pelvic ['fi:təʊ'pelvɪk] foeto-pelvien
feto-pelvic angulation angle d'entrée / d'ouverture du bassin
fetoprotein 'fi:təʊ'prəʊti:n] foetoprotéine
fetoscopy [fi:'təʊskəpɪ] foetoscopie
fetus ['fi:təs] foetus

arrest of advancement of fetus arrêt de progression du foetus
obstructed labour due to unusually large fetus dystocie due à un foetus anormalement gros / à un macrosome
position of the fetus position du foetus
pregnancy with high risk fetus grossesse à haut risque foetal
intrauterine retention of a dead fetus rétention de foetus mort in utero

fetus papyraceus ['fi:təs,pæpə'reɪʃi:əs] foetus papyrus
fever ['fi:və] fièvre

bout of fever accès de fièvre
dehydration fever fièvre de soif / de déshydratation
have a fever avoir / faire de la fièvre
have a high fever faire une poussée de fièvre
labour fever fièvre du travail
relapsing fever fièvre récurrente
rheumatic fever rhumatisme articulaire aigu

fever blister bouton de fièvre; herpès
fever curve courbe de température
fever over 37.5°C température dépassant 37,5 °C
fever spike pic de fièvre
fibre (fiber) ['faɪbə] fibre

high-fibre diet régime riche en fibres
nerve fibre fibre nerveuse

fibrillation [,faɪbrɪ'leɪʃn] fibrillation

atrial fibrillation fibrillation auriculaire

fibrin ['fɪbrɪn] fibrine
fibrinogen [fɪ'brɪnədʒən] fibrinogène
fibrinolysin [,fɪbrɪ'nɒlɪsɪn] fibrinolysine
fibrinolysis [,fɪbrɪ'nɒlɪsɪs] fibrinolyse
fibrinolytic [,faɪbrɪnəʊ'lɪtik] fibrinolytique

fibrinoscopy [,fibrɪ'nɒskəpɪ] fibrinoscopie
fibrinuria [,fibrɪ'njʊərɪə] fibrinurie
fibrocyst ['faɪbrəsɪst] fibrokyste
fibrocystic [,faɪbrəʊ'sɪstɪk] fibrokystique
fibrocystic disease fibrose kystique
fibroid ['faɪbrɔɪd] fibrome
        uterine fibroid fibrome utérin
fibroid polyp polype fibroïde
fibroma [faɪ'brəʊmə] pl fibromata [faɪ'brəʊmətə] / fibromas [faɪ'brəʊməz] fibrome
fibromatosis [faɪ,brəʊmə'təʊsɪs] fibromatose
fibromectomy [faɪ,brəʊ'mektəmɪ] fibromectomie
fibromyoma [faɪ,brəʊmɪ'əʊmə] fibromyome
fibromyectomy [faɪ,brəʊmɪ'ektəmɪ] fibromyomectomie
fibroplasia [faɪ,brə'pleɪzɪə] fibroplasie
fibrosis [faɪ'brəʊsɪs] fibrose
        carrier of cystic fibrosis porteur de mucoviscidose
        cystic fibrosis fibrose kystique, mucoviscidose
fibrosis uteri subinvolution de l'utérus
fibrous ['faɪbrəs] fibreux
fibula ['fɪbjʊlə] pl fibulas ['fɪbjʊləz] / fibulae ['fɪbjʊ,li:] fibula, péroné
file [faɪl] dossier
        nursing file dossier infirmier
filiation [,fɪlɪ'eɪʃn] filiation
filter ['fɪltə] filtre
filtrate ['fɪltreɪt] filtrat
filtration [fɪl'treɪʃn] filtration
        glomerular filtration rate vitesse / taux de filtration glomérulaire
fimbria ['fɪmbrɪə] pl fimbriae ['fɪmbrɪ,i:] frange
        ovarian fimbria frange ovarienne
fimbriated [,fɪmbrɪ'eɪtɪd] frangé
fimbrioplasty ['fɪmbrɪəʊ'plæstɪ] fimbrioplastie
fine-bore needle aiguille très fine
finger ['fɪŋgə] doigt
        index finger index
        little finger auriculaire, petit doigt
        middle finger majeur
        ring finger annulaire
        stretch and sweep with a gloved finger dilatation manuelle du col de l'utérus au doigt
        webbed fingers syndactylie
        with her fingers spread doigts écartés
fingernail ['fɪŋgəneɪl] ongle (de la main)
first [fɜ:st] premier
        delayed first stage labour travail inefficace dans la première phase
        delay in the first stage of labour latence dans la première phase du travail
first breech position position sacro-iliaque gauche antérieure
first cousins cousins au premier degré
first-degree perineal laceration déchirure périnéale du premier degré, D1

first stage of labour première phase du travail
first-time mother primipare
first-time mum primipare
first-time pregnancy grossesse de primipare
fission ['fɪʃn] fission
fissure ['fɪʃə] fissure
    anal fissure fissure anale
fistula ['fɪstjʊlə] pl fistulae ['fɪstjʊli:] / fistulas ['fɪstjʊləz] fistule
    rectovaginal fistula fistule recto-vaginale
    tracheo-oesophageal fistula fistule trachéo-oesophagienne
    urachal fistula fistule de l'ouraque
    ureterovesical fistula fistule urétérovésicale
    vesicovaginal fistula fistule vésicovaginale
fit [fɪt] V aller à, convenir; fixer, engager; N crise, accès; ADJ en bonne santé; en forme
    coughing fit quinte de toux
    eclamptic fit crise d'éclampsie
    epileptic fit crise d'épilepsie
fit an intravenous line poser une perfusion
fitness ['fɪtnɪs] condition / forme physique
    antenatal fitness class cours de gymnastique pour femmes enceintes
    heart fitness bonne santé / forme du coeur
    lung fitness bonne santé / forme des poumons
FITT principle (frequency, intensity, time, type) prise en compte de la fréquence, l'intensité, la durée et du type d'exercice
fitting ['fɪtɪŋ] qui s'engage; qui va, qui convient
    head fitting engagement de la tête foetale
    tight-fitting garment vêtement trop serré / serrant
fizzy ['fɪzɪ] gazeux, pétillant
fizzy drink boisson gazeuse
fizzy water eau gazeuse
flaccid ['flæksɪd] flasque, flaccide; (Apgar test) flaccidité
flaccidity [flæk'sɪdɪtɪ] flaccidité
flagellate ['flædʒəleɪt] flagellé
flagellum [flə'dʒeləm] pl flagella [flə'dʒelə] / flagellums [flə'dʒeləmz] flagelle
flaking ['fleɪkɪŋ] squameux
flaking skin peau squameuse
flank [flæŋk] flanc, côté
flannel ['flænl] flanelle; gant de toilette
    face flannel gant de toilette
flare ['fleə] V évaser, dilater, gonfler; N évasement
flared nostril narine évasée
flash [flæʃ] V clignoter, étinceller, lancer des éclairs; N lueur soudaine; éclat
flashing lights in front of the eyes flashs / mouches devant les yeux; scotomes scintillants
flat [flæt] plat
    lie flat s'allonger à plat
flat nipple mamelon plat
flat pelvis bassin plat / platypelloïde

flatulence ['flætjʊləns] flatulence
flatus ['fleɪtəs] pl flatuses ['fleɪtəsɪs] flatuosité
flesh [fleʃ] chair
goose flesh chair de poule
fleshy ['fleʃɪ] charnu
fleshy mole môle, avortement incomplet
flex [fleks] fléchir, ployer
flexed breech presentation présentation du siège complet
flexible ['fleksəbl] flexible
flexible catheter cathéter souple / flexible
flexion ['flekʃn] flexion
float [fləʊt] flotter
floaters ['fləʊtəz] corps flottants (du vitré), mouches
floating ['fləʊtɪŋ] flottant
floating rib côte flottante
flood [flʌd] V inonder; N inondation
flooding ['flʌdɪŋ] ménorragie, hémorragie utérine
floor [flɔ:] plancher
do pelvic floor exercises stimuler ses muscles pelviens
pelvic floor plancher pelvien
pelvic floor exercise exercice de maîtrise du plancher pelvien / du périnée
pelvic floor muscle muscle du périnée / pelvien
floppiness ['flɒpɪnɪs] manque de vitalité
floppy ['flɒpɪ] lâche, tombant, flottant
flora ['flɔ:rə] pl floras ['flɔ:rəz] / florae ['flɔ:ri:] flore
intestinal flora flore intestinale
flow [fləʊ] débit, écoulement, flux
blood flow circulation sanguine
expiratory flow rate débit expiratoire
inability to control urine flow incapacité à empêcher la fuite d'urine; incontinence
milk flow mechanism mécanisme de l'écoulement du lait
stanching the blood flow hémostase
through decreased oxygen flow par manque d'oxygénation
flower ['flaʊə] fleur
flow of milk montée de lait / laiteuse
flow of urine jet d'urine
flu [flu:] grippe
swine flu grippe porcine
touch of flu légèrement grippé
flucloxacillin ['flu:kləʊ'ksæsɪlɪn] flucloxacilline
fluctuation [,flʌktjʊ'eɪʃn] fluctuation
blood pressure fluctuation oscillation de la pression sanguine
fluctuation in weight variation du poids
fluid ['flu:ɪd] liquide, fluide
amniotic fluid liquide amniotique
amniotic fluid embolism embolie amniotique
amniotic fluid index (AFI) index amniotique

amniotic fluid leakage hydrorée amniotique
amount of amniotic fluid quantité de liquide amniotique
body fluid liquide organique
cerebrospinal fluid liquide céphalo-rachidien
continuous loss of fluid perte continue de liquide
excessive amniotic fluid excès de liquide amniotique
extracellular fluid liquide extracellulaire
gush of fluid from the vagina pertes vaginales abondantes
identify a pocket of amniotic fluid away from the baby déterminer l'emplacement d'une poche / citerne de liquide amniotique à distance du bébé
intracellular fluid liquide intracellulaire
intravenous fluid solution intraveineuse
plenty of fluids bien boire
spinal fluid liquide céphalo-rachidien
tissue fluid liquide interstitiel
tissue fluids humeurs

fluid balance bilan hydrique
fluid balance chart bilan d'apport et de perte hydriques, bilan in-out
fluid intake apport hydrique / de liquide, quantité de liquide reçue
fluid output perte hydrique
fluid replacement soluté de remplacement
fluid retention rétention d'eau
fluorescence [flʊə'resns] fluorescence
quantitative fluorescence polymerase chain reaction réaction de polymérisation en chaîne

fluorescence in situ hybridization (FISH) hybridation fluorescente in situ
fluorescent [flʊə'resnt] fluorescent
fluorescent treponemal antibody-absorbed test (FTA-ABS) réaction sérologique de la syphilis, utilisant le tréponème tué et l'immunofluorescence indirecte, FTS-ABS test
flu remedy médicament contre la grippe, antigrippe
flush [flʌʃ] V rougir; nettoyer à grandes eaux; N rougeur; chasse d'eau
flushed face visage congestionné
flushing of the skin rougeur de la peau
foam [fəʊm] mousse, écume
foam mattress matelas en mousse
foetal see fetal
foetus see fetus
folate ['fəʊleɪt] folate
folate deficiency carence en folates
folate supplement complément de folates
fold [fəʊld] pli; repli
endocervical fold arbre de vie
epicanthal fold bride épicanthique
nuchal fold pli nucal
place the bulb of the thermometer in the fold of the armpit placer le renflement du thermomètre sous l'aisselle
skin fold repli cutané

folding ['fəʊldɪŋ] pliant
folding hood capote pliable
folic ['fəʊlɪk] folique
folic acid acide folique
folic acid deficiency manque d'acide folique; carence en acide folique
folic acid deficiency anaemia anémie par carence en acide folique
follicle ['fɒlɪkl] follicule
enlarged follicle follicule rompu
Graafian follicle follicule de De Graaf
Nabothian follicles follicules / oeufs de Naboth, kystes de rétention / glandulaires
Naboth's follicles follicules / oeufs de Naboth, kystes de rétention / glandulaires
ovarian follicle follicule ovarien
ripening of ovarian follicle maturation folliculaire ovarienne
follicle-stimulating hormone (FSH) hormone folliculostimulante
follicular [fə'lɪkjələ] folliculaire
follicular growth développement folliculaire
folliculitis [fə'lɪkjə'laɪtɪs] folliculite
follow ['fɒləʊ] suivre
follow a sugar-free diet suivre un régime sans sucre
follow up donner suite à; suivre
follow-up care soins post-hospitaliers; surveillance postopératoire
fomes ['fəʊmi:z] pl fomites ['fəʊmɪti:z] vecteur passif
fontanelle [,fɒntə'nel] fontanelle
anterior fontanelle grande fontanelle, fontanelle antérieure / bregmatique; bregma
bulging fontanelle fontanelle bombée
posterior fontanelle petite fontanelle, fontanelle / postérieure / lambdatique
sagittal fontanelle fontanelle sagittale
sunken fontanelle fontanelle déprimée
food [fu:d] nourriture; aliment
baby food aliments pour bébés
contaminated food nourriture contaminée
conventionally produced food produits alimentaires conventionnels
iron-rich foods aliments riches en fer
organic food nourriture / produit bio
starchy foods féculents
sugary food aliment sucré
food additive additif alimentaire
food allergy allergie alimentaire
food aversion dégoût de la nourriture
food-borne infection intoxication d'origine alimentaire
food craving envie, attirance pathologique pour certains aliments
food hygiene hygiène alimentaire
food intolerance intolérance à certains aliments
food poisoning intoxication alimentaire
food safety sécurité alimentaire
food supplement complément alimentaire
foot [fʊt] pl feet [fi:t] pied

blue hands and feet extrémités des membres bleutées
club foot pied bot
diabetic foot pied diabétique
feet hip-width apart pieds à l'écartement des jambes
feet shoulder-width apart pieds à l'écartement des épaules
feet-to-foot sleeping position position pour dormir couché avec pieds contre le pied du lit
hear the patter of tiny feet attendre un heureux événement
itchy feet démangeaisons aux pieds
rockerbottom feet pieds bots en piolet
they'll soon be hearing the patter of tiny feet ils attendent un heureux événement
unsteady on one's feet pas solide sur ses jambes, instable, mal assuré
walk about in bare feet marcher pieds nus
webbed feet pieds palmés
footbath ['fʊtbɑ:θ] bain de pieds
footling presentation ['fu:tlɪŋ,prezən'teɪʃn] présentation par le siège complet mode d'un pied
foramen [fɒ'reɪmen] pl foramens [fɒ'reɪmenz] / foramina [fɒ'ræmɪnə] trou, orifice, foramen
Botal's foramen trou de Botal
obturator foramen trou ischio-pubien
foramen magnum trou occipital
foramen ovale foramen ovale, trou de Botal
forceps ['fɔ:seps] forceps, pince
artery forceps pince hémostatique
axis traction forceps forceps à traction axiale
biopsy forceps pince à biopsie
clip-removing forceps pince à agrafes
dissecting forceps pince à dissection / à disséquer
dressing forceps pince à pansement utérin
Kielland's forceps forceps de Kielland
Kocher's forceps pince de Kocher
Neville Barnes forceps forceps de Neville Barnes
Vulsellum forceps pince Vulsellum
Wrigley's forceps forceps de Wrigley
forceps delivery accouchement aux forceps
forearm ['fɔ:rɑ:m] avant-bras
forebrain ['fɔ:breɪn] cerveau antérieur
forefinger ['fɔ:,fɪŋgə] index
forehead ['fɒrɪd] front
foremilk ['fɔ:mɪlk] premier flux, premiers jets de lait, premier lait, colostrum
foreplay ['fɔ:pleɪ] préliminaires
foreskin ['fɔ:skɪn] prépuce
forewaters ['fɔ:,wɔ:təz] eaux, liquide amniotique
for external application à usage externe
form [fɔ:m] formulaire
consent form décharge, autorisation d'opérer
formaldehyde [fɔ:'mældə,haɪd] formol
formalin ['fɔ:məlɪn] formol

former ['fɔ:mə] ancien
former smoker ancienne fumeuse
formol ['fɔ:mɒl] formol
formula ['fɔ:mjʊlə] pl formulas ['fɔ:mjʊləz] / formulae ['fɔ:mjʊli:] formule; lait maternisé / premier âge; bouillie pour bébés
    hypoallergenic formula lait hypoallergénique
    level a scoop of formula with a knife araser une mesurette de lait maternisé / premier âge avec un couteau
    scoop of formula mesurette de lait maternisé / premier âge
formula-feed nourrir au lait maternisé / premier âge
formula milk lait maternisé / premier âge; bouillie pour bébés, lait en poudre
fornix ['fɔ:nɪks] pl fornices ['fɔ:nɪ,si:z] fornix, cul-de-sac
    anterior fornix cul-de-sac antérieur du vagin
    lateral fornix cul-de-sac latéral du vagin
    posterior fornix cul-de-sac postérieur du vagin
forwards ['fɔ:wədz] en avant, vers l'avant
    lean the baby forwards pencher le bébé vers l'avant
    push one's pelvis forwards projeter / baculer son bassin en avant
    stoop forwards se pencher en avant
forward shift in the centre of gravity déplacement vers l'avant du centre de gravité
fossa ['fɒsə] pl fossae ['fɒsi:] fosse
    iliac fossa fosse iliaque interne
    popliteal fossa creux poplité
foster ['fɒstə] nourrir, élever; placer dans une famille nourricière
foster child enfant adoptif / placé dans une famille
foster home famille d'accueil
fostering ['fɒstərɪŋ] mise en nourrice
foster parents parents adoptifs
Fothergill's operation opération pratiquée en cas de prolapsus utérin avec cystocèle
foul [faʊl] infect, nauséabond
foul breath haleine fétide
foul-smelling stools selles nauséabondes
foul-smelling vaginal discharge pertes vaginales nauséabondes
fourchette [fʊə'ʃet] fourchette vulvaire
fourth breech position position sacro-iliaque gauche postérieure
fracture ['fræktʃə] fracture
    compound fracture fracture avec complication
    hairline fracture fêlure
    hip fracture fracture du col du fémur
    open fracture fracture ouverte
    simple fracture fracture simple
fractured ['fræktʃəd] fracturé
fractured clavicle clavicule fracturée, fracture de la clavicule
fracture of the fetal skull fracture du crâne du nouveau-né
fraenum (frenum) ['fri:nəm] pl fraena (frena) ['fri:nə] frein
fraenum linguae / of tongue frein de la langue
fragilitas ossium [frə'dʒɪlɪtəs'ɒsɪəm] fragilité osseuse

frame [freɪm] corps; ossature; cadre, monture
walking frame déambulateur; cadre de marche
Frankenhauser's plexus plexus de Frankenhauser
frank [fræŋk] franc
frank breech présentation par le siège décomplété
frank presentation présentation par le siège décomplété
fraternal [frə'tɜ:nl] fraternel
fraternal twins faux jumeaux, jumeaux hétérozygotes / dizygotes / bivitellins
freckle ['frekl] tache de rousseur
free [fri:] libre; exempt; sans
bisphenol-free sans / exempt de bisphénol
drug free sans drogue / médicament
drug-free delivery accouchement physiologique / sans péridurale
fat-free sans / exempt de graisse
follow a sugar-free diet suivre un régime sans sucre
salt-free diet régime sans sel
sodium-free désodé
free radicals radicaux libres
frenulum ['fri:nələm] pl frenula ['fri:nələ] frenulum, frein
frequency ['fri:kwənsɪ] fréquence
high-frequency oscillation ventilation (HFOV) ventilation à haute fréquence par oscillation / oscillatoire à haute fréquence
urgency and frequency besoins impérieux et fréquents d'uriner
frequency of uterine contractions fréquence des contractions utérines
frequent ['fri:kwənt] fréquent
frequent stools selles trop fréquentes
frequent urination envie fréquente d'uriner, impériosité mictionnelle
fresh [freʃ] frais
fresh blood sang frais
freshen up ['freʃn'ʌp] se faire un brin de toilette, se rafraîchir; faire un brin de toilette à, rafraîchir
fretful ['fretfʊl] irritable, grognon, pleurnicheur, agité
friable ['fraɪəbl] friable
frigidity [frɪ'dʒɪdɪtɪ] frigidité
front [frʌnt] avant, devant, façade
flashing lights in front of the eyes flashs / mouches devant les yeux; scotomes scintillants
wipe from front to back s'essuyer de l'avant vers l'arrière
frontal ['frʌntl] frontal
frontal bone frontal
frontal headache céphalée frontale
frontal suture suture frontale
front lip of the cervix bord de l'orifice externe du col
front-of-thigh stretch étirement des muscles antérieurs
front-opening nightdress chemise de nuit d'allaitement
frown [fraʊn] froncer les sourcils / yeux
fruit [fru:t] fruit

fruit juice jus de fruits
carton of fruit juice brique de jus de fruits
fulgurant pain ['fʌlgjərənt'peɪn] douleur fulgurante
full [fʊl] plein, rempli; comble; complet
full blood cell count numération de la formule sanguine
full dilation effacement complet du col
fullness (fulness) ['fʊlnɪs] abondance
feeling of fullness sensation d'avoir la vessie pleine
feeling of fullness after eating impression d'avoir trop mangé
full physical examination examen physique complet
full term accouchement à terme
full-term baby bébé à terme
full term normal delivery accouchement à terme normal
full-term pregnancy grossesse menée à terme
fully formed entièrement constitué
fulminating ['fʌlmɪneɪtɪŋ] fulmination
function ['fʌŋkʃn] V fonctionner; N fonction
abnormal liver function anomalie de la fonction hépatique
liver function test (LFT) exploration fonctionnelle hépatique; bilan hépatique
lung function tests épreuves fonctionnelles respiratoires
prevent the liver from functioning properly empêcher le bon fonctionnement du foie
pulmonary function test explorations fonctionnelles respiratoires
thyroid function fonctionnement de la thyroïde
thyroid function test (TFT) exploration fonctionnelle thyroïdienne
vital function fonction vitale
functional ['fʌŋkʃnəl] fonctionnel
functional hallucination hallucination fonctionnelle
fundal ['fʌndl] fundique
fundal dominance dominante fundique
fundal height hauteur utérine
symphysis fundal height hauteur utérine / de la symphyse pubienne au fond utérin
fundal pressure pression fundique
fundus ['fʌndəs] pl fundi ['fʌndaɪ] fond
fundus of uterus fond de l'utérus
fundus uteri fond de l'utérus
fungal ['fʌŋgəl] fongique
fungal infection mycose
fungicidal [,fʌndʒɪ'saɪdl] ADJ fongicide
fungicide ['fʌndʒɪsaɪd] N fongicide
fungus ['fʌŋgəs] pl fungi ['fʌŋgaɪ] / funguses ['fʌŋgəsɪs] mycose, champignon
funic ['fju:nɪk] funiculaire
funicle ['fju:nɪkl] cordon
funic souffle souffle funiculaire
funipuncture [,fju:nɪ'pʌŋktʃə] ponction du cordon
funis ['fju:nɪs] cordon ombilical
funnel ['fʌnl] entonnoir
funnel pelvis bassin en entonnoir

furnish ['fɜ:nɪʃ] meubler
furnish the nursery meubler la chambre de bébé
furosemide [fju:'rəʊsə,maɪd] furosémide
further ['fɜ:ðə] complémentaire
further examination examen complémentaire
furuncle ['fjʊərʌŋkl] furoncle
furunculosis [fjʊ,rʌŋkjʊ'ləʊsɪs] furonculose
furunculous [fjʊ'rʌŋkjələs] furonculeux
fuzzy ['fʌzɪ] duveteux
fuzzy patch zone duveteuse
gag [gæg] ouvre-bouche
gag reflex réflexe pharyngé / nauséeux
gain [geɪn] gagner
gain weight prendre du poids
Gairdner headbox capuchon à oxygène de Gairdner
gait [geɪt] marche, démarche, allure
galactic [gə'læktɪk] galactique
galactischia ['gæləkt,ɪskɪə] arrêt de la sécrétion de lait, inhibition de la lactation
galactocele [gə'læktə,si:l] galactocèle
galactogen [gə'læktəʒən] galactogène
galactogogue [gə'læktə,gəʊg] N galactagogue; ADJ galactagogue
galactophoritis [gəlæk,təʊfə'raɪtɪs] galactophorite
galactophorous [,gælək'tɒfərəs] galactophore
galactopoiesis [gə,læktəpɔɪ'i:sɪs] lactogenèse
galactorrhoea (galactorrhea) [gə,læktə'ri:ə] galactorrhée
galactosaemia (galactosemia) [gə,læktə'si:mɪə] galactosémie
galactose [gə'læktəʊz] galactose
galactose-1-phosphate galactose-1-phosphate
galacturia [,gælәkt'jʊərɪə] galacturie
galea aponeurotica ['geɪlɪə,æpənjʊə'rəʊtɪkə] aponévrose épicrânienne
Galen's vein ['geɪlənz'vein] veine de Galien
great vein of Galen grande veine de Galien
vein of Galen veine de Galien
gall [gɔ:l] bile
gall bladder vésicule biliaire
gall bladder changes in pregnancy modification du fonctionnement de la vésicule biliaire pendant la grossesse
gall stone calcul biliaire
gamete ['gæmi:t] gamète
gamete intrafallopian transfer (GIFT) transfert intratubaire de gamètes
gametocyte [gə'mi:təʊ,saɪt] gamétocyte
gametogenesis [,gæmɪtəʊ'dʒenəsɪs] gamétogenèse
gamgee tissue ['gæmʒi:'tɪʃu:] pansement chirurgical
gamma globulin gamma-globuline
ganglion ['gæŋglɪən] pl ganglia ['gæŋglɪə] / ganglions ['gæŋglɪənz] ganglion
ganglionectomy [,gæŋglɪə'nektəmɪ] ganglionectomie
ganglionic [,gæŋglɪ'ɒnɪk] ganglionnaire

ganglionitis [,gæŋglɪə'naɪtɪs] ganglionite
gang rape ['gæŋg'reɪp] viol collectif, tournante
gangrene ['gæŋgri:n] gangrène, nécrose
    dry gangrene gangrène sèche
    gas gangrene gangrène gazeuse
    moist gangrene gangrène humide
gangrenous ['gæŋgrɪnəs] gangréneux
gap [gæp] trou, ouverture, intervalle
gap between the side rail slats espacement entre les barreaux de la barre (du berceau)
Gardnerella ['gɑ:dnərelə] Gardnerella
Gardnerella vaginalis ['gɑ:dnərelәvә'dʒaɪnәlɪs] vaginose bactérienne
gargle ['gɑ:gl] V se gargariser; N gargarisme
gargoylism ['gɑ:gɔɪlɪzm] gargoylisme, maladie de Hurler
gas [gæs] gaz
    blood gas analysis analyse des gaz sanguins
    blood gases gaz du sang
    transcutaneous blood gas monitor moniteur de gaz du sang transcutané
gas and oxygen analgesia analgésie par gaz hilarant et oxygène médical; mélange gazeux azoté
gas canister bouteille de gaz
gas gangrene gangrène gazeuse
gasp [gɑ:sp] suffoquer
gasp for breath suffoquer, haleter
gastric ['gæstrɪk] gastrique
    reflux of gastric juices reflux des liquides gastriques
gastric catheter sonde gastrique
gastric lavage lavage stomachal / gastrique
gastritis [gæs'traɪtɪs] gastrite
gastroenteritis [,gæstrəʊ,entə'raɪtɪs] gastroentérite
gastroenterologist ['gæstrəʊ'entə,rɒlədʒɪst] gastroentérologue
gastroenterology ['gæstrəʊ'entə,rɒlədʒɪ] gastroentérologie
gastrointestinal [,gæstrəʊɪn'testɪnl] gastro-intestinal
gastrointestinal tract tractus gastro-intestinal, voies digestives
gastrojejunostomy [,gæstrəʊdʒɪ,dʒu:'nɒstəmɪ] gastro-jéjunostomie
gastro-oesophageal [,gæstrəʊɪ'sɒfə'dʒi:əl] gastro-oesophagien
gastro-oesophageal reflux in pregnancy reflux gastro-oesophagien pendant la grossesse
gastro-oesophageal regurgitation régurgitation gastro-oesophagienne
gastroschisis [gæs'trɒskɪsɪs] gastroschisis; laparoschisis
gastrotomy [gæs'trɒtəmɪ] gastrotomie
gastrulation [,gæstrʊ'leɪʃn] gastrulation
gate [geɪt] porte, barrière; entrée
gate control theory of pain théorie de contrôle de seuil de la douleur
gated ['geɪtɪd] synchronisé
gating ['geɪtɪŋ] synchronisation
gauge [geɪdʒ] V mesurer; évaluer; prévoir; N jauge, indicateur
    blood pressure gauge tensiomètre
gauze [gɔ:z] gaze, compresse

gauze pad tampon de gaze
gel ['dʒel] gel
    acoustic coupling gel gel de contact
    cooling gel strip compresse rafraîchissante, patch de fraîcheur appaisante
    retin-A gel gel à la vitamine A
    scanning gel gel de contact
    vaginal gel gel vaginal
gemellary ['dʒeməlerɪ] gémellaire
    binovular gemellary pregnancy grossesse gémellaire dizygote
    biovular gemellary pregnancy grossesse gémellaire dizygote
    uniovular gemellary pregnancy grossesse gémellaire monozygote
gemellary pregnancy grossesse gémellaire
gemelliparous [,dʒemə'lɪpərəs] gémellipare
gemellology [,dʒemə'lɒlədʒɪ] gémellologie
gemeprost pessary ['dʒemə,prɒst'pesərɪ] pessaire de géméprost
gender ['dʒendə] sexe, genre
    baby's gender sexe du bébé
    fetal gender sexe foetal
gene [dʒi:n] gène
    defective gene for a particular disorder gène responsable d'une maladie particulière
    dominant gene gène dominant
    mistake in the copying of a gene erreur lors de la copie d'un gène
    recessive gene gène récessif
    sex-linked gene gène lié au sexe
    silent gene gène silencieux
general ['dʒenərəl] général
general aching douleurs généralisées
general anaesthesia anesthésie générale
general anaesthetic anesthésique général
generalized ['dʒenərəlaɪzd] généralisé
generalized epilepsy épilepsie généralisée, grand mal
generally ['dʒenərəlɪ] généralement
generally contracted pelvis bassin généralement rétréci
general peritonitis péritonite généralisée
general practitioner médecin généraliste
generic [dʒɪ'nerɪk] générique
generic drug médicament générique
genetic [dʒɪ'netɪk] ADJ génétique
    pre-implantation genetic diagnosis diagnostic génétique préimplantatoire
    recessively inherited genetic condition maladie à transmission récessive
    refer sb to a genetic counsellor orienter qn vers une consultation génétique
    submit to genetic testing (se) soumettre à un test génétique
    undergo tests designed to dectect genetic diseases passer des tests de détection de maladies génétiques
genetic coding code génétique
genetic counselling conseil génétique; consultation génétique
genetic counsellor conseiller génétique

genetic defect anomalie génétique
genetic disorder anomalie génétique
genetic endowment patrimoine génétique
genetic engineering génie génétique
genetic information information génétique, renseignements génétiques
genetic inheritance héritage génétique
geneticist [dʒɪ'netɪsɪst] généticien
genetic legacy héritage génétique
genetic make-up patrimoine génétique, caryotype
genetic marker marqueur génétique
genetics [dʒɪ'netɪks] N génétique
genetic testing dépistage des maladies génétiques
genetic tinkering manipulations génétiques
genetic tracer marqueur génétique
genital ['dʒenɪtl] génital
    female genital mutilation mutilation génitale féminine
    neonatal genital crisis crise génitale du nouveau-né
genital herpes herpès génital
genitalia [,dʒenɪ'teɪlɪə] organes génitaux
genitals ['dʒenɪtlz] organes génitaux
genital tract voies naturelles
genital wart verrue génitale, condylome
genitourinary [,dʒenɪtəʊ'jʊərɪnərɪ] génito-urinaire
genitourinary problem malformation uro-génitale
genitourinary system appareil génito-urinaire
genome ['dʒi:nəʊm] génome
genotype ['dʒenəʊtaɪp] génotype
genotypic [,dʒenəʊ'tɪpɪk] génotypique
gentamicin [,dʒentə'maɪsɪn] gentamycine
gentian violet ['dʒenʃɪən'vaɪəlɪt] bleu de méthylène
gentle ['dʒentl] doux, qui n'irrite pas
gentle soap savon doux
genupectoral position [,dʒenju:'pektərəlpə'zɪʃn] position génupectorale
genus ['dʒenəs] pl genera ['dʒenərə] / genuses ['dʒenəsɪs] genre
    Klebsiella genus genre Klebsiella
germ [dʒɜ:m] germe; microbe
German measles ['dʒɜ:mən'mi:zlz] rubéole
germ cell cellule germinale
germicide ['dʒɜ:mɪsaɪd] germicide, antiseptique
germinal ['dʒɜ:mɪnəl] germinal; germinatif
germinal matrix matrice germinale
germ layer feuillet embryonnaire primitif
gestagen ['dʒestədʒən] progestatif
gestalt [gə'ʃtɑ:lt] gestalt
gestalt therapy gestalt-thérapie
gestation [dʒes'teɪʃn] gestation
    ectopic gestation gestation extra-utérine

gestational [dʒes'teɪʃnl] gestationnel
gestational age âge gestationnel
    large for gestational age baby grand foetus pour son âge gestationnel; macrosome
    small for gestational age baby nouveau-né ayant un retard de croissance intra-utérin, RCIU
gestational diabetes diabète gestationnel
gestational diabetes mellitus diabète sucré gestationnel
gestational diabetes testing test de dépistage du diabète gestationnel
gestational hypertension hypertension secondaire
gestational obesity obésité gestationnelle
gestational pruritus prurit gestationnel
gestation period période de gestation
gestation sac sac gestationnel
gestosis [dʒe'stəʊsɪs] pl gestoses [dʒe'stəʊsi:z] gestose
get a baby to burp faire faire son rot à un bébé
get a stomach infection souffrir de gastrite
get dehydrated se déshydrater
get into the knee-chest position replier le buste sur les genoux
get one's periods back avoir son retour de couches
get the shakes avoir la tremblotte, être animé de tremblements, trembler
giddiness ['gɪdmɪs] vertige, étourdissement
giddy ['gɪdɪ] étourdi, pris de vertige / d'un étourdissement
gigantism [dʒaɪ'gæntɪzəm] gigantisme
Gigli's operation ['dʒi:li:z,ɒpə'reɪʃn] opération de Gigli, pubiotomie
Gigli's saw ['dʒi:li:z'sɔ:] scie de Gigli
gingival ['dʒɪndʒɪvəl] gingival
gingivitis [,dʒɪndʒɪ'vaɪtɪs] gingivite
girdle ['gɜ:dl] ceinture, gaine
    hip-girdle ceinture pelvienne
    pelvic girdle ceinture pelvienne; bassin
give [gɪv] donner
give an enema faire un lavement
give a patient a transfusion transfuser un patient
give each other a cuddle se faire un calin
give intravenous antibiotics administrer des antibiotiques par voie intraveineuse
give medication to slow contractions administrer des médicaments pour apaiser les contractions
give one's baby a bath donner le bain à son bébé
give oneself injections se faire des injections
giver ['gɪvə] donneur
    blood giver donneur de sang
    caregiver soignant
glabella [glə'belə] glabelle
gland [glænd] glande
    adrenal glands glandes surrénales
    Bartholin's gland glande de Bartholin
    endocrine glands glandes endocrines

exocrine glands glandes exocrines
greater vestibular glands glandes vulvovaginales / de Bartholin
lacrimal glands glandes lacrymales
lymph gland ganglion lymphatique
milk-producing gland glande mammaire
Montgomery's glands tubercules de Montgomery
oil glands glandes sébacées
parathyroid gland glande parathyroïdienne; parathyroïde
parotid gland ganglion parotidien; parotide
pineal gland glande pinéale, épiphyse
pituitary gland hypophyse, glande pituitaire
prostate gland prostate
salivary gland glande salivaire
sebaceous glands glandes sébacées
suprarenal glands glandes surrénales
sweat gland glande sudoripare
swollen glands ganglions enflés
thyroid gland thyroïde

glans [glæns] pl glandes ['glændi:z] gland
racemose glans gland racémeux

glans clitoris gland du clitoris
glans penis gland du pénis
globin ['gləʊbɪn] globine
globulin ['glɒbjʊlɪn] globuline
gamma globulin gamma-globuline

globulin anaemia [,glɒbjəlɪnə'ni:mɪə] globulinémie
globulinuria [,glɒbjəlɪn'jʊərɪə] globulinurie
glomerular [gləʊ'merjələ] glomérulaire
glomerular filtration rate vitesse / taux de filtration glomérulaire
glomerulitis [gləʊ,merjə'laɪtɪs] glomérulite
glomerulus gləʊ'merjələs] pl glomeruli [gləʊ'merjəlaɪ] glomérule
glossa ['glɒsə] langue
glossal ['glɒsl] lingual
glottis ['glɒtɪs] pl glottises ['glɒtɪsɪs] / glottides ['glɒtɪ,di:z] glotte
glow [gləʊ] rougeoiement, éclat, lueur
rosy glow of pregnancy teint rosé des femmes enceintes

glow of pregnancy bonne mine / aspect florissant de la femme enceinte
glucagon ['glu:kə,gɒn] glucagon
glucocorticoid [,glu:kəʊ'kɔ:tɪkɔɪd] glucocorticoïde
gluconate ['glu:kə,neɪt] gluconate
glucose ['glu:kəʊs] glucose
blood glucose glycémie
blood glucose level taux de glycémie
blood glucose meter lecteur de glycémie
elevated blood glucose level hyperglycémie
fasting blood glucose (level) glycémie à jeun
low blood glucose hypoglycémie

oral glucose tolerance test hyperglycémie provoquée orale
glucose screen dépistage du diabète
glucose-6-phosphate glucose-6-phosphate
glucose-6-phosphate dehydrogenase glucose-6-phosphate déshydrogénase
glucose tolerance test test d'hyperglycémie provoquée; test de tolérance au glucose
glucuronyl transferase ['glu:kərənɪl'trænsfə,reɪz] glucuronyl-transférase
glutaraldehyde [,glu:tə'rældəhaɪd] glutaraldéhyde
gluteal [glʊ'ti:əl] glutéal, fessier
gluten ['glu:tən] gluten
gluten intolerance intolérance au gluten
gluteus ['glu:tɪəs] pl glutei ['glu:tɪaɪ] muscle fessier
glycaemia (glycemia) [glaɪ'si:mɪə] glycémie
fasting glycaemia glycémie à jeun
glyceride ['glɪsəraɪd] glycéride
glycerin [,glɪsə'ri:n] glycérine
glycerol ['glɪsərɒl] glycérol
glycerol suppository suppositoire à la glycérine
glycogen ['glaɪkəʊdʒən] glycogène
glycogenesis [,glaɪkəʊ'dʒenɪsɪs] glycogenèse
glycogenic [,glaɪkəʊ'dʒenɪk] glycogénique
glycosuria [,glaɪkəʊ'sjʊərɪə] glycosurie
glycosylated ['glaɪkəsə,leɪtɪd] glycosylé
glycosylated haemoglobin hémoglobine glycosylée / glyquée
gnathic ['næθɪk] gnathique, mandibulaire
gnaw [nɔ:] ronger
gnawing pain ['nɔ:ɪŋ'peɪn] douleur lancinante / qui ronge
goat [gəʊt] chèvre
goat's milk lait de chèvre
goblet ['gɒblɪt] coupe
goblet cell cellule calciforme
goitre (goiter) ['gɔɪtə] goitre
goitrous ['gɔɪtrəs] goitreux
gonad ['gəʊnæd] gonade
gonadopathy [,gɒnə'dɒpəθɪ] gonadopathie
gonadotrophic [,gɒnədəʊ'trəʊfik] gonadotrope
gonadotrophic hormone hormone gonadotrope
gonadotrophin [,gɒnədəʊ'trəʊfɪn] gonadostimuline, gonadotrophine, hormone gonadotrope
chorionic gonadotrophin gonadotrophine chorionique
human chorionic gonadotrophin (hCG) gonadotrophine chorionique humaine
gonococcal [,gɒnəʊ'kɒkəl] gonococcique
gonococcal ophthalmia ophtalmie gonococcique
gonococcus [,gɒnəʊ'kɒkəs] pl gonococci [,gɒnəʊ'kɒksaɪ] gonocoque
gonorrhoea (gonorrhea) [,gɒnə'rɪə] blennorragie, gonorrhée
Neisseria gonorrhoeae Neisseria gonorrhoeae, gonocoque
Goodell's sign [gʊ'dels'sain] signe de Goodell
go off sex ne plus être tenté par le sexe; ne plus avoir de rapports
goose [gu:s] pl geese [gi:s] oie

goose flesh chair de poule
go overdue dépasser le terme
gown [gaʊn] blouse; robe
    dressing gown peignoir, robe de chambre
Graafian follicle ['grɑ:fɪən'fɒlɪkl] follicule de De Graaf
grade [greɪd] grade, degré
grade 1 placenta praevia placenta praevia grade 1
grade 2 placenta praevia placenta praevia grade 2
grade 3 placenta praevia placenta praevia grade 3
grade 4 placenta praevia placenta praevia grade 4
Gram stain ['græm'steɪn] coloration de Gram
grand multigravida multipare (six grossesses ou plus)
grand multipara multipare (plus de six enfants viables)
grand mal épilepsie, grand mal
grant [grɑ:nt] allocation, subvention
    death grant allocation de décès
granulation [,grænjə'leɪʃn] granulation, bourgeonnement
granulation tissue tissu de granulation
granulosa [grænjə'ləʊsə] granulosa
granulosa cell cellule de la granulosa
granulosa lutein cell cellule lutéinique sécrétant la granulosa
grasp [grɑ:sp] saisir, empoigner
grasping reflex grasping, réflexe de préhension
gravid ['grævɪd] gravide, enceinte
    incarceration of the retroverted gravid uterus incarcération de l'utérus gravide rétroversé
    retroverted gravid uterus utérus gravide rétroversé
    retroverted incarcerated gravid uterus rétroversion et incarcération de l'utérus gravide
gravida ['grævɪdə] femme enceinte
gravida 1 primigeste
gravidic [grə'vɪdɪk] gravidique
gravidity [græ'vɪdɪtɪ] gravidité
gravity ['grævɪtɪ] gravité, pesanteur
    centre of gravity centre de gravité
    forward shift in the centre of gravity déplacement vers l'avant du centre de gravité
    specific gravity densité; poids spécifique
graze [greɪz] V érafler, écorcher; N éraflure
grease [gri:s] graisse; crasse, saleté
greasy ['gri:sɪ] gras, graisseux
greasy hair cheveux gras
great [greɪt] grand
    transposition of the great vessels transposition des gros vaisseaux
greater trochanter ['greɪtə'trəʊ'kæntə] grand trochanter
greater vestibular glands glandes vulvovaginales / de Bartholin
great vein of Galen grande veine de Galien
grey (gray) [greɪ] gris
grey-scale display affichage en niveaux de gris

grey syndrome syndrome gris du nouveau-né
grief [gri:f] chagrin
grimace [grɪ'meɪs] (Apgar test) réactivité; grimace de réaction
grip [grɪp] saisir, étreindre
    Pawlik's grip palpation de Pawlik
gripes [graɪps] coliques
gripping pain crampe, colique; douleur constrictive
groin [grɔɪn] aine
    menstrual-like groin pulling tensions du bas-ventre semblables à celles éprouvées lors des règles
    vein in the groin area veine de l'aine
group [gru:p] groupe
    ABO blood groups groupes sanguins ABO
    at risk group groupe à risque
    blood group groupe sanguin
    blood group card carte de groupe sanguin
    blood group incompatibility incompatibilité des groupes sanguins
    Duffy blood group sous-groupe sanguin Duffy
    fall into one of the risk groups tomber dans un des groupes à risque
    rhesus blood group system système de facteur rhésus
    risk group groupe à risque
group B strep (GBS) streptocoque du groupe B
group B streptococcus (GBS) streptocoque du groupe B
grouping ['gru:pɪŋ] groupement; groupage
    blood grouping groupage sanguin
group practice cabinet de groupe / d'association
growth [grəʊθ] croissance
    abnormal growth croissance anormale
    asymmetrical growth restriction retard de croissance intra-utérin dysharmonieux
    fetal growth problem anomalie de croissance du foetus
    fetal growth rate croissance foetale
    follicular growth développement folliculaire
    poor fetal growth croissance foetale déficiente
    slowed growth retard de croissance
growth factor facteur de croissance
growth hormone hormone de croissance
growth retardation retard de croissance
    fetal growth retardation retard de croissance intra-utérin, hypotrophie foetale
    intrauterine growth retardation retard de croissance intra-utérin, hypotrophie foetale
growth restriction retard de croissance
    intrauterine growth restriction retard de croissance intra-utérin, hypotrophie foetale
grunt [grʌnt] V grogner; N grognement
guardian ['gɑ:dɪən] tuteur
guardian ad litem tuteur ad litem
guardianship ['gɑ:dɪənʃɪp] tutelle
gullet ['gʌlɪt] oesophage
gum [gʌm] V mâchouiller; N gencive

bleeding gum saignement des gencives; gencive hémorragique
gumboil ['gʌmbɔɪl] abcès gingival
gum infections infections gingivales
gumma ['gʌmə] pl gummas ['gʌməs] / gummata ['gʌmətə] gomme
gurgle ['gɜ:gl] V gargouiller; N gargouillis
gurgling of the stomach gargouillis / gargouillement de l'estomac, borborygme
gurney ['gɜ:nɪ] lit à roulettes
gush [gʌʃ] V jaillir; N jaillissement, flot
gush of fluid from the vagina pertes vaginales abondantes
gusset ['gʌsɪt] gousset
cotton gusset tights collants avec gousset
gut [gʌt] intestin, boyau
Guthrie test ['gʌθrɪ'test] test de Guthrie
gynaecoid (gynecoid) ['gaɪnɪ,kɔɪd] gynécoïde
gynaecoid pelvis bassin gynécoïde / commun
gynaecologic (gynecologic) [,gaɪnɪkə'lɒdʒɪk] gynécologique
gynaecological (gynecological) [,gaɪnɪkə'lɒdʒɪkl] gynécologique
gynaecological examination examen gynécologique
gynaecological position position gynécologique
gynaecologic echography échographie gynécologique
gynaecologist (gynecologist) [,gaɪnɪ'kɒlədʒɪst] gynécologue
gynaecology (gynecology) [,gaɪnɪ'kɒlədʒɪ] gynécologie
gynaecology table table gynécologique
gynandroid [dʒaɪ'næn,drɔɪd] gynandroïde
gynandromorphism [dʒɪ,nændrəʊ'mɔ:fɪzəm] gynandromorphisme
gynandromorphous [dʒɪ,nændrəʊ'mɔ:fəs] gynandromorphe
habit ['hæbɪt] habitude; tic
bowel habit transit intestinal
eating habit habitude alimentaire
habit spasm tic nerveux
habitual [hə'bɪtjʊəl] habituel
habitual abortion avortement à répétition
HbA1c (glycosylated haemoglobin / hemoglobin) (hémoglobine glycosylée / glyquée) HbA1c
haem (hem) ['hi:m] N hème; ADJ hémique
haemagglutination (hemagglutination) ['hi:mə,glu:tɪ'neɪʃn] hémagglutination
haemagglutinin (hemagglutinin) [,hi:mə'glu:tɪnɪn] hémagglutinine
haemagogue (hemagogue) ['hi:məgɔ:g] hémagogue
haemangioma (hemangioma) [hɪ,mændʒɪ'əʊmə] pl haemangiomas [hɪ,mændʒɪ'əʊməz] / haemangiomata [hɪ,mændʒɪ'əʊmətə] hémangiome
haematemesis (hematemesis) [,hi:mə'temɪsɪs] hématémèse
haematic (hematic) [hi:'mætɪk] hématique
haematin (hematin) ['hi:mətɪn] hématine
haematinic (hematinic) [,hi:mə'tɪnɪk] hémotonique
haematinuria (hematinuria) ['hi:mətɪn,ju:ərɪə] hématinurie
haematocele (hematocele) ['hi:mətə,si:l] hématocèle
cystic haematocele hématocèle enkystée
haematocolpos (hematocolpos) [,hi:mətəʊ'kɒlpəs] hématocolpos

haematocrit (hematocrit) ['hi:mətəʊkrɪt] hématocrite
haematologist (hematologist) [,hi:mə'tɒlədʒɪst] hématologue
haematology (hematology) [,hi:mə'tɒlədʒɪ] hématologie
haematoma (hematoma) [,hi:mə'təʊmə] pl haematomas [,hi:mə'təʊməz] / haematomata [,hi:mə'təʊmətə] hématome
cephalic haematoma of the newborn hématome extra-crânien du nouveau-né
haematometra (hematometra) [,hi:mətəʊ'mi:trə] hématométrie
haematopoiesis (hematopoiesis) [,hi:mətəʊpɔɪ'i:sɪs] hématopoièse
haematoporphyrin (hematoporphyrin) [,hi:mətəʊ'pɔ:rfərɪn] hématoporphyrine
haematosalpinx (hematosalpinx) [,hi:mətəʊ'sælpɪŋks] hématosalpinx, hémosalpinx, hématome enkysté intratubaire
haematuria (hematuria) [,hi:mə'tjʊərɪə] hématurie
haemoconcentration (hemoconcentration) [,hi:məʊ,kɒnsən'treɪʃn] hémoconcentration
haemodialysis (hemodialysis) [,hi:məʊdaɪ'ælɪsɪs] hémodialyse
haemodilution (hemodilution) [,hi:məʊdaɪ'lu:ʃn] hémodilution
haemoglobin (hemoglobin) [,hi:məʊ'gləʊbɪn] hémoglobine
fetal haemoglobin hémoglobine foetale
glycosylated haemoglobin hémoglobine glycosylée / glyquée
HbA1c (glycosylated haemoglobin) (hémoglobine glycosylée / glyquée) HbA1c
hereditary abnormality in haemoglobin anomalie héréditaire de l'hémoglobine
mean corpuscular haemoglobin (MCH) teneur moyenne en hémoglobine
recessively inherited haemoglobinopathy hémoglobinopathie à transmission récessive
haemoglobinaemia (hemoglobinemia) ['hi:məʊ,gləʊbɪ'ni:mɪə] hémoglobinémie
haemoglobinopathy (hemoglobinopathy) [,hi:məʊgləʊbɪ'nɒpəθɪ] hémoglobinopathie
haemoglobinuria (hemoglobinuria) [,hi:məgləʊbɪ'njʊərɪə] hémoglobinurie
haemolysin (hemolysin) [,hi:məʊ'laɪsɪn] hémolysine
haemolysis (hemolysis) [hɪ'mɒlɪsɪs] pl haemolyses [hɪ'mɒlɪsi:z] hémolyse
haemolytic (hemolytic) ['hi:mə'lɪtɪk] hémolytique
beta-haemolytic streptococcus streptocoque b(êta) hémolytique
haemolytic anaemia anémie hémolytique
haemolytic disease of the newborn maladie hémolytique du nouveau-né
haemolytic jaundice ictère hémolytique
haemophilia (hemophilia) [,hi:məʊ'fɪlɪə] hémophilie
haemophiliac (hemophiliac) [,hi:məʊ'fɪlɪæk] N hémophile; ADJ hémophile
haemophilic (hemophilic) [,hi:mə'fɪlɪk] N hémophile; ADJ hémophile
anti-haemophilic factor facteur antihémophilique
haemophilus (hemophilus) [hɪ'mɒfələs] hemophilus
haemophilus influenzae serotype B (Hib) [hi:'məʊfələs,ɪnflʊ'enzi:'serə,taɪp] hemophilus influenzae serotype B (Hib)
haemopoiesis (hemopoiesis) [,hi:məpɔɪ'i:sɪs] hématopoièse
haemoptysis (hemoptysis) [hɪ'mɒptɪsɪs] pl haemoptyses [hɪ'mɒptɪsi:z] hémoptysie
haemorrhage (hemorrhage) ['hemərɪdʒ] hémorragie
accidental antepartum haemorrhage hémorragie ante-partum / antépartale accidentelle
accidental haemorrhage hémorragie accidentelle
antepartum haemorrhage hémorragie de l'ante-partum / antépartale
cerebral haemorrhage hémorragie cérébrale

concealed haemorrhage hémorragie cachée
feto-maternal haemorrhage hémorragie foeto-maternelle
incidental haemorrhage hémorragie de l'ante-partum / antépartale
inevitable haemorrhage hémorragie inévitable du placenta praevia
intracranial haemorrhage hémorragie intracrânienne
intrapartum haemorrhage hémorragie au cours du travail
intraventricular haemorrhage (IVH) hémorragie intraventriculaire
maternal subconjonctival haemorrhage hémorragie sous-conjonctivale maternelle
periventricular haemorrhage hémorragie périventriculaire
petechial haemorrhage hémorragie pétéchiale
postpartum haemorrhage hémorragie du post-partum / de la délivrance
primary postpartum haemorrhage hémorragie post-partum primaire
secondary postpartum haemorrhage hémorragie tardive du post-partum
subarachnoid haemorrhage hémorragie méningée
subdural haemorrhage hémorragie sous-durale
traumatic haemorrhage hémorragie traumatique

haemorrhagic (hemorrhagic) ['hi:mə,reɪdʒɪk] hémorragique
anti-haemorrhagic factor vitamine K

haemorrhagic disease of the newborn maladie hémorragique du nouveau-né

haemorrhoids (hemorrhoids) ['hemərɔɪdz] hémorroïdes

haemostasis (hemostasis) [,hi:məʊ'steɪsɪs] hémostase

haemostatic (hemostatic) [,hi:məʊ'stætɪk] hémostatique

hair [heə] cheveux, chevelure
chemical-based hair treatment traitement pour cheveux à base de produits chimiques
dark-haired woman femme aux cheveux foncés
fair-haired woman femme aux cheveux blonds
greasy hair cheveux gras
massive loss of hair perte de cheveux importante
shedding hair chute des cheveux, perte de cheveux
shed hair perdre ses cheveux
thick head of hair épaisse masse de cheveux

hair [heə] pl hairs [heəz] poil
downy hair duvet
electrolysis hair removal épilation par électrolyse
laser hair removal épilation par laser
layer of fine, downy hair over the skin couche de fin duvet sur la peau
pubic hair poils pubiens
remove hair by plucking s'épiler avec une pince à épiler
remove hair by waxing s'épiler à la cire

hair analysis analyse des cheveux

hairline fracture ['heəlaɪn'fræktʃə] fêlure

hallucination [hə,lu:sɪ'neɪʃn] hallucination
functional hallucination hallucination fonctionnelle
psychogenic hallucination hallucination psychogénique

halothane ['hælə,θeɪn] halothane

halothane anesthesia anesthésie à l'halothane

hamamelis [,hæmə'mi:lɪs] hamamélis

hammock ['hæmək] hamac
hand [hænd] main
blue hands and feet extrémités des membres bleutées / cyanosées
cup one's breast with one's hand supporter la poitrine de la main
have a clean towel at hand garder une serviette propre à portée de la main
itchy hands démangeaisons aux mains
pronation of the hand pronation de la main
stiffness of joints of hand raideur des articulations de la main
supination of hand paume de la main vers le haut
support the baby's head with one's hand soutenir la tête du bébé avec la main
webbed hands mains palmées
handle ['hændl] manche; poignée
lifting handle perroquet
hand presentation présentation de la main
hand pump tire-lait manuel
haploid ['hæplɔɪd] haploïde
haptonomy [hæp'tɒnəmɪ] haptonomie
harbour (harbor) ['hɑ:bə] abriter, couver
harbour a virus être porteur d'un virus
hard [hɑ:d] dur
hard chancre chancre syphilitique
hard difficult-to-pass stools selles dures difficiles à éliminer
hard drug drogue dure
hardening ['hɑ:dnɪŋ] durcissement
hardening feeling sensation de durcissement
hard palate voûte du palais, palais dur / osseux
hare [heə] lièvre
hare lip bec-de-lièvre
harm [hɑ:m] V faire du tort à, nuire à; N mal, tort
harmful ['hɑ:mfʊl] nocif, nuisible, mauvais, néfaste
have harmful exposure être exposée à un environnement dangereux
harmful for the unborn baby néfaste / nuisible au foetus
harmless ['hɑ:mlɪs] inoffensif, bénin
harmony ['hɑ:mənɪ] harmonie, accord
neuromuscular harmony harmonie neuromusculaire
Hartmann's solution solution de Hartmann
hash [hæʃ] haschisch
hashish ['hæʃɪʃ] haschisch
have abrasions around the area of the urethra avoir des éraillures autour de l'urèthre
have a clean towel at hand garder une serviette propre à portée de la main
have a fever avoir / faire de la fièvre
have a high fever faire une poussée de fièvre
have a history of an inherited disease avoir des antécédents de maladies héréditaires
have a medical condition souffrir d'une maladie
have an IV être perfusée
have a towel draped over one's clothing placer une serviette sur ses vêtements
have bowel motion aller à la selle

have bowel movement aller à la selle
have harmful exposure être exposée à un environnement dangereux
have no detrimental effect on the pregnancy ne pas avoir d'effets néfastes sur la grossesse
have one's baby in a hospital accoucher en milieu médicalisé
have premature labour accoucher prématurément
have scarring from uterine surgery présenter un utérus cicatriciel
have severe diarrhoea présenter une forte diarrhée
have severe vomiting vomir violemment
have six or more wet nappies in 24 hours mouiller au moins six couches par jour
have unprotected sex avoir des rapports sexuels non protégés
hay fever ['heɪ'fi:və] rhume des foins
hazard ['hæzəd] risque, danger, péril
hazardous ['hæzədəs] dangereux
hazardous to the baby dangereux pour le bébé
head [hed] tête
    aftercoming head tête dernière
    deflexed head déflexion de la tête foetale
    delay in descent and rotation of the fetal head retard d'engagement et de rotation
    elongated head tête allongée
    fetal head tête du foetus
    fetal head moulding déformation plastique de la tête fœtale; chevauchement des os du crâne
    hook the umbilical cord over the baby's head réduire une circulaire
    incomplete rotation of fetal head rotation incomplète de la tête du foetus
    prop up the head of the bed relever la tête du lit
    small head size microcéphalie
    soft tissue swelling on the head renflement des tissus mous sur la tête, bosse séro-sanguine
    spot with white heads in the middle tache avec une pointe de blanc au centre
    support the baby's head with one's hand soutenir la tête du bébé avec la main
    thick head of hair épaisse masse de cheveux
headache ['hedeɪk] mal / maux de tête, céphalée
headache stick stick contre les maux de tête
headbox ['hedbɒks] capuchon à oxygène
head circumference périmètre crânien
head-down position position tête en bas / position céphalique
head fitting engagement de la tête foetale
head hood hood
head rest appuie tête
head tilt inclinaison de la tête
Heaf test test Heaf
heal [hi:l] guérir, cicatriser; se guérir, se cicatriser
healing ['hi:lɪŋ] guérison, cicatrisation
    wound healing N cicatrisation; ADJ cicatrisant
health [helθ] santé
    balanced health diet régime alimentaire sain et équilibré
    consultant in public health medicine médecin spécialiste en santé publique

environmental health hygiène publique
minor health problem petit problème de santé
primary health care soins de santé primaire
primary health-care team équipe de soins de santé primaire
public health santé publique
report any unusual symptoms to the healthcare provider signaler au médecin tout symptôme inhabituel

health and pregnancy history antécédents médicaux et obstétricaux
healthcare assistant aide-soignante
healthcare provider personne qui suit la femme enceinte; prestataire de soins; médecin
health centre centre médico-social; centre de santé
health certificate certificat médical
health coverage couverture des soins de santé
health education hygiène
health visitor (HV) infirmière visiteuse
health worry ennuis de santé
healthy ['helθɪ] sain, bien portant, en bonne santé
keep one's weight healthy surveiller son poids

healthy eating alimentation équilibrée
healthy lifestyle bonne hygiène de vie
healthy weight poids normal
hear [hɪə] entendre
hearing ['hɪərɪŋ] ouïe
hearing aid prothèse auditive
hearing impairment trouble / baisse de l'audition
hearing test audiogramme
heart [hɑ:t] coeur
pumping capacity of the heart capacité de pompage du coeur

heart attack infarctus du myocarde; crise cardiaque
heartbeat ['hɑ:tbi:t] battement du coeur
change in fetal heartbeat modification du rythme cardiaque foetal

heartburn ['hɑ:tbɜ:n] brûlure d'estomac / gastrique; reflux gastro-oesophagien
heart defect malformation / anomalie cardiaque
congenital heart defect cardiopathie congénitale; malformation cardiaque

heart disease troubles cardiovasculaires
rheumatic heart disease cardite rhumatismale

heart disease in pregnancy maladie / pathologie cardiaque pendant la grossesse
heart failure insuffisance / arrêt / défaillance cardiaque; arrêt du coeur
congestive heart failure insuffisance cardiaque

heart fitness bonne santé / forme du coeur
hear the patter of tiny feet attendre un heureux événement
they'll soon be hearing the patter of tiny feet ils attendent un heureux événement

heart murmur souffle au coeur
heart output débit cardiaque
heart palpitation palpitation cardiaque
heart rate fréquence / rythme cardiaque
decreased fetal heart rate ralentissement du rythme cardiaque foetal

fetal heart rate acceleration test test d'accélération du rythme cardiaque foetal
increased heart rate tachycardie
portable heart-rate monitor cardiofréquencemètre portable
resting heart rate fréquence cardiaque au repos
target heart rate zone zone cible du rythme / de la fréquence cardiaque
heart sounds bruits du coeur
heart valve valvule cardiaque, valve du coeur
heat [hi:t] V chauffer; N chaleur
blood heat température du sang
exposure to heat exposition à la chaleur; hyperthermie
heated pad compresse chaude
heated rollers rouleaux chauffants (pour cheveux)
heating ['hi:tɪŋ] chauffage
heat rash miliaire; érythème solaire
heat shield bouclier thermique
heaviness ['hevɪnɪs] poids; lourdeur; importance
breast heaviness lourdeur des seins
feeling of heaviness sentiment de lourdeur
heavy ['hevɪ] lourd; abondant; important
be under heavy sedation recevoir une forte dose de calmants
heavy breathing respiration bruyante
heavy legs jambes lourdes
heavy period règles importantes
heavy smoker gros fumeur
heavy socks grosses chaussettes
heel ['hi:l] talon du pied / de la main
crown-heel length longueur de la tête aux talons
heel prick test test de Guthrie
Hegar's dilator bougie de Hegar
Hegar's sign signe de Hegar
height [haɪt] hauteur; taille
fundal height hauteur utérine
symphysis fundal height hauteur utérine / de la symphyse pubienne au fond utérin
helicobacter pylori ['helɪkəʊ,bæktəpaɪ'lɔ:raɪ] helicobacter pylori
Hellin's law loi de Hellin
HELLP syndrome (**H**emolysis, **E**levated **L**iver enzymes, **L**ow **P**latelet count) syndrome HELLP (Hémolyse, Augmentation des enzymes hépatiques, Numération plaquettaire faible)
help position the baby properly aider le bébé à se positionner correctement
hemiplegia [hemɪ'pli:dʒɪə] hémiplégie
hemiplegic [,hemɪ'pli:dʒɪk] hémiplégique
hemisphere ['hemɪsfɪə] hémisphère
heparin ['hepərɪn] héparine
hepatic [hɪ'pætɪk] hépatique
hepatic colic colique hépatique
hepatic coma coma hépatique
hepatitis [hepə'taɪtɪs] hépatite
hepatitis A hépatite A

hepatitis B hépatite B
hepatitis B injection vaccin anti-hépatite B
hepatitis C hépatite C
hepatomegaly [,hepətəʊ'megəlɪ] hépatomégalie
hepatosplenomegaly ['hepətəʊ,spli:nəʊ'megəlɪ] hépato-splénomégalie
herbal ['hɜ:bl] d'herbes; à base de plantes
herbalism ['hɜ:bəlɪzəm] phytothérapie
    medical herbalism phytothérapie médicale
herbal medicine phytothérapie
herbal remedy remède à base de plantes
herbal tea tisane
hereditary [hɪ'redɪtərɪ] héréditaire
hereditary abnormality in haemoglobin anomalie héréditaire de l'hémoglobine
hereditary factor facteur héréditaire
heredity [hɪ'redɪtɪ] hérédité
hermaphrodite [hɜ:'mæfrədaɪt] hermaphrodite
hermaphroditism [hɜ:'mæfrədɪtɪzəm] hermaphrodisme
hernia ['hɜ:nɪə] pl hernias ['hɜ:nɪəz] / herniae ['hɜ:nɪ,i:] hernie
    diaphragmatic hernia hernie diaphragmatique
    femoral hernia hernie crurale, mérocèle
    hiatus hernia hernie hiatale
    inguinal hernia hernie inguinale
    umbilical hernia omphalocèle
hernial ['hɜ:nɪəl] herniaire
heroin ['herəʊɪn] héroïne
herpes ['hɜ:pi:z] herpès
    genital herpes herpès génital
    oral herpes herpès buccal
herpes gestationis ['hɜ:pi:zdʒe,steɪʃi:'əʊnɪs] dermatite polymorphe douloureuse récidivante de la grossesse; herpes gestationis
herpes labialis ['hɜ:pi:z,leɪbɪ'ælɪs] herpès de la lèvre
herpes simplex ['hɜ:pi:z'sɪmpleks] herpès
    congenital herpes simplex herpès congénital
herpes simplex infection infection par l'herpès
herpes simplex virus virus herpes simplex
herpes simplex virus type 1 virus de l'herpès type 1
herpes simplex virus type 2 virus de l'herpès type 2
herpes zoster ['hɜ:pi:z'zɒstə] zona, herpès zoster
herpetic [hɜ:'petɪk] herpétique
herpetiform [hɜ:'petəfɔ:m] herpétiforme
heterogeneous ['hetərəʊ'dʒi:nɪəs] hétérogène
heterosexual ['hetərəʊ'seksjʊəl] hétérosexuel
heterosexuality [,hetərəʊ'seksjʊ'ælɪtɪ] hétérosexualité
heterozygote [,heterəʊ'zaɪgəʊt] N hétérozygote
heterozygous [,heterəʊ'zaɪgəs] ADJ hétérozygote
heuristic [hjʊə'rɪstɪk] heuristique
hexachlorophene [,heksə'klɔ:rəfi:n] hexachlorophène

hexadactyly [ˌheksəˈdæktɪlɪ] hexadactylie
hiatal [haɪˈeɪtl] hiatal
hiatus [haɪˈeɪtəs] hiatus, orifice, ouverture
hiatus hernia hernie hiatale
hiccough [ˈhɪkʌp] hoquet
hiccup [ˈhɪkʌp] hoquet
    intractable hiccup hoquet incoercible
    persistent hiccup hoquet rebelle
high [haɪ] haut
high blood pressure hypertension artérielle
highchair [ˈhaɪˌtʃeə] chaise haute
higher education institution établissement d'enseignement supérieur
high-fibre diet régime riche en fibres
high-frequency oscillation ventilation (HFOV) ventilation à haute fréquence par oscillation / oscillatoire à haute fréquence
high in the pelvis placé haut dans le bassin
highlights [ˈhaɪlaɪts] mèches (coloration)
highly active antiretroviral therapy (HAART) trithérapie antirétrovirale
high-pitched crying [ˈhaɪpɪtʃtˈkraɪɪŋ] cris aigus
high-risk job métier à haut risque
high risk pregnancy grossesse à haut risque
hilot [ˈhiːlɒt] matrone; doula
hind [haɪnd] ADJ de derrière
hindbrain rhombencéphale, cerveau postérieur
hinder [ˈhɪndə] entraver, gêner, retarder
hinder the baby's development nuire au développement du foetus
hind milk second flux de lait; lait de transition
hindwaters eaux, liquide amniotique
hip [hɪp] hanche
    congenital dislocation of the hip (CDH) luxation congénitale de la hanche
    congenital hip dislocation luxation congénitale de la hanche
    dislocated hip luxation de la hanche
    feet hip-width apart pieds à l'écartement des jambes
hip abduction splint attelle d'abduction de la hanche
hipbone [ˈhɪpbəʊn] os iliaque / de la hanche; ischion
hip fracture fracture du col du fémur
hip-girdle ceinture pelvienne
hip-joint articulation coxo-fémorale
Hirschsprung's disease maladie de Hirschsprung, mégacôlon congénital
hirsute [ˈhɜːsjuːt] hirsute
hirsutism [ˈhɜːsjuːˌtɪzəm] hirsutisme
histaminase [hɪˈstæməˌneɪz] histaminase
histamine [ˈhɪstəmiːn] histamine
histogram [ˈhɪstəgræm] histogramme
histological [ˌhɪstəˈlɒdʒɪkəl] histologique
histology [hɪˈstɒlədʒɪ] histologie
history [ˈhɪstərɪ] antécédents, anamnèse

case history antécédents médicaux
elicit the history recueillir les antécédents
family history antécédents familiaux
have a history of an inherited disease avoir des antécédents de maladies héréditaires
health and pregnancy history antécédents médicaux et obstétricaux
medical history dossier médical; antécédents médicaux
obstetrical history antécédents obstétriques
obstetric history antécédents obstétricaux
occupational history antécédents professionnels
personal history antécédents personnels
testing because of family history examen lié aux antécédents familiaux

history taking interrogatoire du patient, anamnèse
hit of energy regain d'énergie
HIV [,eɪtʃaɪ'vi:] VIH
clinical stage of HIV stade clinique du VIH

HIV-positive séropositif
born to HIV-positive mothers nés de mères séropositives

HIV-positive mother mère séropositive
HIV-positive pregnant woman femme enceinte séropositive
Hodge pessary pessaire de Hodge
Hogben test test de Hogben
hold [həʊld] tenir
holder ['həʊldə] détenteur, porteur; support
catheter holder porte-cathéters

hold one's baby tenir son bébé dans ses bras
hold one's baby against one's shoulder tenir son bébé contre son épaule
hold one's breath bloquer sa respiration; retenir son souffle
hold the urine se retenir d'uriner
hole [həʊl] trou
port hole hublot
squirt water through the holes of the teats faire gicler de l'eau par les trous des tétines

holism ['həʊlɪzəm] holisme
holistic [həʊ'lɪstɪk] holistique
Hollister clamp clamp Hollister
hollow ['hɒləʊ] creux
hollow cluster of cells cavité du blastocyste, blastocèle
hollow needle aiguille creuse; aiguille
Homans' sign signe de Homans
home birth accouchement à domicile
home help service service fournissant une aide-ménagère
home nurse garde-malade
homeopathic [,həʊmɪəʊ'pæθɪk] homéopathique
homeopathic materia medica [,həʊmɪəʊ'pæθɪkmə'tɪərɪə'medɪkə] matière médicale homéopathique
homeopathic remedy remède homéopathique
homeopathy [,həʊmɪ'ɒpəθɪ] homéopathie
homeostasis [,həʊmɪəʊ'steɪsɪs] homéostasie

homogeneous [hə'mɒdʒɪnɪəs] homogène
homogenization [hə,mɒdʒənaɪ'zeɪʃn] homogénisation
homogenize [hə'mɒdʒənaɪz] homogénéiser
homogenous [hə'mɒdʒɪnəs] homogène
homologous [həʊ'mɒləgəs] homologue
homosexual [,hɒməʊ'seksjʊəl] homosexuel
homosexuality [,hɒməʊseksjʊ'ælɪtɪ] homosexualité
homozygote [,həʊməʊ'zaɪgəʊt] homozygote
homozygous [,həʊməʊ'zaɪgəs] homozygote
hood [hʊd] capuchon; capote
folding hood capote pliable
head hood hood
hook [hʊk] V accrocher; N crochet
hook the umbilical cord over the baby's head réduire une circulaire
hookworm ['hʊk,wɜ:m] ankylostome
horizon [hə'raɪzn] horizon
hormonal [hɔ:'məʊnəl] hormonal
hormonal bleeding saignements d'origine hormonale
hormonal change changement hormonal, modification hormonale
hormone ['hɔ:məʊn] hormone
adrenocorticotrophic hormone (ACTH) adrénocorticotrophine (ACTH)
antidiuretic hormone (ADH) hormone antidiurétique
drop in the level of the hormone progesterone diminution du taux de progestérone
follicle-stimulating hormone (FSH) hormone folliculostimulante
gonadotrophic hormone hormone gonadotrope
growth hormone hormone de croissance
lactogenic hormone hormone lactogène, prolactine
luteinizing hormone hormone lutéinisante
melanocyte-stimulating hormone (MSH) mélanostimuline, hormone mélanotrope
overflow of pregnancy hormones imprégnation hormonale, imbibition gravidique
ovulation-stimulating hormone hormone stimulant l'ovulation
parathyroid hormone parathormone, hormone parathyroïdienne
placenta lactogenic hormone hormone lactogène placentaire
pregnancy hormone hormone de la grossesse
pregnancy urine hormone gonadotrophine chorionique d'urine de femme enceinte
thyroid-stimulating hormone (TSH) hormone thyréostimulante / thyréotrope, thyréostimuline
thyrotrophin-releasing hormone thyrolibérine
hormone balance équilibre hormonal
hormone imbalance déséquilibre hormonal
hormone level taux hormonal
hormonotherapy [hɔ:'məʊnə'θerəpɪ] hormonothérapie
horn [hɔ:n] corne
horn of uterus trompe de Fallope
horny ['hɔ:nɪ] calleux, corné
hospital ['hɒspɪtl] hôpital
admission to the hospital hospitalisation

be admitted to hospital être admise à l'hôpital
have one's baby in a hospital accoucher en milieu médicalisé
maternity hospital maternité
normal hospital birth accouchement dans une maternité classique
refer a patient to hospital adresser un malade à l'hôpital
require hospital treatment nécessiter une hospitalisation
hospital acquired infection infection nosocomiale
hospital bag valise pour la maternité
hospital birth accouchement à l'hôpital
hospital delivery accouchement à la maternité / en milieu hospitalier
hospitalization [,hɒspɪtəlaɪ'zeɪʃn] hospitalisation
hospitalize ['hɒspɪtəlaɪz] hospitaliser
hospital stay séjour à l'hôpital
hot [hɒt] chaud
place the bottle in a jug of hot water chauffer le biberon au bain-marie
hot compress compresse chaude
hot flushes bouffées de chaleur
hot water bottle bouillotte
hour ['aʊə] heure
hourglass ['aʊəglɑ:s] sablier
hourglass constriction constriction en sablier / diabolo
hourglass contraction contraction de l'utérus en sablier / diabolo
house [haʊz] V loger, héberger; [haʊs] N maison
household ['haʊs,həʊld] ménage
household chores tâches ménagères
household cleaners produits d'entretien
household pet animal domestique
household products produits ménagers
house the tendons contenir les / servir de gaine aux tendons
hsv infection [,eɪtʃes'vi:ɪn'fekʃn] infection par le virus de l'herpès
human ['hju:mən] humain
human breast milk lait maternel de femme
human chorionic gonadotrophin (hCG) gonadotrophine chorionique humaine, hormone chorionique gonadotrope
human chorionic somatotrophin hormone chorionique somatotrope
human immunodeficiency virus (HIV) virus de l'immunodéficience humaine
human placental lactogen hormone lactogène placentaire
humerus ['hju:mərəs] pl humeri ['hju:mə,raɪ] humérus
humid ['hju:mɪd] humide
humidifier [hju:'mɪdɪfaɪə] humidificateur
humidity [hju:'mɪdɪtɪ] humidité
humoral ['hju:mərəl] humoral
humoral immunity immunité humorale / à médiation humorale
Huntington's disease ['hʌntɪŋtənzdɪ'zi:z] chorée de Huntington
husband ['hʌzbənd] mari; époux
husk [hʌsk] balle, enveloppe, cosse, gousse
ispaghula husk graine d'ispaghul

Hutchinson's teeth ['hʌtʃɪnsnz'ti:θ] dents de Hutchinson
hyaline ['haɪəlɪn] hyalin
hyaline membrane membrane hyaline
hyaluronidase [,haɪəlʊ'rɒnɪ,deɪs] hyaluronidase
hydatidiform [,haɪdətɪdɪ'fɔ:m] hydatidiforme
hydatidiform mole môle hydatidiforme, grossesse môlaire
hydatidiform mole malignant môle hydatidiforme maligne
hydraemia (hydremia) [haɪ'dri:mɪə] hydrémie, hyperhydrémie
hydralazine [haɪ'drælәzi:n] hydralazine
hydramnios [haɪ'dræmni:,ɒs] hydramnios
hydrate ['haɪdreɪt] hydrate
hydrocele ['haɪdrəʊsi:l] hydrocèle
hydrocephalic [,haɪdrəʊse'fælɪk] hydrocéphale
hydrocephalus [,haɪdrəʊ'sefələs] hydrocéphalie
hydrochloric acid [,haɪdrəʊ'klɒrɪk'æsɪd] acide chlorhydrique
hydrochloride [,haɪdrə'klɔ:raɪd] chlorhydrate
hydrocortisone [,haɪdrəʊ'kɔ:tɪzəʊn] hydrocortisone
hydrogen ['haɪdrɪdʒən] hydrogène
hydrogen ion concentration concentration en ions d'hydrogène
hydrogen ions ions d'hydrogène
hydrogen peroxide eau oxygénée
hydromeningocele ['haɪdrəʊmə'nɪŋgə,si:l] hydroméningocèle
hydromyelomeningocele ['haɪdrəʊ'mi:eləʊmə'nɪŋgə,si:l] myélocystocèle,
    myélocystoméningocèle
hydronephrosis ['haɪdrəʊne'frəʊsɪs] hydronéphrose
hydrops ['haɪdrɒps] hydropisie
hydrops fetalis anasarque foetal, hydropisie foetale
hydrosalpinx [,haɪdrəʊ'sælpɪŋks] hydrosalpinx
hygiene ['haɪdʒi:n] hygiène
    communal hygiene hygiène communautaire
    feminine hygiene spray spray pour la toilette intime
    food hygiene hygiène alimentaire
    personal hygiene hygiène corporelle
hygroma [haɪ'grəʊmə] pl hygromas [haɪ'grəʊməz] / hygromata [haɪ'grəʊmətə] bursite
hygroscope ['haɪgrəʊskəʊp] hygroscope
hygroscopic [,haɪgrə'skɒpɪk] hygroscopique
hymen ['haɪmen] hymen
hyoscine [,haɪə'saɪn] hyoscine
hyperbilirubinaemia (hyperbilirubinemia) ['haɪpə,bɪlɪ'ru:bɪ'ni:mɪə] hyperbilirubinémie
hypercalcaemia (hypercalcemia) ['haɪpəkæl'si:mɪə] hypercalcémie
    idiopathic hypercalcaemia hypercalcémie idiopathique
hypercapnia ['haɪpə'kæpni:ə] hypercapnie
hyperdactyly [,haɪpə'dæktəlɪ] hyperdactyilie
hyperemesis [,haɪpər'eməsɪs] hyperémèse
hyperemesis gravidarum [,haɪpər'eməsɪs,grævɪ'deərəm] hyperémèse de la grossesse
hyperglycaemia (hyperglycemia) [,haɪpəglaɪ'si:mɪə] hyperglycémie
hyperkalaemia (hyperkalemia) [,haɪpəkeɪ'li:mɪə] hyperkaliémie

hypernatraemia (hypernatremia) [,haɪpənə'tri:mɪə] hypernatrémie
hyperphenylalaninaemia (hyperphenylalaninemia) [,haɪpə'fenəl,ælənə'ni:mɪə]
hyperphénylalaninémie
hyperplasia [,haɪpə'plæzɪə] hyperplasie, hyperplastie
adrenal hyperplasia hyperplasie des surrénales
congenital adrenal hyperplasia hyperplasie congénitale des surrénales
hyperprolactinaemia (hyperprolactinemia) [,haɪpəprəʊ,læktɪ'ni:mɪə] hyperprolactinémie
hyperptyalism [,haɪpə'taɪəlɪzəm] hyperptyalisme, hypersalivation, hypersialie
hyperpyrexia [,haɪpəpaɪ'reksɪə] hyperpyrexie
hypersialorrhoea (hypersialorrhea) [,haɪpəsaɪ,ælə'ri:ə] hypersialorrhée
hypersialosis [,haɪpə,saɪə'ləʊsɪs] hypersialie
hypertension [,haɪpə'tenʃn] hypertension
chronic hypertension hypertension chronique
essential hypertension hypertension essentielle / primaire
gestational hypertension hypertension secondaire
labile hypertension hypertension labile
pregnancy-induced hypertension (PIH) hypertension artérielle gravidique
secondary hypertension hypertension secondaire
white-coat hypertension syndrome de la blouse blanche
hypertension in pregnancy hypertension gravidique
hyperthyroidism [,haɪpə'θaɪrɔɪdɪzəm] hyperthyroïdie, hyperthyroïdisme
hypertonia [,haɪpə'təʊnɪə] hypertonie
hypertonic [,haɪpə'tɒnɪk] hypertonique
hypertonic action of the uterus contraction hypertonique de l'utérus
hypertrophied [haɪ'pɜ:trəfɪd] hypertrophique, hypertrophié
hypertrophied pyloric stenosis sténose hypertrophique du pylore
hypertrophy [haɪ'pɜ:trəfɪ] hypertrophie
atrial hypertrophy hypertrophie auriculaire
hyperventilation [,haɪpə'ventɪleɪʃn] hyperventilation
hyperviscosity [,haɪpəvɪs'kɒsɪtɪ] hyperviscosité
hypervolaemia (hypervolemia) [,haɪpəvɒ'li:mɪə] hypervolémie
hypnosis [hɪp'nəʊsɪs] pl hypnoses [hɪp'nəʊsi:z] hypnose
hypnotherapy [,hɪpnəʊ'θerəpɪ] hypnothérapie
hypnotic [hɪp'nɒtɪk] hypnotique
hypoallergenic [,haɪpəʊælə'dʒenɪk] hypoallergénique
hypoallergenic formula lait hypoallergénique
hypocalcaemia (hypocalcemia) ['haɪpəʊkæl'si:mɪə] hypocalcémie
hypocapnia ['haɪpəʊ'kæpni:ə] hypocapnie
hypochondria [,haɪpəʊ'kɒndrɪə] hypochondrie
hypochondrium [,haɪpəʊ'kɒndrɪəm] pl hypochondria [,haɪpəʊ'kɒndrɪə] hypochondre
hypochromia [,haɪpəʊ'krəʊmɪə] hypochromie
hypochromic [,haɪpəʊ'krəʊmɪk] hypochrome
hypodactyly [,haɪpəʊ'dæktəlɪ] hypodactylie
hypodermic [,haɪpəʊ'dɜ:mɪk] hypodermique, sous-cutané
hypodermic syringe seringue hypodermique
hypodermis [,haɪpə'dɜ:mɪs] hypoderme
hypofibrinogenaemia (hypofibrinogenemia) [,haɪpəʊ,fɪbrɪnədʒə'ni:mɪə] hypofibrinogénémie

hypogastric [,haɪpə'gæstrɪk] hypogastrique
hypogastric artery artère hypogastrique
hypogastrium [,haɪpə'gæstrɪəm] pl hypogastria [,haɪpə'gæstrɪə] hypogastre
hypoglycaemia (hypoglycemia) [,haɪpəʊglaɪ'si:mɪə] hypoglycémie
hypoglycaemic (hypoglycemic) [,haɪpəʊglaɪ'si:mɪk] hypoglycémique
hypomagnesaemia (hypomagnesemia) [,haɪpəʊ,mægnə'si:mɪə] hypomagnésémie
hypomenorrhoea (hypomenorrhea) [,haɪpəʊ,menə'rɪə] hypoménorrhée
hyponatraemia (hyponatremia) [,haɪpəʊnə'tri:mɪə] hyponatrémie
hypopituitarism [,haɪpəʊpɪ'tju:ɪtərɪzəm] hypopituitarisme, hypohypophysie
hypoplasia [,haɪpəʊ'plæzɪə] hypoplasie
genital hypoplasia hypoplasie génitale
hypoplasis ['haɪpəʊ,plæsɪs] hypoplasie
pulmonary hypoplasis hypoplasie pulmonaire
hypoplastic ['haɪpəʊ,plæstɪk] hypoplastique
hypoprothrombinaemia (hypoprothrombinemia) [,haɪpəʊprəʊ,θrɒmbə'ni:mɪə] hypoprothrombinémie
hypospadias [,haɪpəʊ'spædi:əs] hypospadias
hypostasis [haɪ'pɒstəsɪs] pl hypostases [haɪ'pɒstəsi:z] hypostase
hypostatic [,haɪpəʊ'stætɪk] hypostatique
hypostatic pneumonia pneumonie hypostatique / de décubitus
hypotension [,haɪpəʊ'tenʃn] hypotension, hypotension artérielle
orthostatic hypotension hypotension posturale / orthostatique
postural hypotension hypotension orthostatique / posturale
hypotensive [,haɪpəʊ'tensɪv] hypotensif
supine hypotensive syndrome syndrome du choc postural / aorto-cave
hypotensive drugs médicaments hypotenseurs / hypotensifs
hypothalamus [haɪpə'θæləməs] pl hypothalami [haɪpə'θæləmaɪ] hypothalamus
hypothermia [,haɪpəʊ'θɜ:mɪə] hypothermie
neonatal hypothermia hypothermie néonatale
hypothesis [,haɪ'pɒθɪsɪs] hypothèse
hypothyroidism [,haɪpəʊ'θaɪrɔɪdɪzəm] hypothyroïdie, hypothyroïdisme, insuffisance thyroïdienne
hypotonia [,haɪpəʊ'təʊnɪə] hypotonie
hypotonic [,haɪpəʊ'tɒnɪk] hypotonique
hypotonic solution solution hypotonique
hypotonic uterine action contraction hypotonique de l'utérus
hypovolaemia (hypovolemia) [,haɪpəʊvɒ'li:mɪə] hypovolémie
hypovolaemic (hypovolemic) [,haɪpəʊvɒ'li:mɪk] hypovolémique
hypovolaemic shock choc hypovolémique
hypoxaemia (hypoxemia) [,haɪpɒk'si:mɪə] hypoxémie
hypoxaemic (hypoxemic) [,haɪpɒk'si:mɪk] hypoxémique
hypoxia [haɪ'pɒksɪə] hypoxie
hysterectomy [,hɪstə'rektəmɪ] hystérectomie
abdominal hysterectomy hystérectomie abdominale
subtotal hysterectomy hystérectomie partielle / subtotale
total hysterectomy hystérectomie totale
vaginal hysterectomy hystérectomie vaginale

Wertheim's hysterectomy hystérectomie élargie / de Wertheim
hysteria [hɪs'tɪərɪə] hystérie
hysteric [hɪs'terɪk] hystérique
hysterography [,hɪstə'rəʊgrəfɪ] hystérographie
hysterometry [,hɪstə'rəʊmɪtrɪ] hystérométrie
hystero-oophorectomy [,hɪstərəʊ,əʊfə'rektəmɪ] hystéro-ovariectomie
hystero-salpingectomy [,hɪstərəʊ,sælpɪŋ'dʒektəmɪ] hystérosalpingectomie
hysterosalpingogram [,hɪstərəʊ'sælpɪŋgəʊgræm] hystérosalpingogramme
hysterosalpingography [,hɪstərəʊ'sælpɪŋgəʊgrəfɪ] hystérosalpingographie
hysterotomy [,hɪstə'rɒtəmɪ] hystérotomie
iatrogenic [aɪ,ætrəʊ'dʒenɪk] iatrogénique
ibuprofen [,aɪbju:'prəʊfən] ibuprofène
ice [aɪs] glace
blue ice méthamphétamine
ice-pack ['aɪspæk] compresse glacée
ichthammol ['ɪkθæmɒl] ichthammol
ichthyosis [ɪkθɪ'əʊsɪs] ichtyose
icterus ['ɪktərəs] ictère, jaunisse
icterus gravis neonatorum ['ɪktərəs'grævɪs,ni:əʊneɪ'tɒ:rəm] ictère grave néonatal
icterus neonatorum ['ɪktərəs,ni:əʊneɪ'tɒ:rəm] ictère du nouveau-né; ictère simple du nouveau-né; ictère physiologique du nouveau-né
identical [aɪ'dentɪkəl] identique
identical twins vrais jumeaux
identification [aɪ,dentɪfɪ'keɪʃn] identification
identification bracelet bracelet d'identification
identification card fiche d'identification
identification label vignette d'identification
identify [aɪ'dentɪfaɪ] identifier
identify a pocket of amniotic fluid away from the baby déterminer l'emplacement d'une poche / citerne de liquide amniotique à distance du bébé
identify diseases that can be passed on from only one carrier parent déceler des maladies génétiques transmises par un seul parent porteur
idiopathic [,ɪdi:ə'pæθɪk] idiopathique
idiopathic hypercalcaemia hypercalcémie idiopathique
idoxuridine [,aɪdɒks'ju:rɪ,di:n] idoxuridine
ileocaecal (ileocecal) [,aɪli:əʊ'si:kəl] iléo-caecal
ileocaecal valve valvule iléo-caecale / de Bauhin
ileum [ɪ'li:əm] pl ilea [ɪ'li:ə] iléon
ileus ['ɪlɪəs] iléus, occlusion intestinale
meconium ileus iléus méconial
iliac [ɪ'li:æk] iliaque
iliac crest crête iliaque
innominate iliac crest ligne innominée
iliac fossa fosse iliaque interne
iliopectineal [,aɪli:əʊpek'tɪni:əl] iliopectiné
iliopectineal eminence éminence iliopectinée
iliopectineal line ligne iléopectinée

ilium ['ɪlɪəm] pl ilia ['ɪlɪə] ilion
illegal [ɪ'li:gəl] illégal, interdit, illicite
illegal drugs drogues illicites
image ['ɪmɪdʒ] image
body image schéma corporel
imaging ['ɪmɪdʒɪŋ] imagerie; visualisation
magnetic resonance imaging (MRI) imagerie par résonance magnétique
medical imaging imagerie médicale
imbalance [ɪm'bæləns] déséquilibre
electrolyte imbalance déséquilibre électrolytique
hormone imbalance déséquilibre hormonal
imbedding [ɪm'bedɪŋ] fixation; inclusion
immature [,ɪmə'tjʊə] immature
immaturity [,ɪmə'tjʊərɪtɪ] immaturité
immersion [ɪ'mɜ:ʃn] immersion
immersion in water immersion dans l'eau
immobile [ɪ'məʊbaɪl] immobile; immobilisé
immune [ɪ'mju:n] immun; immunisé
immune disorder trouble du système immunitaire
immune-reactive trypsin (IRT) test dépistage de la mucoviscidose sur base du dosage de la trypsine immuno-réactive
immune response réponse immunitaire
immune-suppressing medication médicament immunodépresseur
immune system système immunitaire
immune to a disease immunisé contre une maladie
immunity [ɪ'mju:nɪtɪ] immunité
acquired immunity immunité acquise
active immunity immunité active
cell-mediated immunity immunité à médiation cellulaire
cellular immunity immunité cellulaire
humoral immunity immunité humorale / à médiation humorale
innate immunity immunité innée
maternal immunity immunité maternelle
natural immunity défenses immunitaires
passive immunity immunité passive
immunity to infections résistance aux infections
immunity to rubella résistance à la rubéole, immunité contre la rubéole, programme de vaccination
immunization [,ɪmju:naɪ'zeɪʃn] immunisation, vaccination
feto-maternal immunization immunisation foeto-maternelle
recommended childhood immunization schedule calendrier des vaccinations conseillées
immunization programme programme de vaccination
immunization records carnet de vaccination
immunize ['ɪmju:naɪz] immuniser
immunodeficiency [ɪ,mjʊnəʊdɪ'fɪʃənsɪ] déficience immunologique, immunodéficience
acquired immunodeficiency syndrome syndrome d'immunodéficience acquise

human immunodeficiency virus (HIV) virus de l'immunodéficience humaine
immunoglobulin [ɪ,mjʊnəʊ'glɒbjʊlɪn] immunoglobuline
anti-D immunoglobulin immunoglobuline anti-D
immunological [ɪ,mjʊnəʊ'lɒdʒɪkəl] immunologique
immunological pregnancy test diagnostic immunologique de la grossesse
immunologist [ɪ,mjʊ'nɒlədʒɪst] immunologiste
immunology [ɪ,mjʊ'nɒlədʒɪ] immunologie
impacted [ɪm'pæktɪd] impacté; enclavé; inclus
impacted shoulder presentation présentation de l'épaule impactée
impaction [ɪm'pækʃn] enclavement
bowel impaction occlusion intestinale
impair [ɪm'peə] abîmer, détériorer
impaired [ɪm'peəd] handicapé, diminué, affaibli
impairment [ɪm'peəmənt] affaiblissement, diminution, déficience
hearing impairment trouble / baisse de l'audition
impair the ability to bear children affecter la capacité à mettre au monde / à porter des enfants
imperforate [ɪm'pɜ:fərɪt] non perforé
imperforate anus imperforation de l'anus
imperforate hymen imperforation de l'hymen
imperforation [ɪm,pɜ:fə'reɪʃn] imperforation
impetigo [,ɪmpɪ'taɪgəʊ] impétigo
bullous impetigo impétigo bulleux
impetigo of the newborn impétigo staphylococcique du nouveau-né
implant [ɪm'plɑ:nt] V implanter; s'implanter; N implant
breast implant implant / prothèse mammaire
premature separation of the normally implanted placenta décollement prématuré du placenta normalement inséré
silicone breast implant implant mammaire en silicone
implantation [,ɪmplɑ:n'teɪʃn] implantation
pre-implantation genetic diagnosis diagnostic génétique préimplantatoire
implantation bleed saignement à l'implantation / nidation
implantation bleeding saignement à l'implantation / nidation
implantology [,ɪmplɑ:n'tɒlədʒɪ] implantologie
implementation [,ɪmplɪmen'teɪʃn] mise en oeuvre, application
impotence ['ɪmpətəns] impuissance
impotent ['ɪmpətənt] impuissant
impregnate ['ɪmpregneɪt] féconder; imprégner, imbiber
impregnated ['ɪmpregneɪtɪd] imprégné
specially impregnated dipstick bandelette imprégnée d'un réactif
imprint [ɪm'prɪnt] imprimer, graver, marquer
imprinting [ɪm'prɪntɪŋ] impression
inability [,ɪnə'bɪlɪtɪ] incapacité, inaptitude
inability to control urine flow incapacité à empêcher la fuite d'urine
inborn ['ɪn,bɔ:n] inné
inborn errors of metabolism erreurs innées du métabolisme
in-breath ['ɪn,breθ] inspiration

incarcerated [ɪn'kɑ:səreɪtɪd] incarcéré
retroverted incarcerated gravid uterus rétroversion et incarcération de l'utérus gravide
incarcerated placenta placenta incarcéré; enchatonnement du placenta
incarceration [ɪn,kɑ:sə'reɪʃn] incarcération
incarceration of the retroverted gravid uterus incarcération de l'utérus gravide rétroversé
incest ['ɪnsest] inceste
incestuous ['ɪnsestjʊəs] incestueux
incidence ['ɪnsɪdəns] incidence, fréquence
incidental [,ɪnsɪ'dentl] annexe, accessoire, secondaire
incidental haemorrhage hémorragie de l'ante-partum / antépartale
incision [ɪn'sɪʒən] incision, entaille
low transverse incision incision transversale basse
low transverse uterine incision laparotomie transversale suspubienne
Pfannenstiel's incision incision de Pfannenstiel
shave the area of the incision raser l'endroit de l'incision
vertical incision incision verticale
inclination [,ɪnklɪ'neɪʃn] inclinaison
inclination of pelvis bascule / inclinaison du bassin, asymétrie pelvienne
inclusion [ɪn'klu:ʒən] inclusion
cytomegalic inclusion disease maladie des inclusions cytomégaliques
incompatibility ['ɪnkəm,pætə'bɪlɪtɪ] incompatibilité
ABO incompatibility incompatibilité sanguine ABO
blood group incompatibility incompatibilité des groupes sanguins
rhesus incompatibility incompatibilité rhésus
incompatible ['ɪnkəm'pætəbl] incompatible
incompetence [ɪn'kɒmpɪtəns] incompétence, insuffisance
cervical incompetence béance du col de l'utérus / utérin; béance isthmique
mitral incompetence insuffisance mitrale
pulmonary incompetence insuffisance pulmonaire
incompetent [ɪn'kɒmpɪtənt] incompétent, inapte
incompetent cervix béance du col de l'utérus / utérin; béance isthmique
incomplete [,ɪnkəm'pli:t] incomplet
incomplete abortion avortement incomplet
incomplete miscarriage fausse couche incomplète
incomplete rhesus antibodies agglutines irrégulières
incomplete rotation of fetal head rotation incomplète de la tête du foetus
incontinence [ɪn'kɒntɪnəns] incontinence
bowel incontinence incontinence fécale
stress incontinence incontinence à l'effort
urinary incontinence incontinence urinaire
incontinence of urine incontinence urinaire
incontinent [ɪn'kɒntɪnənt] incontinent
incoordinate [ɪnkəʊ'ɔ:dɪnɪt] incoordonné
incoordinate uterine action contraction utérine incoordonnée, dyscinésie utérine
incoordination [ɪnkəʊ,ɔ:dɪ'neɪʃn] incoordonnation
increase ['ɪnkri:s] V augmenter; N augmentation
cope with increased blood sugar levels traiter l'excès de sucre dans le sang

increased heart rate tachycardie
increase in blood pressure hausse de tension
increase the medication augmenter la posologie
incubate ['ɪnkjʊbeɪt] couver, incuber
incubation [,ɪnkjʊ'beɪʃn] incubation
incubation period période d'incubation
incubator ['ɪnkjʊbeɪtə] incubateur, couveuse
incudiform uterus [ɪn'kju:dɪ,fɔ:m'ju:tərəs] utérus incudiforme
independent [,ɪndɪ'pendənt] indépendant
independent midwife sage-femme libérale
index ['ɪndeks] pl indexes ['ɪndeksɪs] index, catalogue, répertoire; index (doigt)
    amniotic fluid index (AFI) index amniotique
    colour index valeur globulaire
    Quetelet index index de Quetelet
index ['ɪndeks] pl indices ['ɪndɪsi:z] indice; signe, indicateur
    body mass index (BMI) indice de masse corporelle
    clinical risk index for babies indice de risques cliniques pour les bébés
    prothrombin index indice de coagulabilité
index finger index
indigenous [ɪn'dɪdʒɪnəs] indigène
indigenous midwife matrone
indirect [,ɪndɪ'rekt] indirect
indirect antiglobulin test (IAT) test de Coombs indirect
indomethacin ['ɪndəʊ'meθəsɪn] indométacine
induce [ɪn'dju:s] induire, provoquer
    be induced se faire déclencher l'accouchement
    pregnancy-induced hypertension (PIH) hypertension artérielle gravidique
induced abortion interruption volontaire de grossesse
    voluntary induced abortion interruption volontaire de grossesse, IVG
induced delivery accouchement provoqué; déclenchement du travail
induced menopause ménopause provoquée
induce labour provoquer le travail
induction [ɪn'dʌkʃn] déclenchement, induction
    artificial induction of labour déclenchement artificiel du travail
    early induction déclenchement prématuré
    electrical induction of labour déclenchement électrique du travail
    ovulation induction déclenchement de l'ovulation
induction of labour déclenchement du travail
    offer an induction of labour proposer de déclencher le travail
induction rate pourcentage d'accouchements déclenchés
inertia [ɪ'nɜ:ʃə] inertie
    uterine inertia inertie utérine
inevitable [ɪn'evɪtəbl] inévitable
inevitable abortion avortement inévitable
inevitable haemorrhage hémorragie inévitable du placenta praevia
infancy ['ɪnfənsɪ] petite enfance
infant ['ɪnfənt] bébé, nourrisson

parent-infant relationship relation parent-enfant / parents-enfants
premature infant prématuré / né avant terme
preterm infant prématuré
sudden infant death syndrome (SIDS) mort subite du nourrisson
infant bronchiolitis bronchiolite du nourrisson
infant care puériculture
infant feeding allaitement
infant feeding problem difficulté à nourrir l'enfant
infant feeding times horaire des tétées
infanticide [ɪn'fæntɪsaɪd] infanticide
infantile ['ɪnfəntaɪl] infantile
infantile eczema eczéma infantile
infantile paralysis paralysie infantile, poliomyélite
infant massage massage (de) bébé, massage (du) nourrisson
infant mortality rate taux de mortalité infantile
infant's acute diarrhoea diarrhée aïgue du nourrisson
infarct ['ɪnfɑ:rkt] infarctus
placental infarct infarctus placentaire
infarction ['ɪnfɑ:rkʃn] infarctus, infarcissement
pulmonary infarction infarctus pulmonaire
infect [ɪn'fekt] infecter
infected [ɪn'fektɪd] infecté
be unknowingly infected être infecté sans le savoir
sticky infected eyes yeux collés par des sécrétions
infected abortion avortement provoqué par une infection
infected person personne contagieuse
infection [ɪn'fekʃn] infection
aerobic infection infection à germes aérobies
airborne infection infection transmise par voie aérienne; contamination par inhalation
anaerobic infection infection à germes anaérobies
autoinfection infection auto-immune
brain infection infection du cerveau
chest infection infection pulmonaire
chlamydia infection infection à chlamydia
congenital infection infection congénitale
cross infection infection croisée / surajoutée
cytomegalovirus infection maladie à cytomégalovirus
develop infections contracter / attraper des maladies infectieuses
droplet infection contamination par inhalation de gouttelettes infectées
ear infection otite
early-onset infection apparition précoce de l'infection
endogenous infection infection endogène
exogenous infection infection exogène
food-borne infection intoxication d'origine alimentaire
fungal infection mycose
get a stomach infection souffrir de gastrite

gum infections infections gingivales
herpes simplex infection infection par l'herpès
hospital acquired infection infection nosocomiale
hsv infection infection par le virus de l'herpès
immunity to infections résistance aux infections
kidney infection infection rénale
late-onset infection apparition tardive de l'infection
lower urinary tract infection infection urinaire basse
nosocomial infection infection nosocomiale
opportunistic infection infection opportuniste
postnatal infection infection postnatale
respiratory infection infection respiratoire
secondary infection surinfection
sexually transmitted infection (STI) infection sexuellement transmissible
site of infection foyer d'infection
skin infection infection cutanée
toxoplasma infection infection à toxoplasmes
transmit the infection to the baby transmettre l'infection au bébé
upper respiratory tract infection infection des voies respiratoires supérieures
urinary tract infection (UTIS) infection urinaire / des voies urinaires
uterine infection infection utérine
viral infection infection virale
viral liver infection infection virale du foie
yeast infection candidose; mycose

infectious [ɪn'fekʃəs] infectieux, contagieux
infectious disease maladie infectieuse
infectious jaundice ictère infectieux
inferior [ɪn'fɪərɪə] inférieur
inferior longitudinal sinus sinus longitudinal inférieur
inferior opening of pelvis détroit inférieur
inferior pubic ramus branche descendante du pubis
infertility [,ɪnfɜː'tɪlɪtɪ] infertilité, stérilité
treatment for infertility traitement contre la stérilité
infertility clinic centre de procréation médicalement assistée
infest [ɪn'fest] infester
infestation [,ɪnfes'teɪʃn] infestation, infection
infibulation [ɪn,fɪbjə'leɪʃn] infibulation
infiltration [,ɪnfɪl'treɪʃn] infiltration
infiltration analgesia anesthésie locale
inflamed [ɪn'fleɪmd] enflammé
inflammation [,ɪnflə'meɪʃn] inflammation
acute inflammation inflammation aiguë
chronic inflammation inflammation chronique
inflammatory [ɪn'flæmətərɪ] inflammatoire
inflammatory disease maladie inflammatoire
acute pelvic inflammatory disease maladies inflammatoires touchant les organes pelviens

pelvic inflammatory disease (PID) pelvipéritonite, salpingite aigüe
inflatable [ɪn'fleɪtəbl] gonflable
inflatable birthing ball ballon de naissance gonflable
inflate [ɪn'fleɪt] gonfler
continuous inflating pressure (CIP) pression positive continue
inflating bulb poire de tensiomètre
inflation [ɪn'fleɪʃn] insufflation
influenza [,ɪnflʊ'enzə] grippe
haemophilus influenzae serotype B (Hib) hemophilus influenzae serotype B (Hib)
information [,ɪnfə'meɪʃn] renseignements, informations
genetic information information génétique, renseignements génétiques
informed [ɪn'fɔ:md] informé
informed consent consentement éclairé
infundibular [ɪnfʌn'dɪbjʊlə] infundibulaire
infundibular pregnancy grossesse infundibulaire
infundibulum [ɪnfʌn'dɪbjʊləm] pl infundibula [ɪnfʌn'dɪbjʊlə] pavillon, infundibulum
infundibulum of uterine tube infundibulum de la trompe utérine
infuse [ɪn'fju:z] infuser; perfuser
infusion [ɪn'fju:ʒən] infusion; injection intraveineuse, perfusion
intravenous infusion perfusion intraveineuse
ingest [ɪn'dʒest] ingérer
ingestion [ɪn'dʒestʃn] ingestion, absorption
ingrained [ɪn'greɪnd] enraciné, incrusté, invétéré
ingrained behaviour comportement inné
inguinal ['ɪŋgwɪnl] inguinal
inguinal canal canal inguinal
inguinal hernia hernie inguinale
inhalation [,ɪnhə'leɪʃn] inhalation
amniotic inhalation inhalation amniotique
inhalation anaesthesia anesthésie par inhalation / au masque
inhalation analgesia anesthésie par inhalation
inhale [ɪn'heɪl] inhaler
inhaled steroids corticoïdes inhalés
inhaler [ɪn'heɪlə] inhalateur
asthma inhaler pump inhalateur pour asthmatiques
inheritance [ɪn'herɪtəns] hérédité
autosomal dominant inheritance hérédité autosomale dominante
autosomal recessive inheritance hérédité autosomale récessive
cytoplasmic inheritance hérédité cytoplasmique / maternelle
dominant inheritance hérédité transmise selon le mode dominant
genetic inheritance héritage génétique
maternal inheritance hérédité maternelle
inherited [ɪn'herɪtɪd] héréditaire
have a history of an inherited disease avoir des antécédents de maladies héréditaires
recessively inherited haemoglobinopathy hémoglobinopathie à transmission récessive
inherited condition maladie héréditaire, antécédent de maladie héréditaire
blood tests for inherited conditions dépistage des maladies héréditaires par dosage

sanguin
recessively inherited genetic condition maladie à transmission récessive
inhibin A [ɪn'hɪbɪn] inhibine A
inhibition [ɪnhɪ'bɪʃn] inhibition
lactation inhibition inhibition de l'allaitement
inhibitor [ɪn'hɪbɪtə] N inhibiteur
angiotensin converting enzyme (ACE) inhibitor inhibiteur de l'enzyme de conversion de l'angiotensine
monoamine oxidase inhibitor (MAOI) inhibiteur de la monoamine oxydase
uterine contraction inhibitor inhibiteur de la contraction utérine
inhibitory [ɪn'hɪbɪtərɪ] ADJ inhibiteur
in-home care garde à domicile
iniencephaly [,ɪnɪen'sefəlɪ] iniencéphalie
inject [ɪn'dʒekt] injecter, piquer
injection [ɪn'dʒekʃn] injection, piqûre
anti-D injection injection de sérum anti-D
blood-thinning injection injection d'anticoagulants
epidural injection épidurale, rachianesthésie, péridurale
give oneself injections se faire des injections
hepatitis B injection vaccin anti-hépatite B
insulin injection injection / piqûre d'insuline
intra-amniotic injection injection intra-amniotique
intradermal injection injection intradermique
intramural injection injection intramurale
intramuscular injection injection intramusculaire
intrathecal injection injection intrathécale
intravenous injection injection intraveineuse
subcutaneous injection injection sous-cutanée
injury ['ɪndʒərɪ] blessure
birth injury traumatisme à la naissance
non-accidental injury (NAI) syndrome des enfants battus
inlet ['ɪnlet] admission, entrée
pelvic inlet détroit supérieur du bassin
pelvic inlet contraction rétrécissement du détroit supérieur
inlet strait of the pelvis détroit supérieur
innate [ɪ'neɪt] inné
innate immunity immunité innée
inner ['ɪnə] intérieur; intime; interne
inner ear oreille interne
inner cell mass bouton embryonnaire
inner layer feuillet interne
innervation [,ɪnɜ:'veɪʃn] innervation
innominate [ɪ'nɒmɪnɪt] innominé
innominate artery artère innominée; tronc artériel brachio-céphalique
innominate bone os innominé / iliaque
innominate iliac crest ligne innominée
innominate vein veine innominée; tronc veineux brachio-céphalique

inoculate [ɪ'nɒkjʊleɪt] vacciner, inoculer
inoculation [ɪ,nɒkjʊ'leɪʃn] vaccination, inoculation
inpatient ['ɪn,peɪʃənt] patient hospitalisé
inquest ['ɪnkwest] enquête
coroner's inquest enquête du médecin légiste / du coroner
insect ['ɪnsekt] insecte
insect repellent répulsif (contre les insectes)
inseminate [ɪn'semɪneɪt] inséminer
insemination [ɪn,semɪ'neɪʃn] insémination
artificial insemination insémination artificielle
insert [ɪn'sɜ:t] insérer, introduire
insertion [ɪn'sɜ:ʃn] insertion
low insertion of the placenta insertion basse du placenta, placenta praevia
point of insertion point d'insertion
velamentous insertion of the umbilical cord insertion vélamenteuse du cordon
insert the teat into the baby's mouth introduire la tétine dans la bouche du bébé
insidious [ɪn'sɪdɪəs] insidieux
insomnia [ɪn'sɒmnɪə] insomnie
inspection [ɪn'spekʃn] inspection
inspiration [,ɪnspə'reɪʃn] inspiration
inspiratory [ɪn'spaɪərətərɪ] inspiratoire
instillation [,ɪnstɪ'leɪʃn] instillation
instinct ['ɪnstɪŋkt] instinct
nesting instinct instinct maternel qui pousse à tout préparer pour la venue de bébé
instrument ['ɪnstrʊmənt] instrument
case of surgical instruments trousse chirurgicale
instrumental [,ɪnstrʊ'mentl] instrumental; déterminant
instrumental delivery accouchement instrumental
instrumental dilatation of the uterine cervix dilatation artificielle du col utérin
instrumental extraction of the fetus extraction instrumentale du foetus
instrumental rotation rotation instrumentale
insufficiency [,ɪnsə'fɪʃənsɪ] insuffisance
luteal insufficiency insuffisance lutéale
mitral insufficiency insuffisance mitrale
renal insufficiency insuffisance rénale
venous insufficiency insuffisance veineuse
insufficient [,ɪnsə'fɪʃənt] insuffisant
insufflate [,ɪnsʌ'fleɪt] insuffler
insufflation [,ɪnsʌ'fleɪʃn] insufflation
tubal insufflation insufflation tubaire, méthode de Rubin
insufflation of the Fallopian tubes insufflation tubaire
insulin ['ɪnsjʊlɪn] insuline
insulin-dependent diabetes mellitus (IDDM) diabète insulino-dépendant
non-insulin-dependent diabetes mellitus diabète non insulino-dépendant
insulin injection injection / piqûre d'insuline
intake ['ɪnteɪk] prise, consommation, ration
calorie intake apport en calories

fluid intake apport hydrique; apport de liquide, quantité de liquide reçue
recommended daily intake apport journalier recommandé
stop all oral intake arrêter de manger
supplement nutritional intake of iron complémenter médicalement l'apport en fer naturel

intake of B vitamins apport en vitamines B
integrated ['ɪntɪgreɪtɪd] intégré
integrated medicine médecine intégrée
integrated test test intégré
integrative ['ɪntɪgreɪtɪv] intégratif
integrative medicine médecine intégrative
intelligence [ɪn'telɪdʒəns] intelligence
intelligence quotient (IQ) quotient intellectuel (QI)
intense [ɪn'tens] intense, violent, très vif
intense contractions contractions intenses
intensity [ɪn'tensɪtɪ] intensité
intensive [ɪn'tensɪv] intensif
intensive care réanimation; soins intensifs
neonatal intensive care unit unité de réanimation néonatale / de soins intensifs néonatals

intensive care unit unité de réanimation
interaction [,ɪntə'rækʃn] interaction
drug interaction interaction médicamenteuse

intercellular [,ɪntə'seljʊlə] intercellulaire
intercostal [,ɪntə'kɒstl] intercostal
intercostal muscles muscles intercostaux
intercostal retraction (Silverman Score) tirage intercostal
intercostal space espace intercostal
intercourse ['ɪntəkɔ:s] relations, rapports, rapports sexuels
be transmitted by sexual intercourse se transmettre lors des rapports sexuels
resumption of sexual intercourse reprise des rapports sexuels
sexual intercourse relations sexuelles, rapports sexuels
sexual intercourse in pregnancy relations sexuelles / rapports sexuels pendant la grossesse
time-tabling intercourse planification des rapports

intermediate [,ɪntə'mi:dɪət] intermédiaire
intermediate fetal death mort foetale intermédiaire
intermittent [,ɪntə'mɪtənt] intermittent
intermittent mandatory ventilation (IMV) ventilation contrôlée intermittente
intermittent positive pressure ventilation ((IPPV) pression positive intermittente
internal [ɪn'tɜ:nl] interne
internal ballottement ballottement foetal perçu par le vagin
internal bleeding hémorragie interne
internal conjugate diameter diamètre promontosuspubien
internal examination examen clinique / gynécologique
internal jugular vein veine jugulaire interne
internal os orifice interne du col utérin / de l'utérus

internal sex organs organes sexuels internes
internal version version par manoeuvre interne
International Code of Marketing of Breast Milk Substitutes code international de
commercialisation des substituts du lait maternel
interruption [,ɪntə'rʌpʃn] interruption
artificial interruption of lactation interruption artificielle de l'allaitement
intersex ['ɪntəseks] N intersexualité; ADJ intersexué
interspinous [,ɪntə'spaɪnəs] interépineux
interstice [ɪn'tɜ:stɪs] interstice
interstitial [,ɪntə'stɪʃəl] interstitiel
interstitial ectopic pregnancy grossesse interstitielle
interstitial pregnancy grossesse interstitielle
intertrigo [,ɪntə'traɪgəʊ] intertrigo, érythème intertrigo
intervertebral [,ɪntə'vɜ:tɪbrəl] intervertébral
intervertebral disc disque intervertébral
prolapsed intervertebral disc procidence d'un disque intervertébral
intervillous [,ɪntə'vɪləs] intervilleux
intervillous space chambre intervilleuse; lacs sanguins maternels
intestinal [ɪn'testɪnl] intestinal
intestinal flora flore intestinale
intestinal motility transit intestinal
intestinal obstruction occlusion intestinale
intestinal stasis stase intestinale
intestinal surface of uterus face postérosupérieure de l'utérus
intestinal villi villosités intestinales
intestine [ɪn'testɪn] intestin
large intestine gros intestin, côlon
small intestine intestin grêle
intolerance [ɪn'tɒlərəns] intolérance
disaccharide intolerance intolérance aux disaccharides
food intolerance intolérance à certains aliments
gluten intolerance intolérance au gluten
lactose intolerance intolérance au lactose
intolerance to lactose intolérance au lactose
intolerance to protein in cow's milk intolérance à certaines protéines du lait de vache
intolerant [ɪn'tɒlərənt] intolérant
be intolerant of présenter une intolérance à
intra-amniotic injection injection intra-amniotique
intracellular [,ɪntrə'seljʊlə] intracellulaire
intracellular fluid liquide intracellulaire
intracellular organisms organismes intracellulaires
intracranial [,ɪntrə'kreɪnɪəl] intracrânien
intracranial haemorrhage hémorragie intracrânienne
intracranial membranes membranes intracrâniennes
intracranial pressure pression intracrânienne
intractable [ɪn'træktəbl] réfractaire à tout traitement
intractable hiccup hoquet incoercible

intractable pain douleur réfractaire / sans rémission
intradermal [ˌɪntrə'dɜ:məl] intradermique
intradermal injection injection intradermique
intraepithelial [ˌɪntrəˌepɪ'θi:lɪəl] intraépithélial
intraepithelial neoplasia néoplasie intraépithéliale
cervical intraepithelial neoplasia néoplasie intraépithéliale cervicale
intrafallopian [ˌɪntrə'fələʊpɪən] intratubaire
gamete intrafallopian transfer (GIFT) transfert intratubaire de gamètes
zygote intrafallopian transfer transfert intratubaire de zygotes
intragastric [ˌintrə'gæstrɪk] intragastrique
intragastric tube feeding alimentation par sonde gastrique
intrahepatic [ˌɪntrəhɪ'pætɪk] intrahépatique
intrahepatic cholestasis of pregnancy cholestase intrahépatique gravidique
intramural injection [ˌɪntrə'mjʊərəlɪn'dʒekʃn] injection intramurale
intramuscular [ˌɪntrə'mʌskjʊlə] intramusculaire
intramuscular injection injection intramusculaire
intrapartum [ˌɪntrə'pɑ:təm] au moment de l'accouchement
intrapartum fetal death mortalité foetale intrapartum
intrapartum haemorrhage hémorragie au cours du travail
intraperitoneal [ˌɪntrəˌperɪtə'ni:əl] intrapéritonéal
intraperitoneal transfusion injection intrapéritonéale
intrathecal [ˌɪntrə'θi:kl] intrathécal
intrathecal injection injection intrathécale
intrauterine [ˌɪntrə'ju:təraɪn] intra-utérin
intrauterine contraceptive device (IUCD) stérilet
intrauterine death mort foetale in utero
intrauterine fetal demise mort du foetus in utero
intrauterine fetal transfusion transfusion foetale in utero
intrauterine growth retardation retard de croissance intra-utérin, hypotrophie foetale
intrauterine growth restriction retard de croissance intra-utérin, hypotrophie foetale
intrauterine malposition malposition intra-utérine
intrauterine pregnancy grossesse utérine
intrauterine retention of a dead fetus rétention de foetus mort in utero
intrauterine surgical technique technique chirurgicale in utero
intrauterine transfusion transfusion intra-utérine
intravaginal [ˌɪntrəvə'dʒaɪnəl] intravaginal
intravaginally [ˌɪntrəvə'dʒaɪnəlɪ] par voie intravaginale
intravascular [ˌɪntrə'væskjʊlə] intravasculaire
disseminated intravascular coagulation (DIC) coagulation intravasculaire disséminée
intravascular coagulation coagulation intravasculaire
intravenous [ˌɪntrə'vi:nəs] intraveineux
give intravenous antibiotics administrer des antibiotiques par voie intraveineuse
intravenous drip goutte-à-goutte intraveineux
fit an intravenous line poser une perfusion
rehydrate by intravenous drip réhydrater par perfusion
stand for intravenous drip support de perfusion
intravenous fluid solution intraveineuse

intravenous infusion perfusion intraveineuse
intravenous injection injection intraveineuse
intravenous line perfusion intraveineuse
intravenously [,ɪntrə'vi:nəslɪ] par voie intraveineuse
intravenous pyelography pyélographie intraveineuse
intraventricular [,ɪntrəven'trɪkjʊlə] intraventriculaire
intraventricular haemorrhage (IVH) hémorragie intraventriculaire
intrinsic [ɪn'trɪnsɪk] intrinsèque
intrinsic factor facteur intrinsèque
introitus [ɪn'trəʊɪtəs] entrée, ouverture
introitus vaginae orifice vaginal, entrée du vagin
intubate ['ɪntjʊbeɪt] intuber
intubated ['ɪntjʊbeɪtɪd] intubé
intubation [,ɪntjʊ'beɪʃn] intubation
    endotracheal intubation intubation endotrachéale
    tracheal intubation intubation trachéale
intussusception [,ɪntəssə'sepʃn] intussusception, invagination
invagination [ɪn,vædʒɪ'neɪʃn] invagination
invasive [ɪn'veɪsɪv] invasif
inverse ['ɪnvɜ:s] inverse
inversion [ɪn'vɜ:ʃn] inversion, renversement
    acute inversion of the uterus inversion aiguë de l'utérus / utérine
    uterine inversion inversion utérine, utérus inversé
inversion of the uterus inversion de l'utérus
invert [ɪn'vɜ:t] renverser, retourner
inverted nipple mamelon rentré / ombiliqué
in vitro [ɪn'vi:trəʊ] in vitro
in vitro fertilization fécondation in vitro
in vitro fertilization and embryo transfer fécondation in vitro et transfert d'embryons; FIVETTE
in vivo [ɪn'vi:vəʊ] in vivo
involuntary [ɪn'vɒləntərɪ] involontaire
involuntary leakage of urine perte d'urine involontaire, incontinence
involution [,ɪnvə'lu:ʃn] involution
    uterine involution involution utérine
involutional [,ɪnvə'lu:ʃənl] involutif
involution of the uterus involution utérine
iodide ['aɪədaɪd] iodure
iodine ['aɪədi:n] iode
    tincture of iodine teinture d'iode
ion ['aɪən] ion
    hydrogen ion concentration concentration en ions d'hydrogène
    hydrogen ions ions d'hydrogène
iris ['aɪərɪs] pl irises ['aɪərɪsi:z] iris
iritis [,aɪə'raɪtɪs] iritis
iron ['aɪən] fer
    be deficient in iron stores souffrir d'une carence en fer

stored iron réserves de fer
straightening irons fers à défriser
supplement nutritional intake of iron complémenter médicalement l'apport en fer naturel
unable to absorb adequate iron incapable de fixer correctement le fer
iron deficiency carence en fer; manque de fer
iron deficiency anaemia anémie ferriprive / par manque de fer / par carence martiale / sidéropénique
iron-rich riche en fer
iron-rich foods aliments riches en fer
iron supplement supplément en fer; complémentation en fer
irregular [ɪ'regjʊlə] irrégulier
irregular contraction dysharmonie contractile
irreversible [,ɪrɪ'vɜ:səbl] irréversible
irreversible coma coma dépassé
irrigate ['ɪrɪgeɪt] irriguer
irrigation [,ɪrɪ'geɪʃn] irrigation, lavage
irritation [,ɪrɪ'teɪʃn] irritation
minor irritation petite irritation
skin irritation irritation cutanée
ischaemia (ischemia) [ɪ'ski:mɪə] ischémie
ischaemic (ischemic) [ɪ'skemɪk] ischémique
ischial ['ɪskɪəl] ischiatique
ischial tuberosity tubérosité ischiatique
ischiocavernosus muscle [,ɪs'ki:əʊ,kævə'nəʊsɪs'mʌsl] muscle ischiocaverneux
ischiococcygeal muscle [ɪs'ki:əʊkɒksɪ'dʒi:əl'mʌsl] muscle ischiococcygien
ischiococcygeus muscle [ɪs'ki:əʊkɒksɪ'dʒi:əs'mʌsl] muscle ischiococcygien
ischium ['ɪskɪəm] pl ischia ['ɪskɪə] ischion
islet ['aɪlɪt] îlot
Langerhans' islets îlots de Langerhans
isoimmunization ['aɪsəʊ,ɪmjʊnaɪ'zeɪʃn] iso-immunisation
isolation [,aɪsəʊ'leɪʃn] isolation
isometric [,aɪsəʊ'metrɪk] isométrique
isoniazid [,aɪsəʊ'naɪəsɪd] isoniazide
isotonic [,aɪsəʊ'tɒnɪk] isotonique
isotonic solution solution isotonique
isotope ['aɪsəʊtəʊp] isotope
radio-isotope radio-isotope
radio-isotope scan scintigraphie
isoxsuprine hydrochloride [ɪ'sɒksə,pri:n,haɪdrə'klɔ:raɪd] chlorhydrate d'isoxsuprine
ispaghula [,ɪspə'gu:lə] ispaghul
ispaghula husk graine d'ispaghul
isthmic ['ɪsmɪk] isthmique
isthmic pregnancy grossesse isthmique
isthmus ['ɪsməs] pl isthmuses ['ɪsməsɪs] / isthmi ['ɪsmaɪ] isthme
tubal isthmus isthme de la trompe / tubaire
uterine isthmus isthme utérin

itch [ɪtʃ] V démanger; N démangeaison, gale
itchiness ['ɪtʃɪnɪs] démangeaison
severe itchiness fortes démangeaisons
itching ['ɪtʃɪŋ] démangeaison
anti-itching remedy remède / médicament anti-démangeaisons
vaginal itching démangeaisons vaginales; prurit vaginal
itching in pregnancy cholestase gravidique
itchy ['ɪtʃɪ] prurigineux
itchy blister-type rash éruption cutanée avec cloques et démangeaisons
itchy feet démangeaisons aux pieds
itchy hands démangeaisons aux mains
I.V. line ['aɪ'vi:'laɪn] perfusion intraveineuse
I.V. route ['aɪ'vi:'ru:t] en intraveineuse
Jacquemier's sign signe de Jacquemier, coloration spécifique de la muqueuse vaginale en début de grossesse
jacuzzi [dʒə'ku:zɪ] jacuzzi
jaundice ['dʒɔ:ndɪs] jaunisse, ictère
bout of jaundice poussée ictérique
breast milk jaundice jaunisse du / ictère au lait maternel
cholestatic jaundice jaunisse cholestatique
haemolytic jaundice ictère hémolytique
infectious jaundice ictère infectieux
neonatal jaundice ictère néonatal / du nouveau-né
obstructive jaundice ictère par obstruction
physiological jaundice ictère néonatal, ictère physiologique, ictère du nouveau-né
jaundice baby nouveau-né souffrant de jaunisse / d'un ictère; nouveau-né présentant une jaunisse / un ictère
jaw [dʒɔ:] mâchoire
jaw muscle muscle de la mâchoire
jejunal [dʒɪ'dʒu:nəl] jéjunal
jejunum [dʒɪ'dʒu:nəm] jéjunum
jelly ['dʒelɪ] gelée; vaseline
contraceptive jelly gelée contraceptive
petroleum jelly vaseline
Wharton's jelly gelée / gélatine de Wharton
jelly-like gélatineux
jelly-like substance substance gélatineuse / semblable à de la gelée
jerk [dʒɜ:k] secousse; réflexe
jerky ['dʒɜ:kɪ] saccadé
jerky breathing respiration saccadée
jerky movements mouvements saccadés
jitteriness ['dʒɪtərɪnɪs] énervement
jittery ['dʒɪtərɪ] nerveux, agité
joint [dʒɔɪnt] articulation
bony joint articulation osseuse
cartilaginous joint articulation cartilagineuse
coxal joint articulation coxo-fémorale

hip-joint articulation coxo-fémorale
sacrococcygeal joint articulation sacro-coccygienne
sacroiliac joint articulation sacro-iliaque
stiffness of joints of hand raideur des articulations de la main
symphysis pubis joint articulation de la symphyse pubienne
joint dislocation luxation
joint pains douleurs articulaires
joy [dʒɔɪ] joie
joys of parenthood joies de la maternité / paternité
jugular ['dʒʌgjʊlə] jugulaire; veine jugulaire
jugular vein veine jugulaire
anterior jugular vein veine jugulaire antérieure
external jugular vein veine jugulaire externe
internal jugular vein veine jugulaire interne
justifiable [,dʒʌstɪ'faɪəbl] justifié, légitime, défendable
justifiable abortion avortement thérapeutique
justominor pelvis bassin justominor / gynécoïde rétréci / aplati et généralement rétréci
juxtaposition [,dʒʌkstəpə'zɪʃn] juxtaposition
kalaemia (kalemia) [keɪ'li:mɪə] kaliémie
kalium ['keɪlɪəm] potassium
kaliuria [,keɪlɪ'jʊərɪə] kaliurie
kanamycin [,kænə'maɪsɪn] kanamycine
kangaroo care [,kæŋgə'ru:'keə] méthode kangourou
kaolin ['keəlɪn] kaolin
Kaposi's sarcoma sarcomatose multiple hémorragique de Kaposi, sarcome de Kaposi
karyotype ['kærɪə,taɪp] V réaliser un caryotype, N caryotype
karyotyping ['kærɪə,taɪpɪŋ] réalisation d'un caryotype
keep one's weight healthy surveiller son poids
keep the bottle tilted at an angle of 45 degrees maintenir le biberon incliné à 45 degrés
keep upright to encourage the baby to descend se tenir debout afin de faciliter l'engagement du bébé
keloid ['ki:lɔɪd] chéloïde
keratic [ke'rætɪk] corné, calleux
keratin ['kerətɪn] kératine
keratinization [,kerətɪnɪ'zeɪʃn] kératinisation
keratitis [,kerə'taɪtɪs] pl keratitides [,kerə'taɪtɪdi:z] kératite
kernicterus [kɜ:'nɪktərəs] ictère nucléaire, kernictère
Kernig's sign signe de Kernig
ketoacidosis ['ki:təʊ,æsɪ'dəʊsɪs] acido-cétose, céto-acidose, cétose
ketonaemia (ketonemia) [,ki:təʊ'ni:mɪə] cétonémie
ketone ['ki:təʊn] cétone; cétonique
ketonic [kɪ'tɒnɪk] cétonique
ketonuria ,ki:təʊ'njʊərɪə] cétonurie, acétonurie
ketosis [ki:'təʊsɪs] pl ketoses [ki:'təʊsi:z] acido-cétose, céto-acidose, cétose
keyhole ['ki:həʊl] trou de serrure
keyhole surgery chirurgie endoscopique
kick [kɪk] V donner des coups de pied; N coup de pied

kick-count sheet grille pour inscrire le nombre de mouvements (de bébé)
kick in commencer à agir
kick sheet grille pour inscrire le nombre de mouvements (de bébé)
kidney ['kɪdnɪ] rein
    multicystic kidney rein polykystique
    multicystic kidney disease maladie rénale polykystique
    polycystic kidney rein polykystique
    polycystic kidney disease maladie rénale polykystique
kidney disease pathologie rénale
kidney dish haricot
kidney disorder maladie rénale
kidney failure insuffisance rénale; troubles rénaux
kidney infection infection rénale
Kielland's forceps forceps de Kielland
kit [kɪt] kit
    ovulation kit kit de détection de l'ovulation
    ovulation-predictor kit kit de détection de l'ovulation
    pregnancy testing kit test de grossesse
Klebsiella genus genre Klebsiella
Klebs-Löffler bacillus bacille de Klebs-Löffler
Kleihauer test test de Kleihauer
Klinefelter's syndrome (XXY syndrome) syndrome de Klinefelter
Klumpke's palsy paralysie de Klumpke, syndrome de Déjerine-Klumpke
Klumpke's paralysis paralysie de Klumpke, syndrome de Déjerine-Klumpke
knead [ni:d] pétrir, travailler, malaxer
kneading ['ni:dɪŋ] pétrissage
knee [ni:] genou
    get into the knee-chest position replier le buste sur les genoux
    with her knees bent and apart les genoux fléchis et écartés
kneecap ['ni:kæp] rotule
knee-chest position position génupectorale
knee presentation présentation du genou
knickers ['nɪkəz] culotte / slip de femme
knock [nɒk] V frapper; N coup
knock-on effect implications; répercussions; retombées
knot [nɒt] V faire un noeud, nouer; N noeud
knotted cord noeuds du cordon
Kocher's forceps pince de Kocher
Koch's bacillus bacille de Koch
Koplik's sign signe de Koplik
Koplik's spot tache / signe de Koplik
Korotkoff's sounds phase de Korotkow
Kraurosis vulvae Kraurosis vulvae
kwashiorkor [ˌkwɑ:ʃɪ'ɔ:kɔ:] kwashiorkor, maladie oedématique du sevrage
kyphosis [kaɪ'fəʊsɪs] cyphose
lab [læb] labo
label ['leɪbl] étiquette

identification label vignette d'identification
labetalol hydrochloride [leɪ'betəlɒl,haɪdrə'klɔ:raɪd] chlorhydrate de labétalol
labia ['leɪbɪə] lèvres
labial ['leɪbɪəl] labial
labia majora grandes lèvres
labia minora petites lèvres
labile ['leɪbaɪl] labile
labile hypertension hypertension labile
labium ['leɪbɪʊm] pl labia ['leɪbɪə] lèvre de la vulve
labium majus pudendi grande lèvre
labium minus pudendi petite lèvre
laboratory [lə'bɒrətərɪ] laboratoire
clinical laboratory laboratoire d'analyses médicales
Venereal Disease Research Laboratory laboratoire de recherches des maladies vénériennes
labour (labor) ['leɪbə] travail
acceleration of labour accélération du travail
active labour travail actif
active management of labour gestion active du travail, travail dirigé
active management of third stage of labour gestion active de la troisième période du travail
active phase labour travail en phase active
active phase of labour phase active du travail
arrest of labour inertie utérine, arrêt du travail
artificial induction of labour déclenchement artificiel du travail
augmentation of labour accélération du travail
back labour travail provoquant des douleurs lombaires
bring on early labour déclencher précocement les contractions
cause premature labour causer / déclencher des accouchements prématurés
delayed first stage labour travail inefficace dans la première phase
delay in labour phase de latence dans le travail
delay in the first stage of labour latence dans la première phase du travail
diagram of labour diagramme du travail
electrical induction of labour déclenchement électrique du travail
false labour faux travail
fast labour accouchement rapide
first stage of labour première phase du travail
have premature labour accoucher prématurément
induce labour provoquer le travail
induction of labour déclenchement du travail
latent labour travail latent
mechanism of labour mécanisme du travail
missed labour rétention foetale
normal labour travail normal
obstructed labour dystocie
obstructed labour due to locked twins dystocie gémellaire
obstructed labour due to unusually large fetus dystocie due à un foetus

anormalement gros / à un macrosome
offer an induction of labour proposer de déclencher le travail
precipitate labour accouchement accéléré / précipité
premature labour accouchement prématuré, naissance prématurée
preterm labour travail prématuré / avant le terme
professional labour support accompagnante professionnelle
progress of labour déroulement de l'accouchement
prolonged labour travail / accouchement prolongé
second stage of labour deuxième phase du travail
slow labour travail progressant lentement / inefficace
slow labour down ralentir le travail
speed up labour accélérer l'accouchement
spontaneous labour travail spontané
spontaneous onset of labour déclenchement spontané du travail
spurious labour faux travail, contractions de Braxton Hicks, fausses contractions
term labour accouchement à terme
third stage of labour troisième phase du travail, délivrance
transitional labour période de transition (du travail)
trial of labour épreuve du travail; épreuve d'exercice maternel
true labour vrai travail
vaginal breech labour présentation par le siège

labour aid médicament stimulant le travail
labour fever fièvre du travail
labour pains douleurs de l'accouchement
labour room salle de travail
labour ward salle de travail
lab test analyse en laboratoire
lacerate ['læsəreɪt] lacérer
lacerated ['læsəreɪtɪd] lacéré
laceration [,læsə'reɪʃn] lacération, déchirure

central perineal laceration déchirure centrale du périnée
cervical laceration déchirure cervicale
complete perineal laceration déchirure périnéale complète, D4
first-degree perineal laceration déchirure périnéale du premier degré, D1
perineal laceration déchirure périnéale
second-degree perineal laceration déchirure périnéale du second degré, D2
third-degree perineal laceration déchirure périnéale du troisième degré, D3

lack [læk] V manquer de; N manque

be lacking in iron manquer de fer

lack of appetite manque / perte d'appétit
lack of intensity of uterine contractions hypocinésie uterine d'intensité
lacrimal ['lækrəməl] lacrymal
lacrimal canal canal lacrymal
lacrimal duct canal lacrymal
lacrimal glands glandes lacrymales
lactacidaemia (lactacidemia) [læk,tæsɪ'di:mɪə] lactacidémie
lactalbumin [læk'tælbjʊmɪn] lactalbumine

lactase ['lækteɪs] lactase
lactating ['lækteɪtɪŋ] produisant du lait
lactating breast sein en période de lactation
non lactating breast sein hors période de lactation
lactation [læk'teɪʃn] lactation, allaitement
artificial interruption of lactation interruption artificielle de l'allaitement
mixed lactation allaitement mixte
suppression of lactation interruption de l'allaitement
lactation inhibition inhibition de l'allaitement
lactation period période de lactation
lacteal ['læktɪəl] lactéal
lacteals ['læktɪəlz] lactéales, veines lactées
lacteal tooth dent lactéale / de lait
lactic ['læktɪk] lactique
lactic acid acide lactique
lactiferous [læk'tɪfərəs] lactifère
lactobacillus [,læktəʊbə'sɪləs] lactobacille
lactobacillus acidophilus [,læktəʊbə'sɪləs,æsɪ'dəʊfələs] lactobacille acidophile
lactobacillus bifidus [,læktəʊbə'sɪləs'bɪfɪdəs] lactobacille bifidus
lactoferrin [,læktəʊ'ferɪn] lactoferrine
lactogen ['læktə,dʒən] lactogène
human placental lactogen hormone lactogène placentaire
placental lactogen lactogène placentaire
lactogenesis [,læktə'dʒenɪsɪs] lactogenèse
lactogenic [,læktə'dʒenɪk] lactogénique
lactogenic hormone hormone lactogène; prolactine
placenta lactogenic hormone hormone lactogène placentaire
lactoglobulin [,læktəʊ'glɒbjəlɪn] lactoglobuline
lactose ['læktəʊs] lactose
intolerance to lactose intolérance au lactose
lactose intolerance intolérance au lactose
lactose tolerance test test de tolérance au lactose
lactosuria [,læktə'sjʊərɪə] lactosurie
lactovegetarian [,læktəʊ,vedʒɪ'teərɪən] lacto-végétarien
lactovegetarian diet régime lacto-végétarien
lactulose ['læktjələʊs] lactulose
laked ['leɪkt] laqué
laked blood sang laqué
Lamaze method [lə'mɑ:z'meθəd] méthode de Lamaze
Lamaze technique accouchement sans douleur; accouchement psycho-prophylactique
lambda ['læmdə] lambda
lambdoidal ['læmdɔɪdl] lambdoïde
lambdoidal suture suture lambdoïde
lamella [lə'melə] pl lamellas [lə'meləz] / lamellae [lə'meli:] lamelle
lamellar [lə'melə] lamelleux
lamellar exfoliation of newborn desquamation collodionnée / lamelleuse du nouveau-né, exfoliation lamelleuse du nouveau-né

lamp [læmp] lampe
bedside lamp veilleuse
Lancefield's classification classification de Lancefield
Landsteiner's classification classification de Landsteiner
Langerhans' islets îlots de Langerhans
Langhans' cell layer couche des cellules de Langhans, cytotrophoblaste
lanolin ['lænəʊlɪn] lanoline
lanugo [lə'nju:gəʊ] lanugo
laparoscope ['læpərəskəʊp] laparoscope
laparoscopy [,læpə'rɒskəpɪ] laparoscopie
laparotomy [,læpə'rɒtəmɪ] laparotomie
large [lɑ:dʒ] grand
large-bore needle grosse aiguille
large bowel gros intestin, côlon
large for gestational age baby grand foetus pour son âge gestationnel; macrosome
large intestine gros intestin, côlon
laryngeal [,lærən'dʒi:əl] laryngé
laryngeal papilloma papillome laryngé
laryngoscope [lə'rɪŋgəskəʊp] laryngoscope
laryngoscopy [lə'rɪŋ'gɒskəpɪ] laryngoscopie
larynx ['lærɪŋks] pl larynxes ['lærɪŋksɪs] / larynges ['lærɪndʒi:z] larynx
laser ['leɪzə] laser
laser hair removal épilation par laser
laser treatment traitement par laser
lasting disability handicap durable
last menstrual period (LMP) dernières règles
latch on ['lætʃ'ɒn] s'accrocher
latch on correctly prendre correctement le sein
latch on properly bien faire ventouse avec la bouche sur le mamelon
late [leɪt] tard, tardif
during late pregnancy en fin de grossesse
late age of the mother âge avancé de la mère
late amniocentesis amniocentèse tardive
late fetal death mort foetale tardive
latency ['leɪtənsɪ] latence
latent ['leɪtənt] latent
latent labour travail latent
latent period période de latence
late-onset infection apparition tardive de l'infection
late pregnancy grossesse tardive (plus de 35 ans); derniers mois de la grossesse
lateral ['lætərəl] latéral
left lateral position position latérale gauche
lateral cord prolapse latérocidence du cordon ombilical
lateral deviation of the uterus latérodéviation de l'utérus
lateral fornix cul-de-sac latéral du vagin
lateral sinus sinus latéral
laugh [lɑ:f] rire

laughing gas gaz hilarant; protoxyde d'azote
lavage [læ'vɑ:ʒ] lavage, nettoyage
colonic lavage nettoyage du colon
gastric lavage lavage stomachal / gastrique
lavender ['lævɪndə] lavande
lavender oil huile essentielle de lavande
law [lɔ:] loi
common-law husband concubin, pacsé
common-law wife concubine, pacsée
Hellin's law loi de Hellin
Mendel's laws lois de Mendel
laxative ['læksətɪv] laxatif
bulk-forming laxative laxatif augmentant le bol alimentaire / contenant des fibres végétales
over-the-counter laxative laxatif en vente libre / sans ordonnance
layer ['leɪə] couche
epithelial layer couche épithéliale
germ layer feuillet embryonnaire primitif
inner layer feuillet interne
Langhans' cell layer couche des cellules de Langhans, cytotrophoblaste
middle layer feuillet du milieu
outer layer feuillet externe
layer of fine, downy hair over the skin couche de fin duvet sur la peau
lay one's baby face down across one's lap placer son bébé à plat ventre sur ses genoux
leak [li:k] fuir, s'échapper, perler, couler
leakage ['li:kɪdʒ] fuite, écoulement, perte
amniotic fluid leakage hydrorée amniotique
involuntary leakage of urine perte d'urine involontaire, incontinence
leaking urine when coughing and sneezing fuite d'urine en toussant et en éternuant
leak urine avoir des pertes urinaires
lean [li:n] pencher
lean the baby forwards pencher le bébé vers l'avant
leave [li:v] congé
breastfeeding leave congé d'allaitement
maternity leave congé de maternité
parental leave congé parental
pregnancy leave congé de maternité
Leboyer method méthode Leboyer
lecithin ['lesɪθɪn] lécithine
lecithin-sphingomyelin (L/S) lécithine-sphingomyéline
lecithin-sphingomyelin ratio rapport lécithine-sphingomyéline
Lee-Frankenhauser plexus plexus de Lee et Frankenhauser
left-handed ADJ gaucher
left-hander N gaucher
left lateral position position latérale gauche
left occiput anterior position présentation occipito-iliaque gauche antérieure
left occiput posterior position présentation occipito-iliaque gauche postérieure

leg [leg] jambe
between the legs entre les jambes; à l'entrejambe
excessive lower leg oedema oedème important des jambes
heavy legs jambes lourdes
locks on legs verrouillage des pieds (berceau, table, etc à roulettes)
lower leg partie inférieure de la jambe
lower leg puffiness jambes enflées
put weight on one leg prendre appui sur une seule jambe
sleepless legs jambes sans repos
tuck up one's legs replier ses jambes
upper leg partie supérieure de la jambe
vein in the upper leg veine de la cuisse
white leg thrombophlébite de la grossesse
legacy ['legəsɪ] héritage
genetic legacy héritage génétique
leg cramp crampe dans les jambes
legume ['legju:m] légumineuse
leiomyoma [,li:əʊmi:'əʊmə] léiomyome
length [leŋθ] longueur
crown-heel length longueur de la tête aux talons
crown-rump length (CRL) longueur / mesure crânio-caudale / de la tête au coccyx
length of pregnancy durée de la grossesse
Leptospira [,leptəʊ'spaɪrə] leptospira
Leptospira icterohaemorrhagiae [,leptəʊ'spaɪrə'ɪktərə'hemərɪdʒɪ,i:] leptospira icterohaemorragiae; spirochaeta icterohaemorragiae
leptospirosis [,leptəʊspaɪ'rəʊsɪs] leptospirose
lesion ['li:ʒən] lésion
lesser pelvis petit bassin
lesser trochanter petit trochanter
let a couple of drops fall on the inside of one's wrist faire couler quelques gouttes sur l'intérieur de son poignet
let-down failure défaillance du réflexe physiologique de rétroactivation
let-down reflex réflexe d'éjection du lait; montée de lait / laiteuse
let-down sensation sensation de rétroactivation
letting people know annoncer la nouvelle
leucine ['lu:si:n] leucine
leucocyte (leukocyte) ['lu:kə,saɪt] leucocyte
leucocytic (leukocytic) [,lu:kə'sɪtɪk] leucocyte
leucocytosis (leukocytosis) [,lu:kəʊsaɪ'təʊsɪs] leucocytose
leucopenia (leukopenia) [,lu:kəʊ'pi:nɪə] leucopénie
leucorrhoea (leucorrhea) [,lu:kə'ri:ə] leucorrhée
leukaemia (leukemia) [lu:'ki:mɪə] leucémie
leukomalacia [,lu:kəʊmə'leɪʃɪə] leucomalacie
levallorphan ['li:vɑ:,lɔ:fən] levallorphan
levator [lə'veɪtə] releveur
levator ani muscle [lə'veɪtə'eɪnaɪ'mʌsl] muscle releveur de l'anus
level ['levl] niveau

level a scoop of formula with a knife araser une mesurette de lait maternisé / premier âge avec un couteau
levonorgestrel ['li:vənɔ:'dʒestrəl] lévonorgestrel
libido [lɪ'bi:dəʊ] libido
lidocaine (lignocaine) hydrochloride ['laɪdə,keɪn ('lɪgnə,keɪn) ,haɪdrə'klɔ:raɪd] chlorhydrate de lidocaïne (lignocaïne)
lie être couché
lie down se coucher, s'allonger
lie flat s'allonger à plat
lie on one's back se coucher sur le dos
lie on one's chest se coucher sur le ventre
lie on one side s'allonger sur le côté
lie on one's side s'allonger sur son côté
lie prone se coucher sur le ventre
lie still rester allongé sans bouger
lie supine rester couché sur le dos
life [laɪf] pl lives [laɪvz] vie
  maimed for life estropié à vie
  sex-life vie sexuelle
lifeless ['laɪflɪs] inanimé; sans vie
lifestyle ['laɪfstaɪl] style de vie; hygiène de vie
  healthy lifestyle bonne hygiène de vie
  unhealthy lifestyle mauvaise hygiène de vie
life-support ['laɪfsə'pɔ:t] assistance vitale
life-support system matériel d'assistance vitale; respirateur artificiel
life-threatening ['laɪf'θretnɪŋ] mettant en jeu / menaçant le pronostic vital; mortel
lifting handle ['liftɪŋ'hændl] perroquet
ligament ['lɪgəmənt] ligament
  arterial ligament ligament artériel
  broad ligament ligament large
  broad ligament of the uterus ligament large de l'utérus
  cardinal ligament ligament cardinal
  Mackenrodt's ligament ligament de Mackenrodt
  pelvic ligament ligament pelvien
  Poupart's ligament ligament de Poupart / inguinal; ligne de Malgaigne
  pubocervical ligament ligament pubo-cervical
  round ligament ligament rond
  round ligament pain douleur du ligament rond de l'utérus
  stretching of the ligaments étirement ligamentaire
  transcervical ligaments ligaments trancervicaux
  uterosacral ligaments ligaments utérosacrés
ligamentous [,lɪgə'mentəs] ligamentaire
ligament pain douleur dans les ligaments
ligamentum [,lɪgə'mentəm] pl ligamenta [,lɪgə'mentə] ligament
ligamentum arteriosum [,lɪgə'mentəmɑ:,tɪəri:'əʊsəm] ligament artériel
ligamentum teres [,lɪgə'mentəm'teɪres] ligament rond
ligamentum venosum [,lɪgə'mentəmvi:'nəʊsəm] ligament veineux

ligation [lɪ'geɪʃn] ligature
tubal ligation ligature des trompes
ligation of the ombilical cord ligature du cordon ombilical
ligature ['lɪgətʃə] ligature
light [laɪt] N lumière; ADJ léger
artificial light lumière artificielle
change in light changement de luminosité
dislike of bright lights sensibilité à la lumière vive
flashing lights in front of the eyes flashs / mouches devant les yeux; scotomes scintillants
lighten ['laɪtn] alléger; réduire
lightening ['laɪtnɪŋ] allègement, soulagement
light for dates baby nouveau-né ayant un retard de croissance intra-utérin
light-headed ['laɪthedɪd] étourdi
light-headedness ['laɪthedɪdnɪs] étourdissement
light therapy photothérapie
limb [lɪm] membre
lower limb membre inférieur
upper limb membre supérieur
limb deformity malformation d'un membre
line [laɪn] ligne; perfusion
fit an intravenous line poser une perfusion
iliopectineal line ligne iléopectinée
intravenous line perfusion intraveineuse
I.V. line perfusion intraveineuse
pectineal line branche horizontale du pubis
umbilical central line cathéter ombilical
venous line perfusion
white line of the pelvic fascia ligne blanche de l'aponévrose pelvienne
linea ['lɪnɪə] ligne
linea alba ['lɪnɪə'ælbə] ligne blanche
linea nigra ['lɪnɪə'nɪgrə] ligne brune
linen ['lɪnɪn] linge de maison; linge de corps
baby linen layette
lining ['laɪnɪŋ] paroi, revêtement
abdominal lining paroi abdominale
uterine lining muqueuse utérine, endomètre
lining of the uterus muqueuse utérine, endomètre
link [lɪŋk] lien; rapport
linked [lɪŋkt] lié à; en rapport avec
sex-linked gene gène lié au sexe
X-linked lié au chromosome X
lint [lɪnt] tissu ouaté, charpie, gaze, compresse
lip [lɪp] lèvre
brush the baby's lips against one's nipple effleurer les lèvres du bébé du bout du sein
cleft lip bec-de-lièvre, fente / fissure labiale
curled up lips lèvres retroussées

front lip of the cervix bord antérieur de l'orifice externe du col
hare lip bec-de-lièvre
lipase ['laɪpeɪs] lipase, ferment lipolytique
lip balm baume pour lèvres
lipid ['lɪpɪd] lipide
lipid status bilan lipidique
Lippes loop boucle de Lippes
liquor ['lɪkə] spiritueux, alcool; liquide
liquor amnii ['lɪkə'æmni:aɪ] liquide amniotique
liquor volume volume / quantité de liquide amniotique
listeria [lɪ'stɪərɪə] listériose, listéria
listeriosis [lɪ,stɪərɪ'əʊsɪs] listériose
lithopaedion (lithopedion) [,lɪθə'pi:dɪən] lithopédion
lithotomy [lɪ'θɒtəmɪ] lithotomie
lithotomy position position gynécologique
litigation [,lɪtɪ'geɪʃn] litige, procès
litmus ['lɪtməs] tournesol
litmus paper papier tournesol
litmus test réaction au papier de tournesol; test décisif
litter ['lɪtə] litière
cat litter litière de chat
cat's litter litière du chat
cat's litter box bac du chat
little ['lɪtl] petit
little finger auriculaire, petit doigt
live [lɪv] V vivre; [laɪv] ADJ vivant, en vie; viable
live birth naissance viable
live-born né vivant
live-in partner concubin(e); pacsé(e)
liver ['lɪvə] foie
abnormal liver function anomalie de la fonction hépatique
acute fatty liver of pregnancy (AFLP) stéatose aiguë gravidique
elevated liver enzymes augmentation des enzymes hépatiques / du taux d'enzymes hépatiques
viral liver infection infection virale du foie
liver distension distension du foie
liver enzyme enzyme hépathique
liver function test (LFT) exploration fonctionnelle hépatique; bilan hépatique
live vaccine vaccin contenant un virus vivant
live yogurt yaourt aux ferments lactiques actifs
livid ['lɪvɪd] livide, blême
lividity [lɪ'vɪdɪtɪ] lividité
lobar ['ləʊbə] lobaire
lobar pneumonia pneumonie lobaire / fibrineuse / franche
lobe [ləʊb] lobe
temporal lobe lobe temporal
lobule ['lɒbju:l] lobule

local ['ləʊkəl] local
local anaesthesia anesthésie locale / tronculaire
local anaesthetic anesthésique local
    under local anaesthetic sous anesthésie locale
local anaesthetic cream crème analgésique locale
locate [ləʊ'keɪt] localiser, repérer
locate the pregnancy localiser la grossesse
location [ləʊ'keɪʃn] emplacement
location of the cancer emplacement du cancer
location of the placenta emplacement du placenta
lochia ['lɒkɪə] lochies
lochia alba ['lɒkɪə'ælbə] lochies blanches
lochia rubra ['lɒkɪə'ru:brə] lochies rouges
lochia serosa ['lɒkɪə,sɪə'rəʊsə] lochies séreuses
locked [lɒkt] verrouillé; bloqué; enfermé
locked twins jumeaux accrochés
locker ['lɒkə] casier
locks on legs verrouillage des pieds (berceau, table, etc à roulettes)
locks on wheels verrouillage des roulettes
locus ['lɒkəs] pl loci ['ləʊsaɪ] lieu, locus
long [lɒŋ] long
longest 'best before' date date de péremption la plus éloignée
long-for baby bébé tant attendu
longitudinal [,lɒŋgɪ'tju:dɪnl] longitudinal
longitudinal sinus sinus longitudinal
    inferior longitudinal sinus sinus longitudinal inférieur
    superior longitudinal sinus sinus longitudinal supérieur
longitudinal study étude longitudinale
long-standing de longue date; ancien
long-standing pain douleur ancienne
look straight ahead regarder droit devant soi
loop [lu:p] boucle; stérilet
    Lippes loop boucle de Lippes
loose [lu:s] mou, lâche, mal fixé
loose clothing vêtements amples / non serrants
loosen ['lu:sn] desserrer
loosen one's clothes desserrer ses vêtements
loose stools selles pâteuses
loose tooth dent mobile
lordosis [lɔ:'dəʊsɪs] lordose
lose [lu:z] perdre
lose weight perdre du poids
loss [lɒs] perte
    blood loss perte de sang
    continuous loss of fluid perte continue de liquide
    massive loss of hair perte de cheveux importante
    memory loss perte de mémoire

perinatal loss perte périnatale
weight loss perte de poids
loss of blood perte de sang
loss of control over bowel movements perte de contrôle sur le péristaltisme intestinal
loss of energy manque d'énergie
loss of sex drive perte de la libido
loss of weight perte de poids
lotion ['ləʊʃn] lotion
Lövset's manoeuvre manoeuvre de Lövset
low [ləʊ] bas
baby with low birth weight enfant hypotrophique
low-birthweight baby bébé au poids de naissance faible
low blood glucose hypoglycémic
low blood pressure hypotension artérielle
low caesarean section opération césarienne basse
low-dose aspirin aspirine à faible dose
lower ['ləʊə] plus bas; inférieur
lower abdomen bas-ventre
lower abdominal pain gêne dans le bas-ventre
lower airways voies aériennes inférieures
lower back bas du dos; lombaires
persistent lower-back pain douleur persistante au bas du dos
lower leg partie inférieure de la jambe
excessive lower leg oedema oedème important des jambes
lower leg puffiness jambes enflées
lower limb membre inférieur
lower opening of a woman's pelvis orifice de sortie du bassin maternel, détroit inférieur
lower segment caesarean section césarienne au niveau du segment inférieur de l'utérus
lower urinary tract infection infection urinaire basse
lower uterine segment segment inférieur de l'utérus
low-fat diet régime à faible teneur en matières grasses
low insertion of the placenta insertion basse du placenta, placenta praevia
low levels of potassium in the bloodstream chute de potassium sanguin
low-lying placenta placenta trop bas / praevia
low platelet count numération plaquettaire faible / diminution des plaquettes sanguines
low risk pregnancy grossesse à bas risque
low transverse incision incision transversale basse
low transverse uterine incision laparotomie transversale suspubienne
lubricant ['lu:brɪkənt] lubrifiant
lubricate ['lu:brɪkeɪt] lubrifier
lubrication [,lu:brɪ'keɪʃn] lubrification
lukewarm ['lu:kwɔ:m] tiède
lullaby ['lʌləbaɪ] berceuse
lumbar ['lʌmbə] lombaire
lumbar area région lombaire
lumbar puncture ponction lombaire
lumbar region région lombaire

lumbosacral [,lʌmbəʊ'seɪkrəl] lombo-sacré
lumen ['lu:mɪn] pl lumens ['lu:mɪnz] / lumina ['lu:mɪnə] lumen; lumière artificielle
lump [lʌmp] grosseur, masse, bosse, protubérance
  examine the breasts for lumps or other symptoms of possible cancer examiner les seins à la recherche de masses ou autres symptômes de cancer éventuel
lumpectomy [lʌm'pektəmɪ] ablation d'une tumeur du sein / mammaire; tumorectomie
lumpiness ['lʌmpɪnɪs] seins nodullaires
lung [lʌŋ] poumon
  clot travelling to the lungs caillot migrant vers les poumons
  underdevelopment of the fetal lungs retard de développement des poumons du foetus
lung cancer cancer du poumon
lung fitness bonne santé / forme des poumons
lung function tests épreuves fonctionnelles respiratoires
lupus ['lu:pəs] lupus
  systemic lupus erythematosus (SLE) lupus érythémateux disséminé
lupus erythematosus ['lu:pəs,erɪ,θi:mə'təʊsəs] lupus érythémateux
lusty ['lʌstɪ] vigoureux, robuste
lusty cry (Apgar test) cri vif / vigoureux
luteal ['lu:tɪəl] lutéal
luteal cyst kyste lutéal / lutéinique / progestatif
luteal hormone hormone lutéale
luteal insufficiency insuffisance lutéale
luteal phase phase lutéale / prémenstruelle
lutein ['lu:tɪɪn] lutéine
  granulosa lutein cell cellule lutéinique sécrétant la granulosa
luteinic [,lu:'tɪnɪk] lutéinique
luteinizing hormone ['lu:tɪnaɪzɪŋ'hɔ:məʊn] hormone lutéinisante
luteotrophin [,lutɪəʊ'trəʊfɪn] prolactine
lymph [lɪmf] lymphe
lymphatic [lɪm'fætɪk] lymphatique
lymphatics [lɪm'fætɪks] vaisseaux lymphatiques
lymph channel canal lymphatique
lymph gland ganglion lymphatique
lymph node ganglion lymphatique
lymphocyte ['lɪmfəʊ,saɪt] lymphocyte
lymphoedema (lymphedema) [,lɪmfə'di:mə] lymphoedème
lyse [laɪs] lyser
lysin ['laɪsɪn] lysine
lysis ['laɪsɪs] pl lyses ['laɪsi:z] lyse
lysis of the second twin lyse du second jumeau
lysozyme ['laɪsəzaɪm] lysozyme, muramidase
lytic ['lɪtɪk] lytique
lytic cocktail cocktail lytique
maceration [,mæsə'reɪʃn] macération / foetus macéré
Mackenrodt's ligament ligament de Mackenrodt
macrocyte ['mækrəʊ,saɪt] macrocyte

macrocytic [,mækrəʊ'sɪtɪk] macrocytaire
macronutrient ['mækrəʊ,nju:trɪənt] macronutriment
macrophage ['mækrəʊfeɪdʒ] macrophage
macroscopic [,mækrə'skɒpɪk] macroscopique
macrosomia [,mækrə'səʊmɪə] macrosomie
    fetal macrosomia macrosomie foetale
magnesium [mæg'ni:zɪəm] magnésium
magnesium sulphate sulfate de magnésium
magnesium trisilicate trisilicate de magnésium
magnetic [mæg'netɪk] magnétique
magnetic resonance imaging (MRI) imagerie par résonance magnétique
maim [meɪm] estropier
maimed for life estropié à vie
maintain [meɪn'teɪn] maintenir, entretenir, garder
maintain blood volume maintenir le volume de globules rouges
maintenance ['meɪntɪnəns] maintien, entretien, maintenance; pension alimentaire
maintenance order ordonnance de versement de pension alimentaire
major ['meɪdʒə] majeur; principal
major epilepsy épilepsie généralisée, grand mal
make blood sticky épaissir le sang
make bowel muscles sluggish ralentir le transit intestinal
make cooing noises gazouiller
make the patient sleepy provoquer l'assoupissement de la patiente
make-up constitution; maquillage
malabsorption [,mæləb'sɔ:pʃn] malabsorption
malabsorption syndrome syndrome de malabsorption
malacia [mə'leɪʃə] malacie
malaise [mæ'leɪz] malaise
malar ['meɪlə] malaire
malaria [mə'leərɪə] paludisme, malaria
male [meɪl] N homme; ADJ mâle, viril, masculin
male midwife sage-femme (homme), maïeuticien
male reproductive organs organes reproducteurs mâles
male reproductive system appareil génital mâle
malformation [,mælfɔ:'meɪʃn] malformation, difformité
    congenital malformation malformation congénitale
    fetal malformation malformation foetale
    uterine malformation malformation utérine
malignancy [mə'lɪgnənsɪ] malignité
malignant [mə'lɪgnənt] malin, maligne
    hydatidiform mole malignant môle hydatidiforme maligne
malnutrition [,mælnjʊ'trɪʃn] malnutrition
Malpighian body glomérule/ corpuscule de Malpighi
malposition [,mælpə'zɪʃn] malposition, déviation, position anormale
    intrauterine malposition malposition intra-utérine
malposition of uterus déviation utérine
malpractice [,mæl'præktɪs] faute professionnelle

malpractice insurance policy police d'assurance de responsabilité professionnelle
malpresentation ['mæl,prezən'teɪʃn] présentation dystocique
maltase ['mɔ:lteɪz] maltase
maltose ['mɔ:ltəʊz] maltose
maltosuria [,mɔ:ltə'zjʊərɪə] maltosurie
mamilla [mæ'mɪlə] pl mamillae [mæ'mɪli:] mamelon
mammal ['mæməl] mammifère
mammary ['mæmərɪ] mammaire
mammography [mæ'mɒgrəfɪ] mammographie
    screening mammography mammographie de dépistage
management ['mænɪdʒmənt] gestion
    active management prise en charge active
    active management of labour gestion active du travail, travail dirigé
    active management of third stage of labour gestion active de la troisième période du travail
    clinical risk management gestion des risques cliniques
    pain management gestion de la douleur
    risk management gestion des risques
Manchester operation opération de Manchester
mandatory ['mændətərɪ] obligatoire, imposé
    intermittent mandatory ventilation (IMV) ventilation contrôlée intermittente
mandelic [mæn'delɪk] mandélique
mandelic acid acide mandélique
    vanillylmandelic acid (VMA) acide vanylmandélique
mandible ['mændɪbl] maxillaire inférieur
mania ['meɪnɪə] manie
manipulation [mə,nɪpjʊ'leɪʃn] manipulation
mannitol ['mænɪtɒl] mannitol
manoeuvre (maneuver) [mə'nu:və] manoeuvre
    axial rotation manoeuvre manoeuvre de rotation axiale
    Brandt-Andrews manoeuvre manoeuvre de Brandt-Andrews
    Lövset's manoeuvre manoeuvre de Lövset
    Mauriceau-Smellie-Veit manoeuvre manoeuvre de Mauriceau-Smellie-Veit
    Munro Kerr's manoeuvre manoeuvre de Munro Kerr
    Sellick's manoeuvre manoeuvre de Sellick
    uncrossing manoeuvre manoeuvre de décroisement
    Valsalva's manoeuvre manoeuvre de Valsalva
    Wood's manoeuvre manoeuvre de Wood
manometer [mæ'nɒmɪtə] manomètre
Mantoux reaction réaction de Mantoux
Mantoux test test de Mantoux
manual ['mænjuəl] manuel
manual removal of the placenta délivrance artificielle
maple ['meɪpl] érable
maple syrup urine disease leucinose, maladie du sirop d'érable, syndrome de Menkes
marasmus [mə'ræsməs] marasme
Marfan's syndrome syndrome de Marfan

marginal ['mɑ:dʒɪnl] marginal
marginal placenta praevia insertion marginale du placenta, placenta praevia marginal
marihuana [mærɪ'hwɑ:nə] marijuana
marijuana [mærɪ'hwɑ:nə] marijuana
mark [mɑ:k] tache, signe, marque
birth mark tache de naissance, envie
port-wine mark tache de vin
raspberry mark angiome capillaire
stork mark (on the back of a baby's neck) angiome pâle (sur la nuque du bébé)
strawberry mark angiome tubéreux, fraise
stretch mark vergeture
marked fatigue grande fatigue
marker ['mɑ:kə] marqueur
genetic marker marqueur génétique
serum marker marqueur sérique
soft marker marqueur mou (détection du syndrome de Down)
marrow ['mærəʊ] moelle
bone marrow moelle osseuse
bone marrow puncture prélèvement de moelle osseuse
red bone marrow moelle osseuse rouge
yellow fatty bone marrow moelle jaune constituée de tissu graisseux
mask [mɑ:sk] masque
eyes covered by a protective mask les yeux protégés par un bandeau
face mask masque
pregnancy mask masque de grossesse
mask of pregnancy masque de grossesse
mass [mæs] masse
adnexal mass masse annexielle
body mass index (BMI) indice de masse corporelle
inner cell mass bouton embryonnaire
sex chromatin mass corpuscule de Barr
massage ['mæsɑ:ʒ] V masser; N massage
aromatherapy massage massage aux huiles essentielles
back massage massage du dos
cardiac massage massage cardiaque
infant massage massage (de) bébé, massage (du) nourrisson
tiger in the tree massage massage du bébé allongé sur l'avant-bras de sa maman / son papa
massage partner conjoint qui masse
massive ['mæsɪv] massif, énorme
massive loss of hair perte de cheveux importante
mast cell ['mɑ:st'sel] mastocyte
mastitis [mæ'staɪtɪs] mastite; lymphagite
masturbate ['mæstəbeɪt] masturber; se masturber
masturbation [,mæstə'beɪʃən] masturbation
match [mætʃ] V apparier; être compatible; N adéquation
matching ['mætʃɪŋ] N appariement; compatibilité; ADJ apparié; compatible; assorti

cross-matching épreuve de compatibilité croisée
matching of blood épreuve de compatibilité sanguine
material [mə'tɪərɪəl] matériel
dressing material matériel à pansement
waste material déchets métabolites
materia medica [mə'tɪərɪə'medɪkə] matière médicale
maternal [mə'tɜ:nəl] maternel
abnormality of maternal pelvic organs anomalie des organes pelviens de la mère
feto-maternal transfusion transfusion foeto-maternelle
maternal anxiety anxiété maternelle
maternal blood sang maternel
maternal blood vessels vaisseaux sanguins maternels
maternal breast feeding allaitement maternel
maternal-fetal medical specialist spécialiste en médecine foetale
maternal immunity immunité maternelle
maternal inheritance hérédité maternelle
maternal mortality mortalité maternelle
maternal mortality rate taux de mortalité maternelle
maternal side côté maternel / de la mère
maternal side of the placenta face maternelle du placenta
maternal subconjonctival haemorrhage hémorragie sous-conjonctivale maternelle
maternal umbilical circumference périmètre ombilical maternel
maternity [mə'tɜ:nɪtɪ] maternité
set of maternity notes carnet de naissance
maternity benefits allocations de maternité
maternity hospital maternité
maternity leave congé de maternité
maternity legislation législation relative à la protection de la maternité
maternity notebook carnet de maternité
maternity pad serviette de maternité
maternity ward maternité
matrix ['meɪtrɪks] pl matrixes ['meɪtrɪksɪs] / matrices ['meɪtrɪsi:z] N matrice; ADJ matriciel
germinal matrix matrice germinale
matron ['meɪtrən] infirmière en chef
Matthews Duncan expulsion of placenta expulsion du placenta en Duncan
mattress ['mætrɪs] matelas
cot mattress matelas pour le lit d'enfant
foam mattress matelas en mousse
sprung mattress matelas à ressorts
maturation [,mætjʊə'reɪʃn] maturation
mature [mə'tjʊə] V arriver / parvenir à maturité; ADJ mûr, mature, arrivé à maturité; adulte
mature breast milk lait maternel mature
mature milk lait mature
mature primip primipare mûre / âgée / de plus de 35 ans
maturity [mə'tjʊərɪtɪ] maturité
fetal maturity maturité foetale
Mauriceau manoeuvre manoeuvre de Mauriceau

maximum-breathing capacity capacité ventilatoire maximum
meal [mi:l] repas; farine
barium meal bouillie barytée
bran meal farine de son
mean [mi:n] ADJ moyen
mean corpuscular haemoglobin (MCH) teneur moyenne en hémoglobine
mean corpuscular volume (MCV) volume globulaire moyen
means [mi:nz] N moyen
measles ['mi:zlz] rougeole
measles-mumps-rubella (MMR) rougeole-oreillons-rubéole (ROR)
measure ['meʒə] V mesurer; N mesure, dose
measurement ['meʒəmənt] mesure, mesurage, dimension
body measurements mensurations
measurement pelvic examination toucher mensurateur
measuring tape centimètre (de couturière); mètre ruban
meatus [mɪ'eɪtəs] pl meatus [mɪ'eɪtəs] / meatuses [mɪ'eɪtəsɪs] méat
auditory meatus conduit auditif
urinary meatus méat de l'urètre
mechanical [mɪ'kænɪkəl] ADJ mécanique
mechanical components of delivery phénomènes mécaniques de l'accouchement
mechanical stripping of the membranes décollement des membranes
mechanical ventilation ventilation mécanique
mechanism ['mekənɪzəm] mécanisme
alpha-adrenergic mechanism mécanisme des récepteurs alpha-adrénergiques
clotting mechanism mécanisme de la coagulation; coagulation
defence mechanism mécanisme de défense
milk flow mechanism mécanisme de l'écoulement du lait
mechanism of labour mécanisme du travail
meconium [mɪ'kəʊnɪəm] méconium
meconium aspiration aspiration du méconium
meconium bowel obstruction iléus méconial
meconium ileus iléus méconial
meconium passage expulsion de méconium
median ['mi:dɪən] médian
median nerve nerf médian
median plane plan médian
mediastinal [,mi:dɪə'staɪnəl] médiastinal
mediastinum [,mi:dɪə'staɪnəm] médiastin
mediate ['mi:dɪeɪt] servir d'intermédiaire; modifier
cell-mediated immunity immunité à médiation cellulaire
medical ['medɪkəl] médical
have a medical condition souffrir d'une maladie
maternal-fetal medical specialist spécialiste en médecine foetale
pre-existing medical condition pathologie antérieure à la grossesse
require urgent medical attention nécessiter un traitement médical en urgence
seek medical attention consulter un médecin
under medical supervision sous surveillance médicale

medical abortion interruption volontaire de grossesse médicamenteuse; interruption médicale de grossesse
medical chart relevé / feuille de température
medical condition maladie
medical emergencies urgences médicales; cas d'urgences médicales
medical herbalism phytothérapie médicale
medical history dossier médical; antécédents médicaux
medical imaging imagerie médicale
medical intervention intervention médicale
medicalization [,medɪkəlaɪ'zeɪʃn] médicalisation
medicalize ['medɪkəlaiz] médicaliser
medical record dossier médical
medical student étudiant en médecine
medicate ['medɪkeɪt] traiter avec des médicaments
medicated ['medɪkeɪtɪd] médicamenteux
medication [,medɪ'keɪʃn] médication, médicament(s)

acne medication médicament / traitement contre l'acné
anticonvulsant medication anticonvulsifs
antifungal medication traitement antifongique
antiretroviral medication antirétroviraux
be on medication être sous traitement
blood-thinning medication N anticoagulant
clear the medication éliminer les médicaments pris
give medication to slow contractions administrer des médicaments pour apaiser les contractions
immune-suppressing medication médicament immunodépresseur
increase the medication augmenter la posologie
oral medication médicaments administrés par voie orale
over-medication surdosage des médicaments
over-the-counter medication médicament en vente libre / sans ordonnance
pain medication anti-douleur
pain-relieving medication antalgiques
prescribed medication médicament prescrit
prescription medication médicament délivré sur ordonnance

medication abuse abus de médicaments
medicinal [me'dɪsɪnl] médicinal
medicine ['medɪsɪn] médecine; médicament, substance médicamenteuse
mediolateral [,mi:dɪəʊ'lætərəl] médio-latéral
mediolateral cut incision médio-latérale
Mediterranean [,medɪtə'reɪnɪən] méditerranéen
Mediterranean anaemia thalassémie
medium ['mi:dɪəm] médium, moyen
medium-bore needle aiguille moyenne
medium-chain acyl-coenzyme A dehydrogenase deficiency (MCADD) déficit en acyl-CoA-déshydrogénase des acides gras à chaîne moyenne
medroxyprogesterone acetate [mɪ,drɒksi:prəʊ'dʒestə,rəʊn'æsɪteɪt] acétate de médroxyprogestérone

medulla [me'dʌlə] pl medullae [me'dʌli:] / medullas [me'dʌləz] moelle
medulla oblongata [me'dʌlə,ɒblɒŋ'gɑ:tə] bulbe rachidien
medullary [mɪ'dʌlərɪ] médullaire
medullary canal canal médullaire / canal rachidien
meet [mi:t] rencontrer; satisfaire, répondre à
meet the baby's daily needs répondre aux besoins quotidiens du bébé
megaloblast [,megələʊ'blæst] mégaloblaste
megaloblastic [,megələʊ'blæstɪk] mégaloblastique
megaloblastic anaemia anémie mégaloblastique
meiosis [maɪ'əʊsɪs] pl meioses [maɪ'əʊ,si:z] méiose
melaena (melena) [mə'li:nə] méléna
melanic [mə'lænɪk] mélanique
mclanin ['melənɪn] mélanine
melanocyte ['melənəʊ,saɪt] mélanocyte
melanocyte-stimulating hormone (MSH) mélanostimuline, hormone mélanotrope
melanosis [,melə'nəʊsɪs] mélanose
    pustular melanosis mélanose pustuleuse
    transient pustular melanosis mélanose pustuleuse transitoire
melasma [mə'læzmə] mélasma
mellitus [mə'laɪtəs] sucré
membrane ['membreɪn] membrane
    artificial rupture of membranes (ARM) rupture artificielle de la poche des eaux
    bag of membranes poche des eaux
    birth membranes chorion et placenta
    extracorporeal membrane oxygenation (ECMO) oxygénation par membrane extra-corporelle
    fetal membrane membrane / annexe foetale
    hyaline membrane membrane hyaline
    intracranial membranes membranes intracrâniennes
    mechanical stripping of the membranes décollement des membranes
    mucous membrane muqueuse
    preterm rupture of the membranes rupture prématurée de la poche des eaux
    rupture of the membranes rupture des membranes
    sign of ruptured membranes indication d'une rupture de la poche des eaux
    spontaneous rupture of the membranes rupture spontanée de la poche des eaux
    tympanic membrane tympan
membranous [mem'breɪnəs] membraneux
memory ['memərɪ] mémoire
    short-term memory mémoire à court terme
memory loss perte de mémoire
menarche [mə'nɑ:kɪ] ménarque
Mendel's laws lois de Mendel
Mendelson's syndrome syndrome de Mendelson
meninges [mɪ'nɪndʒi:s] méninges
meningitic [,menɪn'dʒɪtɪk] méningitique
meningitis [,menɪn'dʒaɪtɪs] méningite
    bacterial meningitis méningite bactérienne

viral meningitis méningite virale
meningocele [me,nɪŋgəʊ'si:l] méningocèle
meningococcus [me,nɪŋgəʊ'kɒkəs] méningocoque
meningoencephalocele [me,nɪŋgəʊen'sefələʊ'si:l] méningo-encéphalocèle
meniscocyte [mə'nɪskə,saɪt] méniscocyte
menopause ['menəʊpɔ:z] ménopause
artificial menopause ménopause artificielle
induced menopause ménopause provoquée
menorrhagia [,menɔ:'reɪdʒɪə] ménorragie, polyménorrhée
menses ['mensi:z] pertes / règles menstruelles, menstrues, flux menstruel
early postpartum menses petit retour de couches
missed menses absence de règles
postpartum menses retour de couches
menstrual ['menstrʊəl] menstruel
change in the menstrual cycle modification du cycle menstruel
last menstrual period (LMP) dernières règles
menstrual cycle cycle menstruel
menstrual-like cramps syndrome prémenstruel
menstrual-like groin pulling tensions du bas-ventre semblables à celles éprouvées lors des règles
menstruate ['menstrʊeɪt] avoir ses règles
menstruation [,menstrʊ'eɪʃn] menstruation, règles
resume menstruation avoir son retour de couches
resumption of menstruation retour de couches
mental ['mentl] mental
mentally retarded handicapé mental
mental retardation déficience mentale / intellectuelle; handicap mental
mentoanterior ['mentəʊæn'tɪərɪə] mento-iliaque antérieur
mentoposterior ['mentəʊpɒs'tɪərɪə] mento-iliaque postérieur
mentum ['mentəm] pl menta ['mentə] menton
mercury ['mɜ:kjʊrɪ] mercure
meridian [mə'rɪdɪən] méridien
mesenteric [,mesən'terɪk] mésentérique
mesentery ['mesəntərɪ] mésentère
mesoderm ['mesəʊdɜ:m] mésoderme
mesodermal [,mesəʊ'dɜ:məl] mésodermique
mesodermic [,mesəʊ'dɜ:mɪk] mésodermique
mesosalpinx [,mesəʊ'sælpɪŋks] mésosalpinx
mesovarium [,mesəʊ'værɪəm] mésovarium
metabolic [,metə'bɒlɪk] métabolique
basal metabolic rate (BMR) taux du métabolisme de base
metabolic acidosis acidose métabolique / non gazeuse
metabolism [me'tæbəlɪzəm] métabolisme
basal metabolism métabolisme de base
change in metabolism modification du métabolisme
inborn errors of metabolism erreurs innées du métabolisme
metal ['metl] métal
métallique [mɪ'tælɪk] métallique

metallic taste in the mouth goût métallique dans la bouche
metal taste in the mouth goût de métal dans la bouche
metastasis [mɪ'tæstəsɪs] pl metastases [mɪ'tæstə,si:z] métastase
metastasize [mɪ'tæstəsaɪz] métastaser
metatarsal [,metə'tɑ:sl] métatarsien
metatarsus [,metə'tɑ:səs] pl metatarsi [,metə'tɑ:saɪ] métatarse
meter ['mi:tə] compteur
methadone ['meθə,dəʊn] méthadone
methadone hydrochloride chlorhydrate de méthadone
methicillin [me,θaɪ'sɪlɪn] méticilline
methicillin-resistant Staphylococcus aureus (MRSA) staphylocoque doré résistant à la méticilline
method ['meθəd] méthode
    barrier method méthode de contraception locale
    Billings' method méthode Billing
    Credé's method méthode de Credé
    Lamaze method méthode de Lamaze
    Leboyer method méthode Leboyer
    rhythm method of family planning méthode naturelle de contraception
methohexital sodium [,meθə'heksɪtəl'səʊdɪəm] méthohexital sodique
methohexitone sodium [,meθə'heksɪtəʊn'səʊdɪəm] méthohexital sodique
methotrexate [,meθə'trekseɪt] méthotrexate
methyldopa [,meθəl'dəʊpə] méthyldopa
metoclopramide [metə'kləʊprə,maɪd] métoclopramide
metopic [mə'tɒpik] métopique
metopic suture suture métopique
metra ['mi:trə] pl metrae ['mi:tri:] utérus
metritis [mɪ'traɪtɪs] métrite
metronidazole métronidazole
metropathia haemorrhagica [,me'trɒpəθɪə'hemə'rædʒɪkə] métropathie hémorragique
metrorrhagia [,metrɔ:'reɪdʒɪə] métrorragie
metrostaxis [,mi:trə'stæksɪs] métrorragie
Michel's clip agrafe de Michel
microbe ['maɪkrəʊb] microbe
microbial [,maɪ'krəʊbɪəl] microbien
microbian [,maɪ'krəʊbɪən] microbien
microbic ['maɪkrəʊbɪk] microbien
microcephaly [,maɪkrəʊ'sefəlɪ] microcéphalie
microcyte ['maɪkrəʊ,saɪt] microcyte
microcytic [,maɪkrəʊ'saɪtɪk] microcytique, microcytaire
micrognathia ['maɪkrəʊ'neɪθɪə] micrognathie
microorganism ['maɪkrəʊ'ɔ:gə,nɪzəm] micro-organisme; germe
microphage ['maɪkrə,feɪdʒ] microphage
micturate ['mɪktjʊəreɪt] uriner
micturition [,mɪktjʊə'rɪʃn] miction
midbrain ['mɪdbreɪn] mésencéphale
    aqueduct of midbrain aqueduct de Sylvius

mid-cavity contraction rétrécissement du détroit moyen
middle cerebral artery artère cérébrale moyenne
middle ear oreille moyenne
middle finger majeur
middle layer feuillet du milieu
midline ['mɪdlaɪn] médian
midline cut incision médiane
midwife ['mɪdwaɪf] sage-femme; maïeuticienne
    community midwife sage-femme de quartier / de terrain
    independent midwife sage-femme libérale
    indigenous midwife matrone
    male midwife sage-femme (homme); maïeuticien
    registered midwife sage-femme agréée
    student midwife étudiante sage-femme, sage-femme stagiaire
midwifery ['mɪdwɪfərɪ] art de la sage-femme
    drugs in midwifery analgésique utilisé en obstétrique
migraine ['mi:greɪn] migraine
migraine remedy médicament contre la migraine
migrate [maɪ'greɪt] migrer
migration [maɪ'greɪʃn] migration, déplacement
migration of ovum migration de l'ovule
mild [maɪld] doux, léger, bénin, modéré, atténué
    be under mild sedation recevoir une faible dose de calmants
mild contractions petites contractions
mildness ['maɪldnɪs] bénignité
mild pain douleur discrète / supportable
mild red patch plaque légèrement rouge
milestone ['maɪlstəʊn] jalon, événement marquant / déterminant
miliaria [,mɪli:'eərɪə] N miliaire
miliary ['mɪli:e,rɪ] ADJ miliaire
military ['mɪlɪtərɪ] militaire
military attitude attitude militaire
milium ['mɪli:əm] pl milia ['mɪli:ə] grain de milium, millium
milk [mɪlk] lait
    blocked milk duct canal galactophore obstrué
    breast milk lait maternel
    breast milk freezer bag sac de congélation pour lait maternel
    breast milk jaundice jaunisse du / ictère au lait maternel
    breast milk substitute lait maternisé / premier âge, bouillie pour bébé
    bring up milk rejeter du lait
    condensed milk lait condensé
    cow's milk lait de vache
    evaporated milk lait condensé
    express milk tirer du lait
    flow of milk montée de lait / laiteuse
    foremilk premier flux, premiers jets de lait, premier lait, colostrum
    formula milk lait maternisé / premier âge; bouillie pour bébés, lait en poudre

goat's milk lait de chèvre
hind milk second flux de lait; lait de transition
human breast milk lait maternel de femme
International Code of Marketing of Breast Milk Substitutes code international de commercialisation des substituts du lait maternel
intolerance to protein in cow's milk intolérance à certaines protéines du lait de vache
mature breast milk lait maternel mature
mature milk lait mature
pasteurized milk lait pasteurisé
powdered milk lait en poudre
skim milk lait écrémé
soya milk lait de soja
sterilized milk lait stérilisé
transitional breast milk lait maternel de transition
transitional milk lait de transition
tuberculin-tested milk lait exempt de bacille tuberculeux
unpasteurized milk lait non pasteurisé, / cru
whole milk lait entier
milk crust croûte de lait
milk-curdling enzyme présure
milk duct canal galactophore
milk ejection reflex réflexe d'éjection du lait; montée de lait / laiteuse
milk flow mechanism mécanisme de l'écoulement du lait
milk leg phlegmasia alba dolens, oedème blanc douloureux
milk-producing gland glande mammaire
milk rash grain de milium / millium
milk spot milium
milk sugar lactose
milk supplement complément lacté
milk supplementation complémentation lactée
milk tooth dent de lait / lactéale
milky ['mɪlkɪ] laiteux; lactescent
millimole per liter (mmol/L) millimole/litre
Milton antiseptique Milton
mind [maɪnd] pensée, esprit
minder ['maɪndə] gardien
child minder gardienne d'enfants; assistante maternelle, nourrice
registered child minder assistante maternelle agrée
mind's eye visualisation
mineral ['mɪnərəl] minéral
mineralization [,mɪnərəlɪ'zeɪʃn] minéralisation
mineralocorticoid [,mɪnərələ'kɔ:tɪkɔɪd] minéralocorticoïde
minerals ['mɪnərəlz] sels minéraux
minor ['maɪnə] petit, mineur
minor epilepsy petit mal, épilepsie mnésique / consciente
minor health problem petit problème de santé
minor irritation petite irritation

minor procedure under anaesthetic intervention mineure sous anesthésie
minute ['mɪnɪt] minute
beats per minute (bpm) (nombre de) pulsations-minute
miscarriage ['mɪs'kærɪdʒ] fausse couche, avortement entre 3 et 6 mois
complete miscarriage fausse couche complète
incomplete miscarriage fausse couche incomplète
missed miscarriage fausse couche incomplète
recurrent miscarriage fausse couche répétée / à répétition
repeated miscarriages fausses couches à répétition
threatened miscarriage fausse couche imminente
miscarry [,mɪs'kærɪ] faire une fausse couche; se terminer par une fausse couche
miss [mɪs] manquer
missed abortion rétention foetale / d'une grossesse arrêtée; avortement manqué
missed labour rétention foetale
missed menses absence de règles
missed miscarriage fausse couche incomplète
missed period absence de règles
missing a period aménorrhée
mistake [mɪs'teɪk] erreur
mistake in the copying of a gene erreur lors de la copie d'un gène
misuse ['mɪs'ju:s] abus, usage impropre
misuse of drugs abus de médicaments
mitosis [maɪ'təʊsɪs] pl mitoses [maɪ'təʊsi:z] mitose
mitral ['maɪtrəl] mitral
mitral incompetence insuffisance mitrale
mitral insufficiency insuffisance mitrale
mitral regurgitation insuffisance mitrale
mitral stenosis rétrécissement mitral
mitral valve valve mitrale
mitral valve prolapse prolapsus de la valve mitrale
mitral valvotomy commissurotomie mitrale
mittelschmerz douleur pelvienne intermenstruelle
mixed [mɪkst] mixte
mixed lactation allaitement mixte
mobile ['məʊbaɪl] mobile
mobile epidural péridurale déambulatoire
moderate ['mɒdərɪt] modéré
moderate pain douleur moyenne / modérée
moist [mɔɪst] moite, humide
moisten ['mɔɪsn] humidifier
moist gangrene gangrène humide
moisture ['mɔɪstʃə] humidité
draw moisture away absorber l'humidité
moisturize ['mɔɪstʃəraɪz] hydrater, humidifier
moisturizer ['mɔɪstʃəraɪzə] crème hydratante; lait hydratant
moisturizing lotion lotion hydratante
moisturizing substance substance hydratante

molar ['məʊlə] môlaire
molarity [məʊ'lærɪtɪ] molarité
molar pregnancy grossesse môlaire
molasses [məʊ'læsɪz] mélasse
mole [məʊl] grain de beauté, naevus; môle
 blood mole môle, avortement incomplet
 carneous mole môle, avortement incomplet
 embryonic mole môle embryonnée / hydatiforme partielle
 fleshy mole môle, avortement incomplet
 hydatidiform mole môle hydatidiforme, grossesse môlaire
 tubal mole môle tubaire
 vesicular mole môle vésiculaire
molecular [məʊ'lekjʊlə] moléculaire
molecule ['mɒlɪkju:l] molécule
momentous [məʊ'mentəs] de grande importance, capital
momentous change changement / bouleversement de grande importance
monaural [mɒ'nɔ:rəl] monauriculaire
monaural stethoscope stéthoscope monauriculaire
mongolian [mɒŋ'gəʊlɪən] mongolien, mongoloïde
mongolian spot tache mongoloïde
mongolism ['mɒŋgəlɪzəm] mongolisme, syndrome de Down
monilia [mə'nɪlɪə] monilia
moniliasis [,məʊnə'laɪəsɪs] moniliase, candidose
monitor ['mɒnɪtə] V contrôler; N moniteur
 apnoea monitor moniteur d'apnée
 baby monitor interphone
 fetal monitor appareil de monitoring / monitorage foetal; monitoring
 portable heart-rate monitor cardiofréquencemètre portable
 transcutaneous blood gas monitor moniteur de gaz du sang transcutané
monitor closely surveiller de près
monitoring ['mɒnɪtərɪŋ] monitoring, monitorage, surveillance
 fetal heart rate monitoring surveillance du rythme cardiaque du bébé par monitoring; monitorage du coeur foetal
 fetal monitoring monitoring foetal
monitoring device moniteur; appareil de monitoring
 baby sleep position monitoring device détecteur de retournement de bébé
monitrice ['mɒnɪtrɪs] doula, accompagnante professionnelle
monoamine ['mɒnəʊə'mi:n] monoamine
monoamine oxidase (MAO) monoamine oxydase (MAO)
monoamine oxidase inhibitor (MAOI) inhibiteur de la monoamine oxydase
monoamniotic ['mɒnəʊ,æmnɪ'ɒtɪk] monoamniotique
monoamniotic twinning grossesse gémellaire monoamniotique
monoamniotic twins jumeaux uni-ovulaires
monochorionic ['mɒnəʊ,kɔ:rɪ'ɒnɪk] monochorionique
monochorionic twins jumeaux monochorioniques
monoclonal ['mɒnəʊ'kləʊnl] monoclonal
monoclonal antibody anticorps monoclonal

monosaccharide ['mɒnəʊ'sækəraɪd] monosaccharide
monoxide [mɒ'nɒksaɪd] monoxyde
monozygotic ['mɒnəʊzaɪ'gɒtɪk] monozygote
monozygotic twins vrais jumeaux, jumeaux uni-ovulaires, jumeaux monozygotes
mons veneris ['mɒns'venərɪs] mont de Vénus
Montgomery's glands tubercules de Montgomery
Montgomery's tubercles tubercules de Montgomery
mood [mu:d] humeur
mood swing saute / changement d'humeur
morbid ['mɔ:bɪd] morbide
morbidity [mɔ:'bɪdɪtɪ] morbidité
moribund ['mɒrɪbʌnd] moribond
morning-after pill pilule du lendemain
morning sickness nausées matinales de la grossesse
Moro reflex réflexe de Moro / d'embrassement
morphine ['mɔ:fi:n] morphine
morphine sulphate sulfate de morphine
morphology [mɔ:'fɒlədʒɪ] morphologie
morphology ultrasound échographie morphologique; profil anatomique foetal
mortality [mɔ:'tælɪtɪ] mortalité
    maternal mortality mortalité maternelle
    perinatal mortality mortalité périnatale
mortality rate taux de mortalité
    infant mortality rate taux de mortalité infantile
    maternal mortality rate taux de mortalité maternelle
    neonatal mortality rate taux de mortalité néonatale
    perinatal mortality rate taux de mortalité périnatale
morula ['mɒrjʊlə] morula
mosaicism [məʊ'zeɪɪsɪzəm] mosaïcisme
Moses ['məʊzɪz] Moïse
Moses basket moïse; couffin
    wicker Moses basket moïse / couffin en osier
    woven Moses basket moïse / couffin tressé
mother ['mʌðə] mère; accouchée
    birth mother mère biologique
    born to HIV-positive mothers nés de mères séropositives
    expectant mother future mère
    face away from the mother's spine tourner le dos à la colonne vertébrale de la mère, tourner en postérieur
    first-time mother primipare
    late age of the mother âge avancé de la mère
    new mother accouchée
    put the mother and the baby at risk mettre en danger la mère et l'enfant
    refer a mother for chromosome testing orienter une mère vers une consultation génétique
    single mother mère célibataire
    surrogate mother mère porteuse

unsupported mother mère célibataire / sans compagnon / divorcée / veuve
without damage to the mother sans rique pour la santé de la mère
motherhood ['mʌðəhʊd] maternité
responsibility of motherhood responsabilité de la maternité / que l'on a lorsqu'on est mère
motile ['məʊtaɪl] mobile
motility [məʊ'tɪlɪtɪ] mobilité
bowel motility transit intestinal
intestinal motility transit intestinal
sperm motility motilité des spermatozoïdes
motor ['məʊtə] moteur
motor efferent nerve nerf moteur efférent
motor nerve nerf moteur
mould (mold) [məʊld] mouler, fondre, modeler
moulding (molding) ['məʊldɪŋ] accommodation foetale pendant l'engagement
fetal head moulding déformation plastique de la tête fœtale; chevauchement des os du crâne
plastic moulding of delivery phénomènes plastiques de l'accouchement
mouth [maʊθ] bouche
insert the teat into the baby's mouth introduire la tétine dans la bouche du bébé
roof of the mouth voûte du palais
scald the baby's mouth brûler la bouche de l'enfant avec un liquide trop chaud
mouthbreathe ['maʊθbri:ð] respirer par la bouche
mouthpiece ['maʊθpi:s] bec, cornet, embouchoir
movement ['mu:vmənt] mouvement
fetal breathing movements respiration foetale intra-utérine
moxibustion [,mɒksɪ'bʌʃn] moxibustion
mucoid ['mju:kɔɪd] mucoïde
mucopolysaccharidosis [,mju:kəʊ,pɒlɪ,sækərɪ'dəʊsɪs] mucopolysaccharidose
mucopurulent [,mju:kəʊ'pjʊərʊlənt] mucopurulent
mucosa [mju:'kəʊsə] muqueuse
tear in the anal mucosa déchirement / déchirure de la muqueuse anale
mucous ['mju:kəs] muqueux
mucous membrane muqueuse
mucous plug bouchon muqueux
mucoviscidosis [,mju:kəʊ,vɪsɪ'dəʊsɪs] mucoviscidose, fibrose kystique
mucus ['mju:kəs] mucus, mucosité, glaire
alkaline mucus mucosité basique / alcaline
cervical mucus glaire cervicale; mucus cervical
change in the mucus secreted by the cervix modification de la glaire sécrétée par le col
nose blocked by mucus nez encombré de mucosités
plug of mucus bouchon muqueux
mulberry ['mʌlbərɪ] mûre
müllerian duct [mju:'lɪərɪən'dʌkt] canal de Müller / müllérien
multicultural [,mʌltɪ'kʌltʃərəl] multiculturel
multicultural society société multiculturelle
multicystic [,mʌltɪ'sɪstɪk] polykystique

multicystic kidney rein polykystique
multicystic kidney disease maladie rénale polykystique
multidisciplinary [,mʌltɪ'dɪsɪplɪnərɪ] pluridisciplinaire
multigravid [,mʌltɪ'grævɪd] multipare, multigeste
multigravida [,mʌltɪ'grævɪdə] multipare, multigeste
    grand multigravida multipare (six grossesses ou plus)
multilocular [,mʌltɪ'lɒkjʊlə] multiloculaire
multilocular cyst kyste multiloculaire
multip ['mʌltɪp] N multipare
multipara [mʌl'tɪpərə] pl multiparae [mʌl'tɪpəri:] N multipare
    grand multipara multipare (plus de six enfants viables)
multiparous [mʌl'tɪpərəs] ADJ multipare
multiple ['mʌltɪpl] multiple
multiple birth naissance multiple
multiple pregnancy grossesse multiple
multiple sclerosis sclérose en plaques
mumps [mʌmps] oreillons
mum-to-be ['mʌmtə'bi:] future maman
Munro Kerr's manoeuvre manoeuvre de Munro Kerr
murmur ['mɜ:mə] souffle, murmure
    cardiac murmur souffle cardiaque
    diastolic murmur souffle diastolique
    heart murmur souffle au coeur
    systolic murmur souffle systolique
muscle ['mʌsl] muscle
    bladder muscle muscle de la vessie
    bulbocavernosus muscles muscles bulbo-caverneux
    eye muscle muscle oculaire
    intercostal muscles muscles intercostaux
    ischiocavernosus muscle muscle ischiocaverneux
    ischiococcygeal muscle muscle ischiococcygien
    ischiococcygeus muscle muscle ischiococcygien
    jaw muscle muscle de la mâchoire
    levator ani muscle muscle releveur de l'anus
    make bowel muscles sluggish ralentir le transit intestinal
    pelvic floor muscle muscle du périnée / pelvien
    rectus abdominis muscle muscle grand droit de l'abdomen
    ring of muscle muscle annulaire
    smooth muscle muscle lisse
    suffer muscle soreness souffrir de / ressentir des douleurs musculaires
    uterine muscle retraction rétraction utérine
muscle aches courbatures musculaires
muscle relaxant myorelaxant, décontracturant musculaire
muscle tone tonus musculaire; (Apgar test) tonicité, tonus, tonus musculaire
muscular ['mʌskjʊlə] musculaire
muscular dystrophy dystrophie musculaire, myopathie primitive progressive de Duchenne
muscular endurance endurance musculaire

muscular system système musculaire
muscular tissue tissu musculaire
muscular weakness faiblesse musculaire
musculoskeletal [,mʌskjələʊ'skelɪtl] musculo-squelettique
musculoskeletal problem anomalie musculo-squelettique
mutation [mju:'teɪʃn] mutation
  baby with a new mutation enfant atteint d'une mutation génétique
  factor V Leiden mutation mutation du facteur V de Leiden
mute [mju:t] muet
  deaf mute sourd-muet
mutilation [,mju:tɪ'leɪʃn] mutilation
  female genital mutilation mutilation génitale féminine
myalgia [maɪ'ældʒə] myalgie
myalgic [maɪ'ældʒɪk] myalgique
myalgic encephalomyelitis [maɪ'ældʒɪken,selfələʊmaɪə'laɪtɪs] encéphalomyélite myalgique
myalgic encephalopathy [maɪ'ældʒɪk,ensefə'lɒpəθɪ] encéphalopathie myalgique
myasthenia [,maɪəs'θi:nɪə] myasthénie, fatigue musculaire
myasthenia gravis [,maɪəs'θi:nɪə'grævɪs] myasthénie grave
myasthenic [,maɪəs'θenɪk] myasthénique
mycobacterium [,maɪkəʊbæk'tɪərɪəm] pl mycobacteria [,maɪkəʊbæk'tɪərɪə] mycobactérie
mycobacterium tuberculosis mycobacterium tuberculosis
mycosis [maɪ'kəusis] mycose
mycotic [maɪ'kɒtɪk] mycosique
myelin ['maɪəlɪn] myéline
myelinization [,maɪəlɪnɪ'zeɪʃn] myélinisation
myelo-meningocele [,mi:eləʊmə'nɪŋgə,si:l] myéloméningocèle
myocardial ['maɪəʊ,kɑ:dɪəl] myocardial, myocardique
myocardium [maɪəʊ'kɑ:dɪəm] myocarde
myoepithelial [maɪəʊ,epɪ'θi:lɪəl] myoépithélial
myoepithelial cell cellule myoépithéliale
myoma [maɪ'əʊmə] myome
myomectomy [,maɪə'mektəmɪ] myomectomie
myometrium [,maɪəʊ'mi:trɪəm] myomètre
myopathy [maɪ'ɒpəθɪ] myopathie
myrtiform ['mɜ:tɪfɔ:m] myrtiforme
  carunculae myrtiforms caroncules myrtiformes / multiformes
myrtiform caruncles caroncules myrtiformes / multiformes
myxoedema (myxedema) [,mɪksɪ'di:mə] myxoedème
myxoedematous (myxedematous) [,mɪksɪ'demətəs] myxoedèmateux
Naboth ['neɪbɒθ] Naboth
Nabothian cysts oeufs de Naboth, kystes de rétention / glandulaires
Nabothian follicles oeufs de Naboth
Naboth's cysts oeufs de Naboth, kystes de rétention / glandulaires
Naboth's follicles follicules / oeufs de Naboth, kystes de rétention / glandulaires
Naegele pelvis bassin de Naegele / oblique ovalaire
Naegele's rule règle de Naegele
naevus (nevus) ['ni:vəs] pl naevi ['ni:vaɪ] naevus, grain de beauté; envie

spider naevus naevus stellaire, angiome stellaire
naevus flammeus ['ni:vəs,flæ'mi:əs] tache de vin
nagging pain ['nægɪŋ'peɪn] douleur continue / lancinante
nail [neɪl] ongle
naked ['neɪkɪd] nu
naloxone ['næləkˌsəʊn] naloxone
nap [næp] V sommeiller, faire un petit somme; N petit somme, sieste
power nap sieste énergisante
nape [neɪp] nuque
nape of the neck nuque
napkin ['næpkɪn] serviette; couche
sanitary napkin bande / serviette hygiénique
napkin rash érythème fessier du nourrisson
nappy ['næpɪ] couche
change a nappy changer une couche
change nappies changer les couches
cloth nappy lange / couche en tissu
have six or more wet nappies in 24 hours mouiller au moins six couches par jour
pin the sides of a cloth nappy épingler les côtés d'un lange en tissu
put on a nappy mettre une couche
nappy-changing changement des couches
nappy-liner protège-couche
nappy rash érythème fessier du nourrisson
nappy-rash cream crème pour prévenir / guérir l'érythème fessier du nourrisson
narcosis [nɑ:'kəʊsɪs] narcose
narcotic [nɑ:'kɒtɪk] N narcotique, stupéfiant; ADJ narcotique
narcotic addiction toxicomanie
narcotic-based à base de narcotiques
naris ['neərɪs] pl nares ['neəri:z] narines
posterior nares choanes
nasal ['neɪzəl] nasal
saline nasal spray nébulisation d'eau de mer
nasal cavity cavité nasale
nasal congestion encombrement nasal, congestion nasale
nasal discharge écoulement nasal
nasal flaring (Silverman Score) battement des ailes du nez
nasal strip bandelette nasale en plastique
nasal stuffiness gêne de la respiration nasale
nasogastric tube [ˌneɪzəʊ'gæstrɪk'tju:b] sonde nasogastrique
nasojejunal feeding [ˌneɪzəʊdʒɪ'dʒu:nl'fi:dɪŋ] alimentation par voie naso-duodénale
nasopharynx [ˌneɪzəʊ'færɪŋks] pl nasopharynxes [ˌneɪzəʊ'færɪŋksɪs] / nasopharynges [ˌneɪzəʊ'færɪndʒi:z] nasopharynx
natural ['nætʃrəl] naturel
natural childbirth accouchement naturel / eutocique
natural contraception contraception naturelle
natural immunity défenses immunitaires
natural process processus naturel

naturopath ['neɪtʃərə'pæθ] naturopathe
naturopathic [,nætʃərə'pæθɪk] naturopathique
naturopathy [,neɪtʃə'rɒpəθɪ] naturopathie
nausea ['nɔ:sɪə] nausée
excessive nausea fortes nausées
pregnancy nausea nausée de la grossesse
nauseous ['nɔ:sɪəs] nauséeux
navel ['neɪvəl] nombril
navel-cord cordon ombilica
navel-string cordon ombilical
Necator [nɪ'keɪtə] necator
neck [nek] cou
asymmetrical tonic neck reflex réflexe tonique du cou
become wrapped around the baby's neck s'enrouler autour du cou du bébé
bladder neck col vésical
nape of the neck nuque
stiffness of the neck raideur de la nuque
stork mark (on the back of a baby's neck) angiome pâle (sur la nuque du bébé)
webbed neck cou à l'aspect palmé
neck of the womb col de l'utérus
neck of uterus col de l'utérus
neck sling cord cordon en écharpe
necrobiosis [,nekrəʊbaɪ'əʊsɪs] nécrobiose
necropsy ['nekrɒpsɪ] nécropsie, autopsie
necrosis [ne'krəʊsɪs] nécrose
acute tubular necrosis nécrose tubulaire aiguë
cortical necrosis nécrose corticale
symmetrical cortical necrosis nécrose corticale symétrique
tubular necrosis nécrose tubulaire
necrotic [ne'krɒtɪk] nécrotique
necrotize ['nekrə,taɪz] nécroser
necrotizing enterocolitis ['nekrətaɪzɪŋ,entərəʊkɒ'laɪtɪs] entérocolite nécrosante
need [ni:d] V avoir besoin de, nécessiter; N besoin
meet the baby's daily needs répondre aux besoins quotidiens du bébé
urgent need to urinate besoin impérieux d'uriner
needle ['ni:dl] aiguille
biopsy needle aiguille à ponction-biopsie
fine-bore needle aiguille très fine
hollow needle aiguille creuse; aiguille
large-bore needle grosse aiguille
medium-bore needle aiguille moyenne
pins and needles fourmillements; fourmis
sensation of pins and needles sensation de fourmillements
Tuohy needle aiguille de Tuohy
use of contaminated needles utilisation de seringues contaminées
using contaminated needles utilisation de seringues contaminées
need to have bowel movements besoin d'aller à la selle

need to pass water besoin d'uriner
negative ['negətɪv] négatif
    continuous negative pressure (CNP) pression négative continue
    false-negative faux négatif
    rhesus negative rhésus négatif
negligence ['neglɪdʒəns] négligence, manque de soins
Neisseria gonorrhoeae [naɪ'sɪəri:ə,gɒnə'rɪə] Neisseria gonorrhoeae, gonocoque
nem [nem] nem
neomycin [,ni:əʊ'maɪsɪn] néomycine
neonatal [,ni:əʊ'neɪtl] néonatal
    severe neonatal distress mort apparente du nouveau-né, syncope blanche
neonatal acidaemia acidémie néonatale
neonatal distress mort apparente du nouveau-né, syncope bleue
neonatal genital crisis crise génitale du nouveau-né
neonatal hypocalcaemia hypocalcémie néonatale
neonatal hypothermia hypothermie néonatale
neonatal intensive care unit unité de réanimation néonatale / de soins intensifs néonatals
neonatal jaundice ictère néonatal
neonatal mortality rate taux de mortalité néonatale
neonatal pemphigus syphiliticus [,ni:əʊ'neɪtl'pemfɪgəs,sɪfɪ'lɪtɪkəs] pemphigus syphilitique néonatal
neonatal resuscitation réanimation néonatale
neonatal screening dépistage néonatal
neonate ['ni:əʊ,neɪt] nouveau-né
neonate sleeping position position de sommeil / de couchage du nouveau-né
neonatology [,ni:əʊnə'tɒlədgɪ] néonatologie
neoplasia [,ni:əʊ'pleɪʒɪə] néoplasie
    cervical intraepithelial neoplasia néoplasie intraépithéliale cervicale
    intraepithelial neoplasia néoplasie intraépithéliale
neoplasm ['ni:əʊ,plæzəm] néoplasme
nephrectomy [nɪ'frektəmɪ] néphrectomie
nephritic [ne'frɪtɪk] néphritique
nephritis [ne'fraɪtɪs] néphrite
    acute nephritis néphrite aiguë
    chronic nephritis néphrite chronique
nephritis in pregnancy néphrite gravidique
nephron ['nefrɒn] néphron
nephropathy [nɪ'frɒpəθɪ] néphropathie
nephrosis [nɪ'frəʊsɪs] néphrose
nephrotic [nɪ'frɒtɪk] néphrotique
nephrotic syndrome syndrome néphrotique
nefrotomy [nɪ'frɒtəmɪ] néphrotomie
nerve [nɜ:v] nerf
    accessory nerve nerf spinal
    acoustic nerve nerf auditif
    afferent nerve nerf afférent
    cranial nerves nerfs crâniens

efferent nerves nerfs efférents
femoral nerve nerf crural
median nerve nerf médian
motor efferent nerve nerf moteur efférent
motor nerve nerf moteur
phrenic nerve nerf phrénique
pudendal nerve nerf pudendal / honteux
put pressure on a nerve comprimer un nerf
sacral nerves nerfs sacrés
sciatic nerve nerf sciatique
sensory afferent nerve nerf sensitif afférent
sensory nerve nerf sensitif
transcutaneous electrical nerve stimulation (TENS) électrostimulation transcutanée
vagus nerve nerf vague
vagus nerve reflex réflexe vagal
vasomotor nerve nerf vasomoteur

nerve block anesthésie par blocage nerveux
nerve cell cellule nerveuse
nerve connection connexion nerveuse
nerve ending terminaison nerveuse
nerve fibre fibre nerveuse
nerve impulse influx nerveux
nerve signalling transmission de l'influx nerveux
nervous ['nɜ:vəs] nerveux

autonomic nervous system système nerveux autonome
central nervous system système nerveux central
parasympathetic nervous system système nerveux parasympathique
sympathetic nervous system système nerveux sympathique

nervous breakdown dépression nerveuse
nervousness ['nɜ:vəsnɪs] nervosité
nervous system système nerveux
nervous tissue tissu nerveux
nest [nest] V faire son nid; N nid
nesting ['nestɪŋ] nidification
nesting instinct instinct maternel qui pousse à tout préparer pour la venue de bébé
nest in preparation préparation de la chambre du nouveau-né
nettle ['netl] ortie
nettle rash éruption ortiée; urticaire
neural ['njʊərəl] neural
neuralgia [njʊ'rældʒə] névralgie
neuralgic [njʊ'rældʒɪk] névralgique
neural tube tube neural
neural tube defect anomalie / non fermeture du tube neural
neuritis [njʊə'raɪtɪs] névrite
neuroblast ['njʊərəʊ,blæst] neuroblaste
neuroblastoma ['njʊərəʊblæ'stəʊmə] neuroblastome
neurohormonal ['njʊərəʊ,hɔ:məʊnl] neurohormonal

neurohormonal reflex réflexe neurohormonal
neurological [ˌnjʊərə'lɒdʒɪkl] neurologique
neurological assessment of newborn bilan / évaluation neurologique du nouveau-né
neurological disorder trouble neurologique
neurological stimulation stimulation neurologique
neurological system système neurologique
neurologist [njʊə'rɒlədʒɪst] neurologue
neurology [njʊə'rɒlədʒɪ] neurologie
neuromuscular [ˌnjʊərəʊ'mʌskjʊlə] neuro-musculaire
neuromuscular harmony harmonie neuromusculaire
neuron ['njʊərɒn] neurone
neuron thermal environment environnement neurothermique
neurosis [njʊə'rəusɪs] névrose
neurotransmitter [ˌnjʊərəʊtrænz'mɪtə] neurotransmetteur
neutral ['nju:trəl] neutre
neutral pH pH neutre
neutron ['nju:trɒn] neutron
Neville Barnes forceps forceps de Neville Barnes
newborn ['nju:bɔ:n] nouveau-né

care of newborn soins prodigués au nouveau-né
cut the newborn's cord couper le cordon du nouveau-né
haemolytic disease of the newborn maladie hémolytique du nouveau-né
haemorrhagic disease of the newborn maladie hémorragique du nouveau-né
lamellar exfoliation of newborn desquamation collodionnée / lamelleuse du nouveau-né, exfoliation lamelleuse du nouveau-né
neurological assessment of newborn bilan / évaluation neurologique du nouveau-né
outfits in newborn size vêtements taille naissance
transient tachypnoea of newborn tachypnée transitoire du nouveau-né
vomiting in the newborn vomissement du nouveau-né

newborn baby nouveau-né
newborn blood-spot screening dépistage sanguin à partir d'une goutte de sang du nouveau-né
newborn boy nouveau-né garçon; nouveau-né
newborn features traits caractéristiques des nouveau-nés
newborn girl nouveau-né fille; nouveau-née
newborn screening dépistage néonatal
newborn's first cry premier cri du nouveau-né; cri du nouveau-né
newborn siblings nouveau-nés d'une même fratrie
next [nekst] prochain, suivant
next-day pill pilule du lendemain
next of kin parent proche
niacin ['naɪəsɪn] niacine, acide nicotinique
nicotine ['nɪkəti:n] nicotine
nicotine replacement therapy traitement de substitution de la nicotine
nidation [naɪ'deɪʃn] nidation
nightdress ['naɪtdres] chemise de nuit
nightgown ['naitgaʊn] chemise de nuit
night sweats sueurs nocturnes

night-time feed tétée / biberon de la nuit
night-time sanitary towel serviette hygiénique de nuit
nipple ['nɪpl] mamelon
accessory nipple mamelon surnuméraire
brush the baby's lips against one's nipple effleurer les lèvres du bébé du bout du sein
cracked nipple crevasse mamelonnaire; mamelon crevassé
flat nipple mamelon plat
inverted nipple mamelon rentré / ombiliqué
prominent nipple mamelon saillant / proéminent
retracted nipple mamelon rentré / ombiliqué
sore nipples mamelons douloureux
nipple discharge écoulement mammaire
nipple stimulation stimulation des mamelons
nitrazepam [naɪ'treɪzɪ,pæm] nitrazépam
nitrofurantoin [,naɪtrəʊfju:'ræntəʊɪn] nitrofurantoïne
nitrogen ['naɪtrədʒən] azote
nitrous oxide (N2O) ['naɪtrəs'ɒksaɪd] protoxyde d'azote; gaz hilarant
nodal ['nəʊdl] nodal
node [nəʊd] nodosité, nouure, noeud, ganglion lymphatique
lymph node ganglion lymphatique
sinoatrial node noeud sino-auriculaire / sinusal
nodular ['nɒdjʊlə] nodulaire
nodule ['nɒdju:l] nodule
non-accidental injury (NAI) syndrome des enfants battus
non-insulin-dependent diabetes mellitus diabète non insulino-dépendant
non-invasive non invasif
non-lactating breast sein hors période de lactation
non-maleficence [,nɒnmæ'lefɪsəns] non malfaisance
non-pregnant woman femme qui n'est pas enceinte
non-shivering thermogenesis thermogenèse du non frissonnement
non-specific urethritis (NSU) urétrite à inclusion
no or weak activity (Apgar test) aucun mouvement spontané, hypotonie globale
noradrenaline ['nɔ:rə'drenəli:n] noradrénaline
norepinephrine [,nɔ:repɪ'neɪfrɪn] norépinéphrine
no response to stimulation (Apgar test) aucune réactivité / réaction à la stimulation
norethisterone [,nɔ:reθɪstə'rəʊn] noréthistérone
normal ['nɔ:məl] normal
full term normal delivery accouchement à terme normal
normal hospital birth accouchement dans une maternité classique
normal labour travail normal
normally ['nɔ:məlɪ] normalement
premature separation of the normally implanted placenta décollement prématuré du placenta normalement inséré
normal moulding accommodation foetale normale pendant l'engagement
normal pregnancy grossesse normale
normal renal threshold seuil d'élimination rénale normal
normal saline natrémie physiologique

normal temperature température normale
normal value valeur de référence
normoblast ['nɔ:mə,blæst] normoblaste
normoblastosis [,nɔ:məblæ'stəʊsɪs] normoblastose
normotensive [,nɔ:məʊ'tensɪv] normotendu
nose [nəʊz] nez
blocked nose nez bouché
blow one's nose se moucher
runny nose nez qui coule
salmon patch on the forehead, over the eyelids, under the nose angiome pâle du visage
stuffy nose nez bouché
tip of the nose bout du nez
unblock a newborn baby's nose dégager le nez d'un nouveau-né
nosebleed ['nəʊzbli:d] saignement de nez, épitaxis, rhinorragie
nose blocked by mucus nez encombré de mucosités
nosebreathe ['nəʊzbri:ð] respirer par le nez
nosocomial [,nɒsə'kəʊmɪəl] nosocomial
nosocomial infection infection nosocomiale
nostril ['nɒstrəl] narine
flared nostril narine évasée
notebook ['nəutbʊk] carnet
maternity notebook carnet de maternité
notes [nəʊts] carnet de naissance
notifiable ['nəʊtɪfaɪəbl] à déclarer obligatoirement; à signaler
notifiable disease maladie à déclaration obligatoire
notification [,nəʊtɪfɪ'keɪʃn] notification
notification of birth déclaration de naissance
notification of pregnancy déclaration de grossesse
nourish ['nʌrɪʃ] nourrir; entretenir
nourishing ['nʌrɪʃɪŋ] nourrissant, nutritif
nourishing conditioner baume régénérant (pour cheveux)
nourishment ['nʌrɪʃmənt] nourriture, aliments; nutrition
nucha ['nju:kə] pl nuchae ['nju:ki:] nuque
nuchal ['nju:kəl] occipital, de la nuque, nucal
nuchal cord circulaire du cordon
nuchal cord displacement complication d'un siège lorsqu'un bras est derrière la tête
nuchal displacement relèvement des bras lors d'un siège
nuchal fold pli nucal
nuchal scan échographie de l'épaisseur de la nuque foetale
nuchal translucency (NT) clarté nucale
nuchal translucency screening mesure de la clarté nucale
nuchal translucency test test de mesure de la clarté nucale
nuclear ['nju:klɪə] nucléaire
nuclear family famille nucléaire
nuclear magnetic resonance (NMR) résonance magnétique nucléaire
nucleic [nju:'kli:ɪk] nucléique

nucleic acid acide nucléique
nucleus ['nju:klɪəs] pl nuclei ['nju:klɪaɪ] / nucleuses ['nju:klɪəsɪs] noyau
nullipara [nʌ'lɪpərə] pl nulliparae [nʌ'lɪpəri:] N nullipare
nulliparous [nʌ'lɪpərəs] ADJ nullipare
numb [nʌm] engourdi
numbness ['nʌmɪs] engourdissement
nurse [nɜ:s] infirmière; nurse
home nurse garde-malade
paediatric nurse puéricultrice
student nurse étudiante infirmière
nursery ['nɜ:sərɪ] nursery, chambre d'enfants, chambre de bébé; crèche, garderie, pouponnière
day nursery garderie, crêche
furnish the nursery meubler la chambre de bébé
nursery school école maternelle
nurse school école d'infirmières
nursing ['nɜ:sɪŋ] N allaitement; profession d'infirmière; soins; ADJ qui allaite; soignant
barrier nursing soins en isolement septique / protecteur
reverse barrier nursing isolement protecteur
nursing auxiliary aide-soignante
nursing benefit prime d'allaitement
nursing bra soutien-gorge d'allaitement
nursing file dossier infirmier
nurture ['nɜ:tʃə] élever, éduquer; nourrir
nurturing ['nɜ:tʃərɪŋ] éducation
nutrient ['nju:trɪənt] substance nutritive, nutriment, aliment
nutrition [nju:'trɪʃən] nutrition
nutritional [nju:'trɪʃənl] nutritionnel
supplement nutritional intake of iron complémenter médicalement l'apport en fer naturel
nutrition therapy thérapie nutritionnelle
nutritious [nju:'trɪʃəs] nourrissant, nutritif
nylon ['naɪlɒn] nylon
nystagmus [nɪ'stægməs] nystagmus
nystatin ['nɪstətɪn] nystatine
obese [əu'bi:s] obèse
clinically obese cliniquement obèse
obesity [əu'bi:sɪtɪ] obésité
gestational obesity obésité gestationnelle
oblique [ə'bli:k] oblique
oblique diameter of pelvis diamètre oblique du détroit supérieur
oblique lie position oblique
obliquity [ə'blɪkwɪtɪ] obliquité
obliquity of pelvis inclinaison du bassin
observation [,ɒbzə'veɪʃn] observation
observational [,ɒbzə'veɪʃənl] basé sur l'observation
observational study étude d'observation
obstetric [ɒb'stetrɪk] obstétrique

emergency obstetric unit service d'urgence obstétricale
obstetrical [ɒb'stetrɪkəl] obstétrique
obstetrical abdominal palpation palpation abdominale obstétricale
obstetrical hand main d'accoucheuse
obstetrical history antécédents obstétriques
obstetrical outlet détroit inférieur
obstetric cholestasis cholestase gravidique; prurit gravidique
obstetric conjugate diameter diamètre promontorétropubien
obstetric history antécédents obstétricaux
obstetrician [,ɒbstə'trɪʃn] obstétricien
consultant obstetrician obstétricien (supervisant l'équipe médicale en charge de l'accouchement)
specialist obstetrician obstétricien spécialisé
obstetrician-gynæcologist gynécologue obstétricien / obstétricienne
obstetric physiotherapist kinésithérapeute en soins pré et postnatals
obstetric pulsar stimulateur neuro-musculaire pour soulager la douleur du travail
obstetrics [ɒb'stetrɪks] obstétrique
obstetric shock choc obstétrical
obstipation [,ɒbstɪ'peɪʃn] constipation opiniâtre
obstruct [əb'strʌkt] bloquer, entraver
obstructed [əb'strʌktɪd] bouché, obstrué
obstructed labour dystocie
obstructed labour due to locked twins dystocie gémellaire
obstructed labour due to unusually large fetus dystocie due à un foetus anormalement gros / à un macrosome
obstruction [əb'strʌkʃn] bouchon, obstruction, occlusion
bowel obstruction occlusion intestinale
intestinal obstruction occlusion intestinale
meconium bowel obstruction iléus méconial
urinary tract obstruction uropathie obstructive
obstructive [əb'strʌktɪv] obstructif, obstruant
obstructive jaundice ictère par obstruction
obturator ['ɒbtə,reɪtə] bouchon
obturator foramen trou ischio-pubien
occipital [ɒk'sɪpɪtəl] occipital
occipitoanterior [ɒk'sɪpɪtəʊæn'tɪərɪə] occipito-iliaque antérieur
occipitoanterior position présentation occipito-iliaque antérieure
occipitolateral [ɒk'sɪpɪtəʊ'lætərəl] occipito-oblique
occipitolateral position position occipitale oblique
occipitoposterior [ɒk'sɪpɪtəʊpɒs'tɪərɪə] occipito-iliaque postérieur
occipitoposterior position présentation occipito-iliaque postérieure
occipitotransverse [ɒk'sɪpɪtəʊ'trænzvɜ:s] occipito-transverse
occipitotransverse position position occipito-transverse
occiput ['ɒksɪpʌt] pl occiputs ['ɒksɪpʌts] / occipita ['ɒksɪpɪtə] occiput
right occiput anterior position présentation occipito-iliaque droite antérieure
right occiput posterior position présentation occipito-iliaque droite postérieure
occiput anterior occipito-antérieur

occiput posterior occipito-postérieur
occiput posterior position position occipito-postérieure
occlusive [ɒ'klu:sɪv] occlusif
occlusive cap cape cervicale, diaphragme
occult [ɒ'kʌlt] occulte
occult blood test test de dépistage du sang dans les selles, urines, sucs gastriques, etc.
    faecal occult blood test test de dépistage du sang dans les selles
occupational [,ɒkjʊ'peɪʃnl] professionnel
occupational history antécédents professionnels
occur [ə'kɜ:] arriver, se produire
occur at term se déclencher / passer / dérouler au terme
ocular ['ɒkjʊlə] oculaire
odds [ɒdz] risques
odds of being affected given a positive result (OAPR) risques d'être infectée suite à un résultat positif au test
oedema (edema) [ɪ'di:mə] pl oedemata [ɪ'di:mətə] oedème
    excessive lower leg oedema oedème important des jambes
    pitting oedema oedème prenant / gardant le godet
oedematous [ɪ'di:mətəs] oedémateux
oesophageal [ɪ'sɒfə,dʒi:l] oesophagien
    gastro-oesophageal reflux in pregnancy reflux gastro-oesophagien pendant la grossesse
    gastro-oesophageal regurgitation régurgitation gastro-oesophagienne
    tracheo-oesophageal fistula fistule trachéo-oesophagienne
oesophageal atresia atrésie de l'oesophage
oesophagus (esophagus) [i:'sɒfəgəs] pl oesophaguses [i:'sɒfəgəsɪs] / oesophagi [i:'sɒfə,dʒaɪ] oesophage
oestradiol (estradiol) [,i:strə'daɪɒl] estradiol
oestriol (estriol) ['estraɪ,ɔ:l] oestriol
oestrogen (estrogen) ['i:strəʊdʒən] oestrogène
oestrogenic (estrogenic) [,estrə'dʒenɪk] oestrogène, oestrogénique
oestrone (estrone) ['i:strəʊn] oestrone
offensive [ə'fensɪv] offensif; insultant; choquant; repoussant
offensive vaginal discharge perte vaginale importante
offer ['ɒfə] V offrir, proposer; N offre, proposition
    be offered testing for the condition se voir proposer un dépistage de la maladie
offer an induction of labour proposer de déclencher le travail
off-putting peu ragoûtant; rebutant
oil [ɔɪl] huile
    carrier oil excipient huileux
    essential oils huiles essentielles
    lavender oil huile essentielle de lavande
    tea tree oil huile essentielle d'arbre à thé
oil glands glandes sébacées
oiliness ['ɔɪlɪnɪs] aspect huileux / gras
    skin oiliness film graisseux de la peau, peau grasse, sébum
oily ['ɔɪlɪ] gras; huileux

oily skin peau grasse
ointment ['ɔɪntmənt] onguent, pommade
olfaction [ɒl'fækʃn] olfaction
oligaemia (oligemia) [,ɒlɪ'gi:mɪə] hypovolémie
oligohydramnios [,ɒlɪgəʊhaɪ'dræmni:,ɒs] oligoamnios, oligohydramnios, oligohydramnie
oligomenorrhoea (oligomenorrhea) [,ɒlɪgəʊ,menə'rɪə] oligoménorrhée
oligospermia [,ɒlɪgəʊ'spɜ:mɪə] oligospermie
oliguria [,ɒlɪ'gjʊərɪə] oligurie
omega ['əʊmɪgə] omega
omega-3 fatty acids acides gras omega-3
omental [əʊ'mentəl] omental, épiploïque
omentum [əʊ'mentəm] pl omenta [əʊ'mentə] épiploon
omnivore ['ɒmnɪvɔ:] omnivore
omnivorous [ɒm'nɪvərəs] omnivore
omphalocele [ɒm'fælə,si:l] omphalocèle
omphalochorion [ɒm'fælə,kɔ:rɪən] placenta chorio-vitellin
omphalus ['ɒmfələs] pl omphali ['ɒmfəlaɪ] nombril
on an empty stomach à jeun
oncology [ɒŋ'kɒlədʒɪ] oncologie
on demand à la demande
on opening the bowels lorsqu'on va à la selle
on prescription sur ordonnance
onset ['ɒnset] début, commencement
onychia [əʊ'nɪkɪə] onyxis
ooblast ['əʊəblæst] ovoblaste, ooblaste
oocyte ['əʊəʊsaɪt] ovocyte, oocyte
oophorectomy ['əʊəfə,rektəmɪ] ovariectomie
oophoritis [,əʊəfə'raɪtɪs] ovarite
oophorosalpingectomy [,əʊə'fɔ:rə,sælpɪn'dʒektəmɪ] ovario-salpingectomie
ooze [u:z] suinter, exsuder
oozing patch plaque suintante
open ['əʊpən] V ouvrir; ADJ ouvert
open fracture fracture ouverte
opening ['əʊpənɪŋ] ouverture; entrée
open one's bowels déféquer, aller à la selle
operate ['ɒpəreɪt] opérer
operate on a patient opérer une patiente
operating room bloc opératoire
operating theatre salle d'opération
operation [,ɒpə'reɪʃn] opération
operative ['ɒpərətɪv] opératoire, d'opération
operative delivery accouchement aux forceps / à la ventouse
operculum [əʊ'pɜ:kjʊləm] pl opercula [əʊ'pɜ:kjʊlə] opercule
ophthalmia [ɒf'θælmɪə] ophtalmie
ophthalmia neonatorum [ɒf'θælmɪə,ni:əʊneɪ'tɒ:rəm] ophtalmie des nouveau-nés; conjonctivite gonoccocique du nouveau-né
ophthalmic [ɒf'θælmɪk] ophtalmique

ophthalmologist [,ɒfθæl'mɒlədʒɪst] ophtalmologue
ophthalmology [,ɒfθæl'mɒlədʒɪ] ophtalmologie
ophthalmoscope [ɒf'θælməskəʊp] ophtalmoscope
ophthalmoscopy [,ɒfθæl'mɒskəpɪ] ophtalmoscopie
opiate ['əʊpɪɪt] opiacé
opium ['əʊpɪəm] opium
opportunistic [,ɒpətju:'nɪstɪk] opportuniste
opportunistic infection infection opportuniste
opsonin ['ɒpsənɪn] opsonine
optic ['ɒptɪk] optique
oral ['ɔ:rəl] oral
    coming off the oral contraceptive pill arrêt du contraceptif oral
    stop all oral intake arrêter de manger
oral administration administration par voie orale
oral cavity cavité buccale
oral contraceptive contraception orale; contraceptif oral
oral contraceptive pill pilule contraceptive
oral glucose tolerance test hyperglycémie provoquée orale
oral herpes herpès buccal
oral medication médicaments administrés par voie orale
oral route voie orale
orbit ['ɔ:bɪt] orbite
orbital ['ɔ:bɪtl] orbitaire
orbital ridge arcade sourcilière
orchidopexy ['ɔ:ki:də'peksɪ] orchidopexie
orchiopexy ['ɔ:ki:ə'peksɪ] orchidopexie
orchis ['ɔ:kɪs] testicule
orchitis [ɔ:'kaɪtɪs] orchite
order ['ɔ:də] ordre
    affiliation order jugement en constatation de paternité
    birth order rang de naissance
    place of safety order décision du juge de placement d'un enfant
organ ['ɔ:gən] organe
    abnormality of maternal pelvic organs anomalie des organes pelviens de la mère
    female reproductive organs organes génitaux féminins
    internal sex organs organes sexuels internes
    male reproductive organs organes reproducteurs mâles
    pelvic organ organe du bassin / pelvien
    reproductive organs organes reproducteurs
    tactile organ organe du toucher
organic [ɔ:'gænɪk] organique; bio
organic food nourriture / produit bio
organism ['ɔ:gənɪzəm] organisme
    intracellular organisms organismes intracellulaires
    micro-organism micro-organisme; germe
organogenesis ['ɔ:gənəʊ'dʒenɪsɪs] organogenèse
orgasm ['ɔ:gæzəm] V parvenir à l'orgasme, avoir un orgasme; N orgasme

orifice ['ɒrɪfɪs] orifice
oropharynx [,ɔ:rəʊ'færɪŋks] oropharynx
orthodontic [,ɔ:θəʊ'dɒntɪk] orthodontique
orthodontics [,ɔ:θəʊ'dɒntɪks] orthodontie
orthodontic-shaped teat tétine orthodontique
orthostatic [,ɔ:θə'stætɪk] orthostatique
orthostatic albuminuria albuminurie orthostatique
orthostatic hypotension hypotension posturale / orthostatique
orthostatism [,ɔ:θə'stætɪzəm] orthostatisme
Ortolani's click signe d'Ortolani
Ortolani's test test d'Ortolani
os [ɒs] pl ora ['ɒrə] ouverture
    external os orifice externe du col utérin / de l'utérus
    internal os orifice interne du col utérin / de l'utérus
    per os par voie buccale / orale
os [ɒs] pl ossa ['ɒsə] os
os calcis ['ɒs'kælsəs] calcanéum
oscillation [,ɒsɪ'leɪʃn] oscillation
os innominatum ['ɒsɪ'nɒmɪnɪtəm] os innominé
os uteri ['ɒs'ju:təraɪ] orifice du col utérin
Osiander's sign signe de Osiander
osmolal ['ɒsməʊləl] osmolal
osmolality [,ɒsməʊ'lælɪtɪ] osmolalité
    serum osmolality osmolalité sérique
    urine osmolality osmolalité urinaire
osmosis [ɒz'məʊsɪs] osmose
osmotic [əz'mɒtɪk] osmotique
osmotic pressure pression / tension osmotique
ossification [,ɒsɪfɪ'keɪʃn] ossification
    centres of ossification points d'ossification
ossification centre point d'ossification
ossify ['ɒsɪfaɪ] s'ossifier
osteoblast ['ɒstɪəublæst] ostéoblaste
osteoblastoma [,ɒstɪəʊblæ'stəʊmə] ostéoblastome
osteogenesis [,ɒstɪəʊ'dʒenɪsɪs] ostéogenèse
osteogenesis imperfecta [,ɒstɪəʊ'dʒenɪsɪsɪm'pɜ:fɪktə] ostéogenèse imparfaite, fragilité osseuse héréditaire
osteogenic [,ɒstɪəʊ'dʒenɪk] ostéogène
osteomalacia [,ɒstɪəʊmə'leɪʃɪə] ostéomalacie
osteomyelitis [,ɒstɪəʊmaɪɪ'laɪtɪs] ostéomyélite
osteopath ['ɒstɪəpæθ] ostéopathe
osteopathy [,ɒstɪ'ɒpəθɪ] ostéopathie
O'Sullivan testing test d'O'Sullivan
otalgia [əʊ'tældʒɪə] otalgie
otic ['əʊtɪk] otique, auriculaire
otitis [əʊ'taɪtɪs] otite
otitis externa [əʊ'taɪtɪsɪk'stɜ:nɑ:] otite externe

otitis interna [əʊ'taɪtɪsɪn'tɜ:nɑ:] otite interne
otitis media [əʊ'taɪtɪs'mi:di:ɑ:] otite moyenne
otitis media with effusion otite séromuqueuse
otoacoustic emission (OAE) [,əʊtəʊə'ku:stɪkɪ'mɪʃn] dépistage de la surdité en maternité par otoémission
outbreak ['aʊtbreɪk] flambée, éruption, manifestation soudaine
out-breath ['aʊtbreθ] expiration
outburst ['aʊtbɜ:st] accès, explosion, crise
outer ['aʊtə] extérieur; externe
outer ear oreille externe
outer layer feuillet externe
outer third of the tube tiers extérieur de la trompe
outfit ['aʊtfɪt] tenue; équipement; matériel, outillage
outfits in newborn size vêtements taille naissance
outlet ['aʊtlet] issue, sortie
  obstetrical outlet détroit inférieur
  pelvic outlet détroit inférieur du bassin
outpatient ['aʊt,peɪʃənt] patient en ambulatoire / en soins externes
outpatient clinic consultations externes
outpatients department service de consultation externe
output ['aʊtpʊt] débit, production
  cardiac output débit cardiaque
  fluid output perte hydrique
  heart output débit cardiaque
  urinary output diurèse, débit urinaire
outreach ['aʊtri:tʃ] assistance sociale
outreach centre centre d'accueil
outreach clinic centre de consultation prénatale
outreach service service de proximité
ovarian [əʊ'veərɪən] ovarien
  polycystic ovarian syndrome polykystose ovarienne; syndrome des ovaires polykystiques
  ripening of ovarian follicle maturation folliculaire ovarienne
ovarian cancer cancer des ovaires
ovarian cyst kyste de l'ovaire / ovarien
ovarian fimbria frange ovarienne
ovarian follicle follicule ovarien
ovarian pregnancy grossesse ovarienne
ovarian vein syndrome syndrome de la veine ovarienne
ovariotomy [əʊ,veərɪ'ɒtəmɪ] ovariotomie
ovaritis [əʊvə'raɪtɪs] ovarite
ovary ['əʊvərɪ] ovaire
  polycystic ovary ovaire polykystique
  polycystic ovary syndrome polykystose ovarienne; syndrome des ovaires polykystiques
oven ['ʌvn] four
oven cleaner décapant pour four

overdose ['əʊvədəʊs] surdose, overdose
drug overdose surdosage médicamenteux
overdue [əʊvə'dju:] en retard, qui a dépassé le terme
go overdue dépasser le terme
overflow ['əʊvəfləʊ] trop-plein
overflow of pregnancy hormones imprégnation hormonale, imbibition gravidique
overgrow [əʊvə'grəʊ] se multiplier
overheat [əʊvə'hi:t] surchauffer, chauffer de manière excessive
overheated [əʊvə'hi:tɪd] qui a trop chaud
overheating [,əʊvə'hi:tɪŋ] excès de chaleur
over-medication [,əʊvə,medɪ'keɪʃn] surdosage des médicaments
over-the-counter [,əʊvəðə'kaʊntə] vendu sans ordonnance
over-the-counter drug médicament en vente libre / sans ordonnance
over-the-counter laxative laxatif en vente libre / sans ordonnance
over-the-counter medication médicament en vente libre / sans ordonnance
overweight [,əʊvə'weɪt] N surcharge pondérale; ADJ en surpoids
oviduct ['əʊvɪdʌkt] oviducte, trompe de Fallope
oviferous [əʊ'vɪfərəs] ovifère
ovocyte ['əʊvəʊsaɪt] ovocyte, oocyte
ovulate ['ɒvjʊleɪt] ovuler
ovulation [,ɒvjʊ'leɪʃn] ovulation
sign of ovulation signe d'ovulation
ovulation induction déclenchement de l'ovulation
ovulation kit kit de détection de l'ovulation
ovulation-predictor kit kit de détection de l'ovulation
ovulation-stimulating hormone hormone stimulant l'ovulation
ovum ['əʊvəm] pl ova ['əʊvə] ovule, oeuf, ovocyte
blighted ovum oeuf clair
calyx of ovum paroi du follicule de De Graaf
fertilization of ovum fécondation de l'ovule
fertilized ovum ovule fécondé
migration of ovum migration de l'ovule
shed ovum ovule pondu
ovum release libération de l'ovocyte
oxidant ['ɒksɪdənt] oxydant
oxidase ['ɒksɪdeɪs] oxydase
monoamine oxidase (MAO) monoamine oxydase (MAO)
monoamine oxidase inhibitor (MAOI) inhibiteur de la monoamine oxydase
oxidation [,ɒksɪ'deɪʃn] oxydation
oxprenolol [,ɒks'pri:nəlɒl] oxprénolol
oxygen ['ɒksɪdʒən] oxygène
deprive the baby of oxygen priver le bébé d'oxygène
gas and oxygen analgesia analgésie par gaz hilarant et oxygène médical; mélange gazeux azoté
through decreased oxygen flow par manque d'oxygénation
oxygenate ['ɒksɪdʒəneɪt] oxygéner
oxygenation [,ɒksɪdʒə'neɪʃn] oxygénation

extracorporeal membrane oxygenation (ECMO) oxygénation par membrane extra-corporelle
oxygen tube sonde de l'oxygène
oxyhaemoglobin (oxyhemoglobin) [,ɒksɪ,hi:məʊ'gləʊbɪn] oxyhémoglobine
oxytetracycline [,ɒksɪ,tetrə'saɪklɪn] oxytétracycline
oxytocic ['ɒksɪ'təʊsɪk] ADJ oxytocique
oxytocic drug N oxytocique
oxytocin ['ɒksɪ'təʊsɪn] ocytocine
pace [peɪs] pas; rythme
pacemaker ['peɪs,meɪkə] stimulateur cardiaque
pacifier ['pæsɪfaɪə] tétine, sucette
pacify ['pæsɪfaɪ] calmer, apaiser
pack [pæk] compresse
ice-pack compresse glacée
packed [pækt] comble, bondé, bourré; tassé
packed cells concentré globulaire
packed cell volume (PCV) hématocrite
packing ['pækɪŋ] tamponnement
utero-vaginal packing tamponnement vagino-utérin
packing of uterus tamponnement utérin
pad [pæd] coussinet; tampon
breast pad coussinet d'allaitement
cellulose pad tampon en cellulose
gauze pad tampon de gaze
heated pad compresse chaude
maternity pad serviette de maternité
wear breast pads inside one's bra porter des coussinets d'allaitement dans son soutien-gorge
pad of fat bourrelet de graisse
paediatric (pediatric] [,pi:dɪ'ætrɪk] de pédiatrie, pédiatrique; infantile
paediatrician (pediatrician) [,pi:dɪə'trɪʃn] pédiatre
paediatric nurse puéricultrice
paediatrics [,pi:dɪ'ætrɪks] pédiatrie
paedophile (pedophile) ['pi:dəʊfaɪl] pédophile
paedophilia (pedophilia) [,pi:dəʊ'fɪlɪə] pédophilie
paedophiliac (pedophiliac) [,pi:dəʊ'fɪlɪæk] ADJ pédophile
pain [peɪn] douleur
abdominal pain douleur abdominale
abdominal soreness and pain in the right upper section maux de ventre et douleurs dans la partie supérieure droite de l'addomen
acute pain douleur aiguë
agonizing pain douleur déchirante
appear to be in severe pain sembler avoir de fortes douleurs
back pain douleur lombaire
bearing pains douleurs utérines
boring pain douleur vrillante
burning pain douleur qui brûle

cause pain être douloureux
chest pain douleur thoracique / dans la poitrine
chronic pain douleur chronique
colicky pain douleur de type colique
constant pain douleur constante
crushing pain douleur de type écrasement
darting pain douleur en coup d'aiguille
diffuse pain douleur diffuse
dull pain douleur sourde
ease the pain soulager la douleur
episodic pain douleur épisodique
excruciating pain douleur atroce
experience pain on passing urine ressentir des douleurs à la miction
experience severe pelvic pain ressentir des douleurs pelviennes importantes
experience shooting pains in one's breast ressentir une douleur irradiante dans les seins
fulgurant pain douleur fulgurante
gate control theory of pain théorie de contrôle de seuil de la douleur
gnawing pain douleur lancinante / qui ronge
gripping pain crampe, colique; douleur constrictive
intractable pain douleur réfractaire / sans rémission
joint pains douleurs articulaires
labour pains douleurs de l'accouchement
ligament pain douleur dans les ligaments
long-standing pain douleur ancienne
lower abdominal pain gêne dans le bas-ventre
mild pain douleur discrète / supportable
moderate pain douleur moyenne / modérée
nagging pain douleur continue / lancinante
persistent lower-back pain douleur persistante au bas du dos
persistent pain douleur persistante
recurrent pain douleur périodique
referred pain irradiation douloureuse
round ligament pain douleur du ligament rond de l'utérus
searing pain douleur fulgurante
severe pain douleur aigüe
sharp pain douleur vive / intense / sévère / violente
shooting pain douleur lancinante
squeezing pain douleur de constriction
stabbing pain douleur en coup de poignard
stinging pain douleur cuisante; décharge électrique
suffer pain when passing urine ressentir des douleurs à la miction
throbbing pain douleur pulsatile
upper abdominal pain gêne dans la partie haute de l'abdomen
upper abdominal pain on right side of the body douleurs abdominales dans le quadrant supérieur droit

painfree ['peɪnfri:] indolore

painful ['peɪnfʊl] douloureux
painful sex douleur pendant les rapports sexuels, dyspareunie
pain in the chest douleur au niveau de la cage thoracique
painkiller ['peɪn,kɪlə] analgésique, anti-douleur, antalgique
painless childbirth accouchement sans douleur
pain management gestion de la douleur
pain medication anti-douleur
pain on urination douleur à la miction
pain relief soulagement de la douleur
pain-relieving medication antalgiques
pain threshold seuil de la douleur
palate ['pælɪt] palais
    bony palate palais osseux
    cleft palate fente / fissure palatine
    hard palate voûte du palais, palais dur, palais osseux
    soft palate N palais mou, voile du palais; ADJ vélopalatin
paleness ['peɪlnɪs] pâleur, coloration pâle
palliative ['pælɪətɪv] palliatif
palliative treatment soins palliatifs
pallor ['pælə] pâleur
palm [pɑ:m] paume
palmar ['pælmə] palmaire
palmar erythema érythème palmaire
palpation [pæl'peɪʃn] palpation
    obstetrical abdominal palpation palpation abdominale obstétricale
    tender to palpation sensible à la palpation
palpitation [,pælpɪ'teɪʃn] palpitation
    heart palpitation palpitation cardiaque
palsy ['pɔ:lzɪ] paralysie
    Bell's palsy paralysie de Bell
    cerebral palsy paralysie cérébrale; encéphalopathie infantile
    Erb's palsy paralysie de type Duchenne-Erb, paralysie radiculaire supérieure du plexus brachial
    Klumpke's palsy paralysie de Klumpke, syndrome de Déjerine-Klumpke
    radial palsy paralysie radiale
pancreas ['pæŋkrɪəs] pancréas
pancreatic [,pæŋkrɪ'ætɪk] pancréatique
pancreatic duct canal pancréatique
pancuronium ['pæŋkjə'rəʊnɪəm] pancuronium
pandemic [pæn'demɪk] pandémie; pandémique
panhysterectomy ['pæn,hɪstə'rektəmɪ] hystérectomie totale
pant [pænt] haleter
panties ['pæntɪz] culotte / slip de femme
panting ['pæntɪŋ] respiration du chien
pants [pænts] slip, culotte
    plastic pants culottes de protection
Papanicolaou smear ['pæpə'nɪkəlu:'smɪə] frottis vaginal

Papanicolaou test ['pæpə'nɪkəlu:'test] test de Papanicolaou
papaveretum [pə'peɪvəretəm] papaveretum
papaverine [pə'peɪvəri:n] papavérine
papilla [pə'pɪlə] pl papillae [pə'pɪli:] papille
papilliferous cyst [pə'pɪləfərəs'sɪst] kyste végétant, bénin ou malin
papilloma [,pæpɪ'ləʊmə] pl papillomas [,pæpɪ'ləʊməz] / papillomata [,pæpɪ'ləʊmətə] papillome
papillomavirus [,pæpɪ'ləʊmə,vaɪrəs] papillomavirus
Pap smear ['pæpsmɪə] frottis vaginal
Pap test ['pæptest] test de Papanicolaou
papule ['pæpju:l] papule
papyraceous [,pæpɪ'reɪʃəs] papyracé
para 0 nullipara nullipare
para 1 primipara pare I primipare
para 2 multipara pare II multipare
paracentesis [,pærəsen'ti:sɪs] pl paracenteses [,pærəsen'ti:si:z] paracentèse, ponction évacuatrice
paracentesis uteri [,pærəsen'ti:sɪs'ju:təraɪ] ponction utérine
paracervical [,pærə'sɜ:vɪkəl] paracervical
paracervical block anesthésie paracervicale
paracetamol [pærə'si:təmɔl] paracétamol
paraesthesia (paresthesia) [,pæres'θi:zɪə] paresthésie
paraldehyde [pə'rældɪ,haɪd] paraldéhyde
paralysis [pə'rælәsɪs] pl paralyses [pə'rælәsi:z] paralysie
Erb's paralysis paralysie de type Duchenne-Erb, paralysie radiculaire supérieure du plexus brachial
facial paralysis paralysie faciale
infantile paralysis paralysie infantile, poliomyélite
Klumpke's paralysis paralysie de Klumpke, syndrome de Déjerine-Klumpke
paralytic [,pærə'lɪtɪk] paralytique
paramedic [,pærə'medɪk] auxiliaire médical
paramedical [,pærə'medɪkəl] paramedical
parametrial [,pærə'mi:trɪəl] paramétrial
parametric [,pærə'mi:trɪk] paramétrial
parametritis [,pærəmɪ'traɪtɪs] paramétrite
parametrium [,pærə'mi:trɪəm] paramètre
paranoia [,pærə'nɔɪə] paranoïa
paranoiac [,pærə'nɔɪæk] paranoïaque
paranoid ['pærənɔɪd] paranoïde
paraplegia [,pærə'pli:dʒə] paraplégie
paraplegic [,pærə'pli:dʒɪk] paraplégique
parasite ['pærə,saɪt] parasite
parasitic [,pærə'sɪtɪk] parasitaire
parasitism ['pærəsɪtɪzəm] parasitisme
parasympathetic [,pærəsɪmpə'θetɪk] parasympathique
parasympathetic nervous system système nerveux parasympathique
parathyroid [,pærə'θaɪrɔɪd] parathyroïdien
parathyroid gland glande parathyroïdienne; parathyroïde

parathyroid hormone parathormone, hormone parathyroïdienne
parent ['peərənt] parent
    birth parent parent biologique
    expectant parents futurs parents
    foster parents parents adoptifs
    identify diseases that can be passed on from only one carrier parent déceler des maladies génétiques transmises par un seul parent porteur
    single parent N parent seul / célibataire; ADJ monoparental
parental [pə'rentl] parental
parental leave congé parental
parent at home parent (père ou mère) restant à la maison pour s'occuper de bébé
parent-craft class cours de préparation à la parenté
parenteral [pæ'rentərəl] parentéral
parenteral feeding alimentation par voie parentérale
parenthood ['peərənthʊd] condition de parent(s), maternité, paternité
    joys of parenthood joies de la maternité / paternité
    planned parenthood condition de parent(s) planifiée, maternité / paternité planifiée
    ready for parenthood mûr(e) pour avoir des enfants; prêt(e) à assumer la maternité / paternité
    responsibility of parenthood responsabilité des parents / que l'on a lorsqu'on a des enfants
parenthood education préparation à la parenté
parent-infant relationship relation parent-enfant / parents-enfants
parenting class cours de préparation à la condition de parent(s)
paresis [pə'ri:sɪs] pl pareses [pə'ri:si:z] parésie, paralysie incomplète
parietal [pə'raɪɪtl] pariétal
parietal bone pariétal
parietal decidua caduque pariétale
parietal peritoneum péritoine pariétal
parity ['pærɪtɪ] N parité; ADJ paritaire
paronychia [,pærə'nɪkɪə] périonyxis
parotid [pə'rɒtɪd] N parotidie; ADJ parotidien
parotid gland ganglion parotidien; parotide
parous ['pærəs] qui a mis au monde un ou plusieurs enfants / multipare
paroxysm ['pærəksɪzəm] paroxysme
paroxysmal [,pærək'sɪzməl] paroxystique
partial ['pɑ:ʃəl] partiel
partial bottle feeding allaitement mixte
partial placenta praevia placenta praevia partiel
partial pressure pression partielle
partner ['pɑ:tnə] conjoint
    birth partner personne accompagnant la femme qui va accoucher
    live-in partner concubin(e); pacsé(e)
    massage partner conjoint qui masse
partogram ['pɑ:təgræm] partogramme
partograph ['pɑ:təgræf] partographe

parturient [pɑ:'tjʊərɪənt] parturiente
parturition [,pɑ:tjʊə'rɪʃən] parturition, grossesse
parvovirus B19 ['pɑ:vəʊ,vaɪrəs] parvovirus
pass [pɑ:s] passer; excréter
passage ['pæsɪdʒ] passage, transition
    back passage anus
    back passage examination toucher rectal
    meconium passage expulsion de méconium
pass away mourir, s'éteindre
pass blood in one's stools faire des selles teintées de sang
passing small quantities of urine besoin d'uriner peu fréquent
pass into the bloodstream passer dans le sang
passive ['pæsɪv] passif
passive immunity immunité passive
passive movements mobilisation passive
pass on a virus transmettre un virus
    identify diseases that can be passed on from only one carrier parent déceler des maladies génétiques transmises par un seul parent porteur
pass out s'évanouir; perdre connaissance
pass soft stools avoir des selles molles
pass stools aller à la selle
pass urine uriner
    experience pain on passing urine ressentir des douleurs à la miction
    sting when passing urine piquer lors de la miction
    suffer pain when passing urine ressentir des douleurs à la miction
pass water uriner
    need to pass water besoin d'uriner
pass winds faire des gaz
pasteurization [,pæstəraɪ'zeɪʃn] pasteurisation
pasteurize ['pæstəraɪz] pasteuriser
pasteurized milk lait pasteurisé
past the 'best before' date périmé
Patau's syndrome (trisomy 13) trisomie 13 / D, syndrome de Patau
patch [pætʃ] patch
    blood patch blood patch
    café-au-lait patch tache de café au lait
    calcified patch dépôt calcique
    crusty patch plaque croûteuse
    fuzzy patch zone duveteuse
    mild red patch plaque légèrement rouge
    oozing patch plaque suintante
    salmon patch on the forehead, over the eyelids, under the nose angiome pâle du visage
patella [pə'telə] pl patellae [pə'teli:] rotule
patellar [pə'telə] rotulien, patellaire
patellar reflex réflexe rotulien
patence ['peɪtəns] patence, perméabilité, ouverture

patency ['peɪtənsɪ] patence, perméabilité, ouverture
patent ['peɪtənt] patent, ouvert, persistant
patent ductus arteriosus persistance du canal artériel
paternal [pə'tɜ:nl] paternel
paternal side côté paternel
paternity [pə'tɜ:nɪtɪ] paternité
paternity testing recherche en paternité
pathogen ['pæθədʒən] agent pathogène, pathogène
pathogenesis [,pæθə'dʒenɪsɪs] pathogenèse, pathogénie
pathogenetic [,pæθəʊdʒɪ'netɪk] pathogène
pathological [,pæθə'lɒdʒɪkəl] pathologique
pathologist [pə'θɒlədʒɪst] anatomo-pathologiste
pathology [pə'θɒlədʒɪ] pathologie; anatomo-pathologie
pathway ['pɑ:θweɪ] sentier, chemin, allée; voie

brain pathway transmission nerveuse

respiratory pathway voies respiratoires

sensory pathways voies sensorielles

patient ['peɪʃənt] patient

patient controlled analgesia pompe à analgésique

patter ['pætə] V trottiner; N crépitement, bruit, petit bruit

hear the patter of tiny feet attendre un heureux événement

they'll soon be hearing the patter of tiny feet ils attendent un heureux événement

patulous ['pætʃələs] ouvert
Paul-Bunnell test réaction de Paul-Bunnell-Davidsohn
pause ['pɔ:z] V marquer un temps d'arrêt; N pause
pause for air marquer une pause pour reprendre sa respiration
Pawlik's grip palpation de Pawlik
peckish ['pekɪʃ] affamé

feel peckish avoir un petit creux

pecten ['pektən] pl pectines ['pektə,ni:z] pubis
pectineal [pektɪ'ni:əl] pectiné, pubien
pectineal line branche horizontale du pubis
pectoral ['pektərəl] pectoral
pedicle ['pedɪkəl] pédicule
pediculosis [pɪ,dɪkjʊ'ləʊsɪs] phtiriase; pédiculose, morpions
pediculus [pə'dɪkjələs] pl pediculi [pə'dɪkjəlaɪ] pou
pedicure ['pedɪkjʊə] soins des pieds
pedicurist ['pedɪkjʊrɪst] pédicure
pedigree ['pedigri:] pedigree
peduncle [pɪ'dʌŋkl] pédoncule
pedunculated [pɪ'dʌŋkjʊleɪtɪd] pédonculé
pee [pi:] V faire pipi; N pipi
peeling ['pi:lɪŋ] desquamation
peer ['pɪə] N pair, égal
peer review validation par les pairs; comité de lecture
pellagra [pə'leɪgrə] pellagre
pelvi-abdominal thrombus thrombus pelvi-abdominal

pelvic ['pelvɪk] pelvien

abnormality of maternal pelvic organs anomalie des organes pelviens de la mère
acute pelvic inflammatory disease maladies inflammatoires touchant les organes pelviens
do pelvic floor exercises stimuler ses muscles pelviens
experience severe pelvic pain ressentir des douleurs pelviennes importantes
measurement pelvic examination toucher mensurateur
renal pelvic dilatation dilatation pyélocalicielle
tendinous arch of the pelvic fascia arcade tendineuse de l'aponévrose pelvienne
white line of the pelvic fascia ligne blanche de l'aponévrose pelvienne

pelvic axis axe du bassin
pelvic bone os iliaque
pelvic brim bord du détroit supérieur du bassin

axis of the pelvic brim axe du détroit supérieur

pelvic cavity excavation / cavité pelvienne
pelvic cellulitis paramétrite
pelvic diameter diamètre pelvien
pelvic diaphragm diaphragme pelvien
pelvic examination examen pelvien
pelvic fascia aponévrose pelvienne
pelvic floor plancher pelvien
pelvic floor exercise exercice de maîtrise du plancher pelvien / du périnée
pelvic floor muscle muscle du périnée / pelvien
pelvic girdle ceinture pelvienne; bassin
pelvic haematocele hématocèle pelvienne
pelvic inflammatory disease (PID) pelvipéritonite, salpingite aigüe
pelvic inlet détroit supérieur du bassin
pelvic inlet contraction rétrécissement du détroit supérieur
pelvic ligament ligament pelvien
pelvic organ organe du bassin / pelvien
pelvic outlet détroit inférieur du bassin
pelvic peritoneum péritoine pelvien
pelvic peritonitis péritonite pelvienne, pelvipéritonite
pelvic pressure pression au niveaux du bassin / sur le petit bassin
pelvic rock bascule du bassin
pelvic support belt ceinture de soutien du bassin
pelvimeter [pelvɪ'mɪtə] pelvimètre
pelvimetry [pelvɪ'mɪtrɪ] pelvimétrie, pelvigraphie
pelvis ['pelvɪs] pl pelvises ['pelvɪsɪs] / pelves ['pelvi:z] bassin, pelvis, petit bassin

android pelvis bassin androïde
anthropoid pelvis bassin anthropoïde / allongé
assessment of pelvis évaluation de l'utérus
asymmetrical pelvis pelvis asymétrique, non perméable, vicié
axis of pelvis axe pelvien
brim of the pelvis bord du détroit supérieur du bassin
cavity of the pelvis excavation / cavité pelvienne
contracted pelvis bassin rétréci, incompatibilité foeto-pelvienne, rétrécissement

pelvien
deformed pelvis déformation pelvienne
descend into the pelvis descendre dans le petit bassin
excavation of the pelvis petit bassin
exitus pelvis détroit inférieur
falciform process of fascia pelvis arcade tendineuse de l'aponévrose pelvienne
false pelvis grand bassin
fascia pelvis aponévrose pelvienne
flat pelvis bassin plat / aplati
funnel pelvis bassin en entonnoir
generally contracted pelvis bassin généralement rétréci
gynaecoid pelvis bassin gynécoïde
high in the pelvis placé haut dans le bassin
inclination of pelvis bascule / inclinaison du bassin, asymétrie pelvienne
inferior opening of pelvis détroit inférieur
inlet strait of the pelvis détroit supérieur
justominor pelvis bassin justominor / gynécoïde rétréci / aplati et généralement rétréci
large pelvis grand bassin
lesser pelvis petit bassin
lower opening of a woman's pelvis orifice de sortie du bassin maternel, détroit inférieur
Naegele pelvis bassin de Naegele / oblique ovalaire / atrophié
oblique diameter of pelvis diamètre oblique du détroit supérieur
platypelloid pelvis bassin platypelloïde
push one's pelvis backwards projeter / basculer son bassin en arrière
push one's pelvis forwards projeter / basculer son bassin en avant
rachitic pelvis bassin rachitique
renal pelvis bassinet rénal
Robert's pelvis bassin oblique ovalaire double, bassin de Robert
round pelvis bassin arrondi
spondylolisthetic pelvis pelvis obtecta, bassin couvert
tilting pelvis bascule du petit bassin
top opening of a woman's pelvis orifice d'entrée du bassin maternel; détroit supérieur
transverse diameter of pelvis diamètre transverse du détroit supérieur
true diameter of pelvis diamètre transverse du détroit supérieur
true pelvis petit bassin

pemphigus ['pemfɪgəs] pemphigus
neonatal pemphigus syphiliticus pemphigus syphilitique néonatal

pemphigus neonatorum ['pemfɪgəs,ni:əʊneɪ'tɒ:rəm] pemphigus épidémique des nouveau-nés

pendulous ['pendjʊləs] pendant

pendulous abdomen ventre en besace

pendulum ['pendjʊləm] pendule; balancier

pendulum cradle berceau suspendu

penetrative sex ['penɪtrətɪv'seks] rapports avec pénétration

penicillin [penɪ'sɪlɪn] pénicilline

penicillinase [,penɪ'sɪlɪneɪs] pénicillinase

penis ['pi:nɪs] pénis

glans penis gland du pénis
pentazocine hydrochloride [pent'æzəʊ,si:n,haɪdrə'kləʊraɪd] chlorhydrate de pentazocine
pent-up sensation sensations contenues / refoulées
people with disabilities personnes handicapées
pepsin ['pepsɪn] pepsine
peptide ['peptaɪd] peptide
percussion [pə'kʌʃn] percussion
auscultatory percussion percussion auscultatoire
percutaneous [,pɜ:kjʊ'teɪnɪəs] percutané
percutaneous umbilical cord blood sampling ponction du cordon ombilical, cordocentèse
perfect ['pɜ:fɪkt] parfait
perfect breeding ground for bacteria terrain idéal pour le développement de bactéries
perforation [,pɜ:fə'reɪʃn] perforation
perform [pə'fɔ:m] pratiquer
perform the Apgar test réaliser le test d'Apgar
pericardial [,perɪ'kɑ:dɪəl] péricardique
pericarditis [,perɪkɑ:'daɪtɪs] péricardite
pericardium [,perɪ'kɑ:dɪəm] pl pericardia [,perɪ'kɑ:dɪə] péricarde
pericranium [,perɪ'kreɪnɪəm] péricrâne
perimenopause [,perɪ'menɔ,pɔ:z] périménopause, climatère
perimetrium [,perɪ'mi:trɪəm] périmétrium
perinatal [,perɪ'neɪtl] périnatal
perinatality [,perɪnə'tælɪtɪ] périnatalité
perinatal loss perte périnatale
perinatal mortality mortalité périnatale
perinatal mortality rate taux de mortalité périnatale
perinatal period périnatalité, période périnatale
perinatology [,perɪ'neɪtəlɒdʒɪ] périnatologie
perineal [,perɪ'ni:əl] périnéal
central perineal laceration déchirure centrale du périnée
complete perineal laceration déchirure périnéale complète, D4
first-degree perineal laceration déchirure périnéale du premier degré, D1
second-degree perineal laceration déchirure périnéale du second degré, D2
third-degree perineal laceration déchirure périnéale du troisième degré, D3
perineal distension ampliation du périnée
perineal laceration déchirure périnéale
perineal repair suturation de déchirures périnéales
perineorrhaphy [,perɪni:'ɔ:rəfɪ] périnéorraphie
perineum [,perɪ'ni:əm] pl perinea [,perɪ'ni:ə] périnée
period ['pɪərɪəd] période; règles
duty period temps de garde
embryonic period période embryonnaire
fertile period période de fécondité
gestation period période de gestation
get one's periods back avoir son retour de couches
heavy period règles importantes
incubation period période d'incubation

lactation period période de lactation
last menstrual period (LMP) dernières règles
latent period période de latence
missed period absence de règles
missing a period aménorrhée
perinatal period périnatalité
postnatal period période postnatale
pre-embryonic period période pré-embryonnaire
quarantine period période d'isolement

periodic [,pɪərɪ'ɒdɪk] périodique
periodic examination examen périodique
period-like bleed saignements similaires aux règles
period of activity phase d'agitation / d'activité
period of remission période de rémission
period of rest phase / période de repos
period of sleep période de sommeil
period of wakefulness période de veille
periodontal [,perɪə'dɒntəl] parodontal
periodontal disease maladie parodontale
periodontics [,perɪə'dɒntɪks] parodontie
periodontist [,perɪə'dɒntɪst] parodontiste, parodontologue
periosteum [,perɪ'ɒstɪəm] pl periostea [,perɪ'ɒstɪə] périoste
peripheral [pə'rɪfərəl] périphérique
periphery [pə'rɪfərɪ] périphérie
peristalsis [,perɪ'stælsɪs] pl peristalses [,perɪ'stælsi:z] péristaltisme
peritoneum [,perɪtə'ni:əm] pl peritoneums [,perɪtə'ni:əmz] / peritonea [,perɪtə'ni:ə] péritoine

parietal peritoneum péritoine pariétal
pelvic peritoneum péritoine pelvien
visceral peritoneum péritoine viscéral

peritonitis [,perɪtə'naɪtɪs] péritonite

general peritonitis péritonite généralisée
pelvic peritonitis péritonite pelvienne, pelvipéritonite

periventricular [,perɪven'trɪkjʊlə] périventriculaire
periventricular haemorrhage hémorragie périventriculaire
periventricular leukomalacia leucomalacie périventriculaire
perm [pɜ:m] permanente
permeable ['pɜ:mɪəbl] perméable
pernicious [pɜ:'nɪʃəs] pernicieux
pernicious anaemia anémie pernicieuse
per os [pɜ:r'ɒs] par voie buccale / orale
peroxide [pə'rɒksaɪd] peroxyde / péroxyde
peroxide of hydrogen eau oxygénée
perphenazine [pə'fenə,zi:n] perphénazine
per rectum [pɜ:'rektəm] par voie rectale
persistent [pə'sɪstənt] persistant, contiuel
persistent headache maux de tête persistants
persistent hiccup hoquet rebelle

persistent lower-back pain douleur persistante au bas du dos
persistent mentoposterior présentation mento-iliaque postérieure
persistent occipitoiliac présentation en position occipito-iliaque
persistent occipitoposterior présentation en position occipito-postérieure
persistent occipitosacral présentation en position occipito-sacrée
persistent occipitotransverse présentation en position occipito-transverse
persistent pain douleur persistante
personal ['pɜ:snl] personnel
personal history antécédents personnels
personal hygiene hygiène corporelle
personality [,pɜ:sə'nælɪtɪ] personnalité
perspiration [,pɜ:spə'reɪʃən] transpiration
perspire [pəs'paɪə] transpirer
pertussis [pə'tʌsɪs] coqueluche
    Bordetella pertussis Bordetella pertussis
per vaginam ['pɜ:və'dʒaɪnəm] par voie vaginale
pessary ['pesərɪ] pessaire; pessaire gynécologique; diaphragme, préservatif féminin
    gemeprost pessary pessaire de géméprost
    Hodge pessary pessaire de Hodge
    prostaglandin pessary pessaire de prostaglandine
    ring pessary pessaire en forme d'anneau
petechia [pɪ'ti:kɪə] pl petechiae [pɪ'ti:kɪ,i:] pétéchie
petechial [pɪ'ti:kɪəl] pétéchial
petechial haemorrhage hémorragie pétéchiale
pethidine ['peθɪdi:n] péthidine
pethidine hydrochloride chlorhydrate de péthidine
petit mal petit mal, épilepsie mnésique ou consciente
petroleum jelly [pɪ'trəʊlɪəm'dʒelɪ] vaseline
Pfannenstiel's incision incision de Pfannenstiel
pH [pi:'eitʃ] pH
    neutral pH pH neutre
phaeochromocytoma (pheochromocytoma) [,fi:əʊ,krəʊməʊsi:'təʊmə] pl
    phaeochromocytomata [,fi:əʊ,krəʊməʊsi:'təʊmətə] phéochromocytome
phage [feɪdʒ] bactériophage
phagocyte ['fægə,saɪt] phagocyte, cellule phagocytaire
phagocytic [,fægə'sɪtɪk] phagocytaire
phagocytosis [,fægəsaɪ'təʊsɪs] phagocytose
phallic ['fælɪk] phallique
phallus ['fæləs] pl phalluses ['fæləsɪs] / phalli ['fælaɪ] phallus
phantom ['fæntəm] fantôme
phantom pregnancy grossesse nerveuse
pharmaceutical [,fɑ:mə'sju:tɪkəl] pharmaceutique
pharmaceuticals produits pharmaceutiques
pharmacist ['fɑ:məsɪst] pharmacien
pharmacokinetiks [,fɑ:məkəkɪ'netɪks] pharmacocinétique
pharmacology [,fɑ:mə'kɒlədʒɪ] pharmacologie
pharmacopoeia (pharmacopeia) [,fɑ:məkə'pi:ə] pharmacopée

pharmacy ['fɑ:məsɪ] pharmacie
pharynx ['færɪŋks] pl pharynxes ['færɪŋksɪs] / pharynges ['færɪndʒɪ:z] pharynx
phase [feɪz] phase
    active phase labour travail en phase active
    active phase of labour phase active du travail
    protracted active phase retard dans la phase active du travail
    sleep-wake phase phase de veille-sommeil
phenindione [,fenən'daɪ,əʊn] phénindione
phenobarbital ['fi:nəʊ'bɑ:bɪtəl] phénobarbital
phenol ['fi:nɒl] phénol
phenomenology [fənɒmə'nɒlədʒɪ] phénoménologie
phenothiazine [,fi:nəʊ'θaɪəzi:n] phénothiazine
phenotype ['fi:nəʊtaɪp] phénotype
phenoxymethylpenicillin [fɪ'nɒksaɪ'meθɪl,penɪ'sɪlɪn] phénoxyméthylpénicilline
phenylalanine [,fi:naɪl'ælə,ni:n] phénylalanine
phenylketonuria [,fi:naɪl,ki:tə'njʊərɪə] phénylcétonurie
phenylpyruvic acid [,fɪnaɪlpaɪ'ru:vɪk'æsɪd] acide phénylpyruvique
phenytoin sodium [,fenɪ'təʊin'səʊdɪəm] phénytoïne sodique
phimosis [faɪ'məʊsɪs] phimosis
phlebitis [flɪ'baɪtɪs] phlébite
phlebothrombosis [flɪ,bəʊθrɒm'bəʊsɪs] phlébothrombose
phlebotomist [flɪ'bɒtəmɪst] phlébotomiste; infirmière effectuant les prélèvements sanguins
phlebotomy [flɪ'bɒtəmɪ] phlébotomie
phlegm [flem] glaires; expectoration; mucosité
phlegmasia [fleg'meɪʒə] phlegmasie
phlegmasia alba dolens [fleg'meɪʒə'ælbə'dəʊlenz] phlegmasia alba dolens, oedème blanc douloureux
phlegmatic [fleg'mætɪk] flegmatique, glaireux
phobia ['fəʊbɪə] phobie
phocomelia [,fəʊkəʊ'mi:lɪə] phocomélie
phospholipid [,fɒsfə'lɪpɪd] phospholipide
phosphorus ['fɒsfərəs] phosphore
photophobia [,fəʊtəʊ'fəʊbɪə] photophobie
photosensitive [,fəʊtəʊ'sensɪtɪv] photosensible
photosensitivity [,fəʊtəʊsensɪ'tɪvɪtɪ] photosensibilité
phototherapy [,fəʊtəʊ'θerəpɪ] photothérapie
phrenic ['frenɪk] phrénique
phrenic nerve nerf phrénique
phthisic [θɪ'zɪk] phthisique
phthisis ['θaɪsɪs] phthisie
physical ['fɪzɪkəl] N examen médical; visite médicale; bilan de santé; ADJ physique
physical discomfort gêne physique
physical examination examen médical / physique
    full physical examination examen physique complet
physically demanding job métier très physique
physical medicine médecine fonctionnelle
physical therapy physiothérapie

physician [fɪ'zɪʃn] médecin
physicist ['fɪzɪsɪst] physicien
physiological [,fɪzɪə'lɒdʒɪkəl] physiologique
physiological anaemia anémie physiologique
physiological jaundice ictère néonatal / physiologique / du nouveau-né
physiological saline sérum physiologique
physiological third stage gestion physiologique de la troisième phase du travail
physiology [,fɪzɪ'ɒlədʒɪ] physiologie
physiotherapist [,fɪzɪə'θerəpɪst] kinésithérapeute
physiotherapy [,fɪzɪə'θerəpɪ] kinésithérapie
physique [fɪ'zi:k] physique (de qn)
phytomenadione [,fɪtəʊ,menə'daɪəʊn] phytoménadione
phytotherapy [,fɪtəʊ'θerəpɪ] phytothérapie
pia mater ['paɪə'meɪtə] pie-mère
pica ['paɪkə] pica, cittosis, allotriophagie
pie chart ['paɪ'tʃɑ:t] camembert
Pierre-Robin syndrome syndrome / séquence de Pierre-Robin
pigment ['pɪgmənt] pigment
    bile pigment pigment biliaire
    blood pigment hémoglobine
pigmentation [,pɪgmən'teɪʃn] pigmentation
    abdominal midline pigmentation ligne brune abdominale
pigmentation change modification de la pigmentation
Pilates [pɪ'lɑ:ti:z] méthode Pilates, Pilates
piles [paɪlz] hémorroïdes
pill [pɪl] pilule
    abortion pill pilule abortive
    be on the pill prendre la pilule
    birth pill pilule
    coming off the oral contraceptive pill arrêt du contraceptif oral
    contraceptive pill pilule anticonceptionnelle / contraceptive
    control pill pilule contraceptive
    course of pills traitement à base de comprimés
    morning-after pill pilule du lendemain
    next-day pill pilule du lendemain
    oral contraceptive pill pilule contraceptive
    progesterone-only pill pilule progestative / sans oestrogène
    sleeping pill pilule pour dormir; somnifère
pillow ['pɪləʊ] oreiller
pillow case taie d'oreiller
pilonidal [,paɪlə'naɪdəl] pilonidal
pilonidal depression dépression pilonidale
pilonidal sinus sinus pilonidal
pilosity [paɪ'lɒsɪtɪ] pilosité
pilot study ['paɪlət'stʌdɪ] étude pilote
pimple ['pɪmpl] bouton
pin [pɪn] épingle; punaise

sensation of pins and needles sensation de fourmillements
Pinard's stethoscope stéthoscope (obstétrical) de Pinard
pineal ['pɪnɪəl] pinéal
pineal body corps pinéal
pineal gland glande pinéale, épiphyse
pinhead ['pɪnhed] tête d'épingle
pink [pɪŋk] rose
body pink corps rosé
pinna ['pɪnə] pl pinnae ['pɪni:] pavillon de l'oreille
pins and needles fourmillements; fourmis
pin the sides of a cloth nappy épingler les côtés d'un lange en tissu
pitting oedema ['pɪtɪŋɪ'di:mə] oedème prenant / gardant le godet
pituitary [pɪ'tju:ɪtərɪ] pituitaire, hypophysaire
pituitary gland hypophyse, glande pituitaire
place [pleɪs] mettre, placer, poser
place a catheter in the bladder poser une sonde urinaire
place a permanent catheter placer une sonde à demeure
place a wick placer une mèche
placebo [plə'si:bəʊ] placebo
place of safety order décision du juge de placement d'un enfant
placenta [plə'sentə] pl placentas [plə'sentəz] / placentae [plə'senti:] placenta
adherent placenta rétention placentaire
ageing of the placenta sénescence du placenta
Battledore placenta insertion marginale vélamenteuse du cordon placentaire
bipartite placenta placenta bipartite / bipartita
circumvallate placenta placenta circumvallata / circumvallé
delivery of placenta délivrance
exchange across the placenta échange transplacentaire
expression of the placenta extraction du placenta par expression utérine
fenestrated placenta placenta fenêtré
incarcerated placenta placenta incarcéré; enchatonnement du placenta
location of the placenta emplacement du placenta
low insertion of the placenta insertion basse du placenta, placenta praevia
low-lying placenta placenta trop bas / praevia
manual removal of the placenta délivrance artificielle
maternal side of the placenta face maternelle du placenta
Matthews Duncan expulsion of placenta expulsion du placenta en Duncan
premature separation of the normally implanted placenta décollement prématuré du placenta normalement inséré
push out the placenta expulser le placenta
retained placenta rétention placentaire
Schultze's expulsion of the placenta expulsion du placenta en Schultze
separate placenta placenta séparé
shared placenta placenta commun
succenturiate placenta placenta succenturié
tripartite placenta placenta tripartite
placenta accreta [plə'sentəə'kri:tə] placenta accreta

placenta circumvallata [plə'sentə,sɜ:kəmvə'leɪtə] placenta circumvallata
placenta fenestrata [plə'sentə,fenɪ'streɪtə] placenta fenestrata
placenta increta [plə'sentə,ɪnkri:tə] placenta increta
placental [plə'sentl] placentaire
    blood clot between the placental surface and the wall of the uterus hématome rétroplacentaire
    concealed placental abruption hématome rétroplacentaire occulte
    human placental lactogen hormone lactogène placentaire
    withdraw placental tissue retirer / prélever des tissus du placenta
placental abruption hématome rétroplacentaire; décollement prématuré du placenta
placental disruption décollement prématuré du placenta
placental infarct infarctus placentaire
placental lactogen lactogène placentaire
placental lactogenic hormone hormone lactogène placentaire
placental polyp polype placentaire
placenta membranacea [plə'sentə,membrə'neɪsi:ə] placenta membranacea
placenta percreta [plə'sentəpə'kri:tə] placenta percreta
placenta praevia [plə'sentəpri:'vi:ə] placenta praevia
    central placenta praevia insertion centrale du placenta, placenta praevia central
    grade 1 placenta praevia placenta praevia grade 1
    grade 2 placenta praevia placenta praevia grade 2
    grade 3 placenta praevia placenta praevia grade 3
    grade 4 placenta praevia placenta praevia grade 4
    marginal placenta praevia insertion marginale du placenta, placenta praevia marginal
    partial placenta praevia placenta praevia partiel
placenta villus villosité placentaire
placentitis [,plæsən'taɪtɪs] placentite
placentography [,plæsən'tɒgrəfɪ] placentographie
placentoma [,plæsən'təʊmə] placentome
placentophagy [,plæsən'tɒfədʒɪ] placentophagie
place the bottle in a jug of hot water chauffer le biberon au bain-marie
place the bulb of the thermometer in the fold of the armpit placer le renflement du thermomètre sous l'aisselle
plan [plæn] V préparer à l'avance, organiser; N plan, projet
    birth plan projet de naissance
planned planifié
planned caesarean section césarienne programmée / planifiée
planned home birth accouchement à domicile planifié
planned parenthood condition de parent(s) / maternité / paternité planifiée
planned pregnancy grossesse planifiée
plantar ['plæntə] plantaire
plantar arch voûte plantaire
plantar reflex réflexe plantaire
plasma ['plæzmə] plasma
plasmapheresis [,plæzmə'ferəsɪs] plasmaphérèse
plasma volume volume plasmatique
plasmin ['plæzmɪn] fibrinolysine

plastic moulding of delivery phénomènes plastiques de l'accouchement
plastic pants ['plæstɪk'pænts] culottes de protection
platelet ['pleɪtlɪt] N plaquette; ADJ plaquettaire
    blood platelet plaquette
    drop in platelets levels diminution du nombre de plaquettes
    low platelet count numération plaquettaire faible / diminution des plaquettes sanguines
platelet accretion agrégation plaquettaire
platelet count numération plaquettaire
platypelloid ['plætɪ,pelɔɪd] platypelloïde
platypelloid pelvis bassin platypelloïde
playmat ['pleɪmæt] tapis d'éveil
plenty of fluids bien boire
plethora ['pleθərə] pléthore
plethoric [ple'θɒrɪk] pléthorique
plethoric florid colouring coloration rougeâtre / noirâtre du nouveau-né due à une polyglobulie
pleura ['plʊərə] pl pleurae ['plʊəri:] plèvre
pleural ['plʊərəl] pleural
pleurisy ['plʊərɪsɪ] pleurésie
plexus ['pleksəs] pl plexus ['pleksəs] / plexuses ['pleksəsɪs] plexus
    brachial plexus plexus brachial
    choroid plexus plexus choroïde
    coeliac plexus plexus coeliaque
    Frankenhauser's plexus plexus de Frankenhauser
    Lee-Frankenhauser plexus plexus de Lee et Frankenhauser
    solar plexus plexus solaire
plug [plʌg] bouchon; prise électrique
plug of mucus bouchon muqueux
plump [plʌmp] V devenir potelé; ADJ potelé, dodu, grassouillet
plush [plʌʃ] peluche
plush toy doudou
pneumococcal disease [,nju:mə'kɒkəldɪ'zi:z] maladie à pneumocoque
pneumococcal pneumonia [,nju:mə'kɒkəlnju:'məʊnɪə] pneumonie à pneumocoque
pneumococcus [,nju:mə'kɒkəs] pl pneumococci [,nju:mə'kɒkaɪ] pneumocoque
pneumocystis carinii [,nju:məʊ'sɪstɪskə'raɪnɪaɪ] pneumocystis carinii
pneumonia [nju:'məʊnɪə] pneumonie
    lobar pneumonia pneumonie lobaire / fibrineuse / franche
pneumonitis [,nju:'mɒnaɪtɪs] congestion pulmonaire; pneumopathie
pneumothorax [nju:'məʊ'θɔ:ræks] pl pneumothoraces [nju:'məʊ'θɔ:rə,si:z] pneumothorax
pocket ['pɒkɪt] poche
    identify a pocket of amniotic fluid away from the baby déterminer l'emplacement d'une poche / citerne de liquide amniotique à distance du bébé
podalic version [pəʊ'dælɪk'vɜ:ʃn] version podalique
podiatrist [pɒ'di:ətrɪst] pédicure
point [pɔɪnt] point
    acupressure point point d'acupression / de shiatsu

advanced beyond the point of easy cure avancé au point de ne pouvoir être guéri facilement
point of insertion point d'insertion
poison ['pɔɪzn] V empoisonner, contaminer; N poison, venin
poisoning ['pɔɪznɪŋ] empoisonnement, intoxication
blood poisoning septicémie, empoisonnement du sang, toxémie
carbon monoxide poisoning intoxication par le monoxyde de carbone
food poisoning intoxication alimentaire
polarity [pəʊ'lærɪtɪ] polarité
pole [pəʊl] pôle
policy ['pɒlɪsɪ] politique; police (d'assurance)
polio ['pəʊlɪəʊ] polio
poliomyelitis ['pəʊlɪəʊmaɪə'laɪtɪs] poliomyélite
pollen ['pɒlən] pollen
polycystic [,pɒlɪ'sɪstɪk] polykystique
polycystic kidney rein polykystique
polycystic kidney disease maladie rénale polykystique
polycystic ovarian syndrome polykystose ovarienne; syndrome des ovaires polykystiques
polycystic ovary ovaire polykystique
polycystic ovary syndrome polykystose ovarienne; syndrome des ovaires polykystiques
polycythaemia (polycythemia) [,pɒlɪsaɪ'θi:mɪə] polycythémie, polyglobulie
polydactylism [,pɒlɪ'dæktɪ,lɪzəm] polydactylisme
polydactyly [,pɒlɪ'dæktɪlɪ] polydactylie
polygraph ['pɒlɪgrɑ:f] polygraphe
polyhydramnios [,pɒlɪhaɪ'dræmni:ɒs] hydramnios
polymerase ['pɒlɪmə,reɪs] polymérase
polymerase chain reaction (PCR) amplification en chaîne par polymérase
polymorphic [,pɒlɪ'mɔ:fɪk] polymorphe
polymorphic eruption of pregnancy éruption polymorphe de la grossesse
polymorphonuclear [,pɒlɪ,mɔ:fəʊ'nju:klɪə] polynucléaire
polyneuritis [,pɒlɪnjʊ'raɪtɪs] polynévrite
polynuclear [,pɒlɪ'nju:klɪə] polynucléaire
polyp ['pɒlɪp] polype
cervical polyp polype endocervical
fibroid polyp polype fibroïde
placental polyp polype placentaire
polypectomy [,pɒlɪ'pektəmɪ] polypectomie, ablation d'un polype
polypus ['pɒlɪpəs] pl polypi ['pɒlɪpaɪ] polype
polysaccharide [,pɒlɪ'sækəraɪd] polysaccharide
polyuria [,pɒlɪ'jʊərɪə] polyurie
pons [pɒnz] pont
pool [pu:l] piscine
birthing pool baignoire, piscine d'accouchement
poor [pʊə] pauvre, mauvais, piètre
poor blood circulation mauvaise circulation sanguine
poor fetal growth croissance foetale déficiente
poorly ['pʊəlɪ] souffrant, malade

poorly condition état préoccupant
popliteal [,pɒplɪ'ti:əl] poplité
popliteal fossa creux poplité
popliteal space creux poplité
popping ['pɒpɪŋ] oreilles bouchées (comme en avion)
pore [pɔ:] pore
portable ['pɔ:təbl] portable
portable heart-rate monitor cardiofréquencemètre portable
portal vein ['pɔ:tl'veɪn] veine porte
porthole ['pɔ:thəʊl] hublot
port-wine mark tache de vin
port-wine stain tache de vin
pose [pəʊz] poser
pose no threat to the baby ne présenter aucun risque pour le foetus
position [pə'zɪʃn] V positionner; N position; posture
all-fours position à quatre pattes
birth position position lors de l'accouchement
cephalic position position céphalique
direct occipitoposterior position présentation postérieure occipito-sacrée
dorsal position position dorsale
dorsal recumbent position position gynécologique
feeding position position d'allaitement
feet-to-foot sleeping position position pour dormir couché avec pieds contre le pied du lit
fetal position position foetale
first breech position position sacro-iliaque gauche antérieure
fourth breech position position sacro-iliaque gauche postérieure
genupectoral position position génupectorale
get into the knee-chest position replier le buste sur les genoux
gynaecological position position gynécologique
head-down position position tête en bas / position céphalique
help position the baby properly aider le bébé à se positionner correctement
knee-chest position position génupectorale
left lateral position position latérale gauche
left occiput anterior position présentation occipito-iliaque gauche antérieure
left occiput posterior position présentation occipito-iliaque gauche postérieure
lithotomy position position gynécologique
neonate sleeping position position de sommeil / de couchage du nouveau-né
occipitoanterior position présentation occipito-iliaque antérieure
occipitolateral position position occipitale oblique
occipitoposterior position présentation occipito-iliaque postérieure
occipitotransverse position position occipito-transverse
occiput posterior position position occipito-postérieure
prone position position couchée face contre terre
recumbent position position couchée
right occiput anterior position présentation occipito-iliaque droite antérieure
right occiput posterior position présentation occipito-iliaque droite postérieure

second breech position position sacro-iliaque droite antérieure
Sim's position position gynécologique
third breech position position sacro-iliaque droite postérieure
Trendelenburg's position position de Trendelenbourg, position dorso-sacrée déclive

positional talipes [pə'zɪʃənəl'tælɪpi:z] pied bot positionnel
position of the fetus position du foetus
position to give birth in position dans laquelle accoucher
positive ['pɒzɪtɪv] positif
rhesus positive rhésus positif

positive end-expiratory pressure (PEEP) pression positive en fin d'expiration
positive pressure pression positive
posset ['pɒsɪt] régurgiter du lait
posseting ['pɒsɪtɪŋ] régurgitation de lait
possible ['pɒsəbl] éventuel
possible coma coma éventuel; risque de coma
postcoital ['pəʊst'kɒɪtəl] postcoïtal
postcoital contraceptive contraception postcoïtale; contraceptif postcoïtal
posterior [pɒs'tɪərɪə] postérieur
posterior colporrhaphy colporraphie postérieure
posterior colpotomy colpotomie postérieure
posterior commissure commissure postérieure
posterior fontanelle petite fontanelle, fontanelle postérieure / lambdatique
posterior fornix cul-de-sac postérieur du vagin
posterior nares choanes
posterior presentation présentation postérieure
posterior sagittal diameter of the superior strait of the pelvis diamètre sagittal postérieur du détroit supérieur
posthumous ['pɒstjʊməs] posthume
posthumous birth naissance posthume après la mort du père / mère
postmature [,pəʊstmə'tjʊə] postmature
postmaturity [,pəʊstmə'tjʊərɪtɪ] postmaturité
postmaturity syndrome syndrome de dysfonction placentaire
post-mortem ['pəʊst'mɔ:təm] post-mortem
postnatal ['pəʊst'neɪtl] postnatal
postnatal bleedings lochies
postnatal care soins postnatals
postnatal check visite postnatale de contrôle
postnatal depression dépression post-partum / postnatale
postnatal examination examen postnatal / post-partum
postnatal exercise exercice postanatal
postnatal infection infection postnatale
postnatal period période postnatale
postnatal thyroiditis thyroïdite indolore du post-partum
postnatal uterine cramping contractions utérines postnatales
postnatal ward unité postnatale; service de pédiatrie
postoperative [pəʊst'ɒprətɪv] post-opératoire
postoperative shock choc post-opératoire

postpartum [,pəʊst'pɑ:təm] post-partum, suites de couches
early postpartum menses petit retour de couches
cardiomyopathy postpartum syndrome de Meadows
postpartum depression dépression post-partum
postpartum haemorrhage hémorragie du post-partum / de la délivrance
primary postpartum haemorrhage hémorragie post-partum primaire
secondary postpartum haemorrhage hémorragie tardive du post-partum
postpartum menses retour de couches
postpartum milk surge montée de lait / laiteuse
postpartum shock effondrement du post-partum
postprandial ['pəʊst'prændɪəl] post-prandial
post-traumatic stress disorder [,pəʊsttrɔ:'mætɪk'stresdɪs'ɔ:də] état de stress post-traumatique
postural ['pɒstjərəl] postural
postural hypotension hypotension orthostatique / posturale
posture ['pɒstʃə] position, posture, façon de se tenir
stooped posture position voûtée
potassium [pə'tæsɪəm] potassium
potential [pəʊ'tenʃəl] potentiel
potential diabetic diabétique potentiel
Potter's syndrome syndrome de Potter
potty ['pɒtɪ] pot de chambre de bébé
potty-train apprendre la propreté
potty-trained propre
potty-training apprentissage de la propreté
pouch [paʊtʃ] poche
Douglas' pouch cul-de-sac de Douglas
rectouterine pouch cul-de-sac de Douglas
uterovesical pouch cul-de sac vésico-utérin
pouch of Douglas cul-de-sac de Douglas
poultry ['pəʊltrɪ] volaille
Poupart's ligament ligament de Poupart / inguinal, ligne de Malgaigne
powder ['pəʊdə] poudre
powdered milk lait en poudre
power nap ['paʊə'næp] sieste énergisante
practicalities [,præktɪ'kælɪtɪz] détails pratiques, problèmes d'ordre pratique
practicality [,præktɪ'kælɪtɪ] sens / esprit / aspect pratique
practice ['præktɪs] cabinet
practitioner [præk'tɪʃənə] praticien, généraliste
pram [præm] voiture d'enfant, landau
prandial ['prændɪəl] prandial
precipitate [prɪ'sɪpɪtɪt] N précipité; ADJ précipité
precipitate labour accouchement accéléré / précipité
preconception ['pri:kən'sepʃn] préconception
preconception care soins préconceptionnels
preconceptual preparation ['pri:kən'septjʊəl,prepə'reɪʃn] préparation à la conception
precursor [pri:'kɜ:sə] précurseur
pre-diabetes ['pri:,daɪə'bi:ti:z] prédiabète

predisposition ['pri:,dɪspə'zɪʃn] prédisposition
ethnic predisposition facteur ethnique
prednisolone [pred'nɪsə,ləʊn] prednisolone
prednisone ['prednɪ,səʊn] prednisone
pre-eclampsia [,pri:ɪ'klæmpsɪə] pré-éclampsie, toxémie gravidique
pre-embryonic period période pré-embryonnaire
pre-exist ['pri:ɪg'zɪst] préexister
pre-existing medical condition pathologie antérieure à la grossesse
pregnancy ['pregnənsɪ] grossesse
abdominal pregnancy grossesse abdominale
abnormal pregnancy anomalies de la grossesse
accidental pregnancy grossesse accidentelle
ampullar ectopic pregnancy grossesse ampullaire
anaphylactoid syndrome of pregnancy syndrome anaphylactoïde de la grossesse
anembryonic pregnancy grossesse / gestation anembryonnique / anembryonnaire; oeuf clair
angular pregnancy grossesse angulaire
bi-amniotic pregnancy grossesse bi-amniotique
bi-chorial pregnancy grossesse bi-choriale
binovular gemellary pregnancy grossesse gémellaire dizygote
biovular gemellary pregnancy grossesse gémellaire dizygote
cervical pregnancy grossesse cervicale
complicated pregnancy grossesse à risque
desired pregnancy grossesse désirée / voulue
ectopic pregnancy grossesse ectopique / extra-utérine
extrauterine pregnancy grossesse extra-utérine
false pregnancy grossesse nerveuse
first-time pregnancy grossesse de primipare
full-term pregnancy grossesse menée à terme
glow of pregnancy bonne mine / aspect florissant de la femme enceinte
high risk pregnancy grossesse à haut risque
immunologic pregnanct test diagnostic immunologique de la grossesse
infundibular pregnancy grossesse infundibulaire
interstitial ectopic pregnancy grossesse interstitielle
interstitial pregnancy grossesse interstitielle
intrauterine pregnancy grossesse utérine
isthmic pregnancy grossesse isthmique
late pregnancy grossesse tardive (plus de 35 ans); derniers mois de la grossesse
low risk pregnancy grossesse à bas risque
molar pregnancy grossesse môlaire
multiple pregnancy grossesse multiple
normal pregnancy grossesse normale
notification of pregnancy déclaration de grossesse
ovarian pregnancy grossesse ovarienne
phantom pregnancy grossesse nerveuse
planned pregnancy grossesse planifiée
pre-pregnancy weight poids d'avant la grossesse

preterm pregnancy vaginal smear frottis vaginal de grossesse avant terme
prolonged pregnancy grossesse prolongée
rosy glow of pregnancy teint rosé des femmes enceintes
safe in pregnancy qui n'est pas contre-indiqué en cas de grossesse
singleton pregnancy grossesse unique
special-care pregnancy grossesse réclamant un suivi particulier
spurious pregnancy grossesse nerveuse
successful pregnancy grossesse menée à terme
suitable for use in pregnancy qui n'est pas contre-indiqué en cas de grossesse
sustain the pregnancy favoriser la grossesse
terminate a pregnancy interrompre / mettre fin à une grossesse, avorter
termination of pregnancy (TOP) interruption de grossesse; interruption médicale de grossesse
term of pregnancy terme de la grossesse
term pregnancy vaginal smear frottis vaginal de grossesse à terme
threatened pregnancy grossesse menacée
tubal pregnancy grossesse tubaire
tubo-abdominal pregnancy grossesse abdominale
uncomplicated pregnancy grossesse sans complications
unconscious pregnancy grossesse ignorée, déni de grossesse
uniovular gemellary pregnancy grossesse gémellaire monozygote
uni-ovular monochorial diamniotic pregnancy grossesse uni-ovulaire monochoriale diamniotique

pregnancy abdominal support ceinture de grossesse
pregnancy-associated plasma protein-A protéine plasmatique-A associée à la grossesse
pregnancy clothes vêtements de grossesse
pregnancy complication complication de la grossesse
pregnancy garnment vêtement de grossesse
pregnancy hormone hormone de la grossesse
overflow of pregnancy hormones imprégnation hormonale, imbibition gravidique

pregnancy-induced hypertension (PIH) hypertension artérielle gravidique
pregnancy leave congé de maternité
pregnancy mask masque de grossesse
pregnancy nausea nausée de la grossesse
pregnancy-related cancellation annulation de voyage pour cause de grossesse
pregnancy-related illness maladie due à la grossesse
pregnancy sickness vomissements de la grossesse
pregnancy test test de grossesse
pregnancy testing kit test de grossesse
pregnancy urine urine de femme enceinte
pregnancy urine hormone gonadotrophine chorionique d'urine de femme enceinte
pregnancy waddle dandinement / marche en canard de la femme enceinte
pregnancy with high risk fetus grossesse à haut risque foetal
pregnanediol [,pregneɪn'daɪɒl] prégnandiol
pregnant ['pregnənt] enceinte
HIV-positive pregnant woman femme enceinte séropositive

pregnant uterus utérus gravide

pre-implantation ['pri:,ɪmplɑ:n'teɪʃn] préimplantation
pre-implantation genetic diagnosis diagnostic génétique préimplantatoire
premature ['premətʃʊə] prématuré
premature baby bébé prématuré
premature birth naissance avant terme / prématurée
premature contractions contractions précoces
premature delivery accouchement prématuré, naissance prématurée
premature infant prématuré / né avant terme
premature labour accouchement prématuré, naissance prématurée
premature separation of the normally implanted placenta décollement prématuré du placenta normalement inséré
prematurity [,pri:mə'tjʊrɪtɪ] prématurité
premedication [,pri:medɪ'keɪʃn] prémédication
premenstrual [pri:'menstrʊəl] prémenstruel
premenstrual syndrome syndrome prémenstruel
premenstrual tension tension prémenstruelle
premonition [,premə'nɪʃn] prémonition
prenatal ['pri:'neɪtl] prénatal, anténatal
prenatal clinic consultation prénatale
prenatal counselling conseil anténatal
prenatal diagnosis diagnostic anténatal
prenatal diagnosis of trisomy 21 diagnostic anténatal d'une trisomie 21
prenatal genetic diagnosis diagnostic génétique prénatal
prenatal screening dépistage anténatal
pre-op ['pri:'ɒp] prémédication, médication préopératoire
preoperative ['pri:'ɒpərətɪv] préopératoire
preparation [,prepə'reɪʃn] préparation
preparation to birth préparation à l'accouchement
pre-pregnancy weight ['pri:'pregnənsɪ'weɪt] poids d'avant la grossesse
prepuce ['pri:pju:s] prépuce
prescribe [prɪs'kraɪb] prescrire
prescribed dosage dose prescrite
prescribed medication médicament prescrit
prescription [prɪs'krɪpʃn] prescription, ordonnance
prescription medication médicament délivré sur ordonnance
prescription-only medicine médicament sur ordonnance
presentation [,prezən'teɪʃn] présentation
acromion presentation présentation de l'épaule
breech presentation présentation du siège / podalique; siège
brow presentation présentation du front
cephalic presentation présentation céphalique
compound presentation présentation complexe / compliquée / dystocique
extended breech presentation présentation du siège mode des fesses
face presentation présentation de la face
flexed breech presentation présentation du siège complet
footling presentation présentation par le siège complet mode d'un pied
frank presentation présentation par le siège décomplété

hand presentation présentation de la main
impacted shoulder presentation présentation de l'épaule impactée
knee presentation présentation du genou
posterior presentation présentation postérieure
shoulder presentation présentation de l'épaule
umbilical cord presentation présentation du cordon ombilical, procidence du cordon
vertex presentation présentation du sommet

presenting part [prɪ'zentɪŋ'pɑ:t] présentation
preservative [prɪ'zɜ:vətɪv] N & ADJ conservateur
preservative agent agent conservateur
press against the spine compresser la colonne vertébrale
pressor ['presə] hypertensif
pressure ['preʃə] pression, tension

arterial pressure pression artérielle
central venous pressure (CVP) pression veineuse centrale
continuous inflating pressure (CIP) pression positive continue
continuous negative pressure (CNP) pression négative continue
continuous positive airway pressure (CPAP) application d'une pression positive continue
continuous positive pressure (CPP) pression positive continue
cricoid pressure pression cricoïdienne
diastolic pressure pression diastolique
fundal pressure pression fundique
intermittent positive pressure ventilation (IPPV) pression positive intermittente
intracranial pressure pression intracrânienne
osmotic pressure pression / tension osmotique
partial pressure pression partielle
pelvic pressure pression au niveaux du bassin / sur le petit bassin
positive end-expiratory pressure (PEEP) pression positive en fin d'expiration
positive pressure pression positive
pulse pressure tension artérielle différentielle
put pressure on a nerve comprimer un nerf

pressure sore escarre
presume [prɪ'zju:m] présumer
presumed consent consentement présumé
preterm [,pri:'tɜ:m] ADJ prématuré, ADV avant terme
preterm delivery accouchement avant terme
preterm infant prématuré
preterm labour travail prématuré / avant le terme
preterm pregnancy vaginal smear frottis vaginal de grossesse avant terme
preterm rupture of the membranes rupture prématurée de la poche des eaux
pre-test counselling suivi psychologique / conseils avant les tests
prevalence ['prevələns] prévalence
prevent [prɪ'vent] empêcher
preventive [prɪ'ventɪv] préventif
preventive treatment traitement préventif
prevent the baby from being affected empêcher toute contamination de l'enfant
prevent the liver from functioning properly empêcher le bon fonctionnement du foie

previable [ˌpriː'vaɪəbl] non encore viable hors du sein maternel
primary ['praɪmərɪ] principal; primaire
primary amenorrhoea aménorrhée primaire
primary atelectasis atélectasie primaire
primary dentition dents de lait, dentition primaire
primary health care soins de santé primaire
primary health-care team équipe de soins de santé primaire
primary postpartum haemorrhage hémorragie post-partum primaire
primary syphilis syphilis primaire
primary tooth dent de lait
primigravida [ˌpriːmiː'grævɪdə] primigeste
primip ['praɪmɪp] primipare
primipara [ˌpriːmiː'pɑːrə] primipare
primiparous [ˌpriːmiː'pɑːrəs] primipare
principle ['prɪnsəpl] principe

  active principle principe actif
  APL / active pituitary-like principle principe actif de l'hypophyse / la glande pituitaire
  FITT principle (frequency, intensity, time, type) prise en compte de la fréquence, l'intensité, la durée et du type d'exercice

printout ['prɪntaʊt] sortie sur imprimante / papier
printout of the scan cliché de l'échographie
probability [ˌprɒbə'bɪlɪtɪ] probabilité
probe [prəʊb] sonde; sonde endovaginale
probe transducer sonde échographique
problem ['prɒbləm] problème
procaine ['prəʊkeɪn] procaïne
procaine benzylpenicillin procaïne pénicilline
procedure [prə'siːdʒə] procédure
proceed [prə'siːd] procéder
proceed without any problems se dérouler sans problème
process ['prəʊses] processus; apophyse
process of diffusion processus de diffusion
prochlorperazine [ˌprəʊklɔː'peərəziːn] prochlorpérazine
procidentia ['prəʊsɪ'denʃə] procidence
procreate ['prəʊkrɪeɪt] procréer, engendrer
procreation [ˌprəʊkrɪ'eɪʃn] procréation
proctalgia [prɒk'tældʒə] proctalgie
proctitis [prɒk'taɪtɪs] proctite, anite
proctologist [prɒk'tɒlədʒɪst] proctologue
proctology [prɒk'tɒlədʒɪ] proctologie
proctoscope ['prɒktə'skəʊp] proctoscope, rectoscope
proctoscopy [prɒk'tɒskəpɪ] proctoscopie, rectoscopie, anuscopie
prodroma ['prəʊdrəʊmə] prodrome, signe avant-coureur
prodromal ['prəʊdrəʊməl] prodromique, prémonitoire
prodromal symptom symptôme prodromique / avant-coureur d'une maladie
prodrome ['prəʊdrəʊm] prodrome, signe avant-coureur
produce [prə'djuːs] produire

conventionally produced food produits alimentaires conventionnels
milk-producing gland glande mammaire
product ['prɒdʌkt] produit
blood product produit sanguin
evacuation of retained products of conception (ERPC) évacuation des produits de conception / de rétentions placentaires; révision utérine
retained products of conception rétention de fragments de placenta
waste product déchet
professional [prə'feʃənl] professionnel
professional labour support accompagnante professionnelle
profibrinolysin [,prəʊfaɪbrə'nɒlɪsɪn] plasminogène
profile ['prəʊfaɪl] profil
progeny ['prɒdʒɪnɪ] progéniture; lignée, descendants
progesterone [prəʊ'dʒestə,rəʊn] progestérone
progesterone-only contraceptive contraceptif progestatif / sans oestrogène
progesterone-only pill pilule progestative / sans oestrogène
progestogen [prəʊ'dʒestədʒən] progestatif
prognosis [prɒg'nəʊsɪs] pl prognoses [prɒg'nəʊsi:z] pronostic
programme (program) ['prəʊgræm] programme
progress ['prəʊgres] V avancer, progresser; aller mieux; N progrès; progression
progressive [prə'gresɪv] progressif
progress of labour déroulement de l'accouchement
projectile vomiting [prə'dʒektaɪl'vɒmɪtɪŋ] vomissement en jet
prolactin [prəʊ'læktɪn] prolactine
prolapse ['prəʊlæps] prolapsus; ptose, procidence
lateral cord prolapse latérocidence du cordon ombilical
prolapsed cord procidence du cordon
prolapsed intervertebral disc procidence d'un disque intervertébral
prolapsed uterus prolapsus de l'utérus
proliferation [prə,lɪfə'reɪʃn] prolifération
prolonged [prə'lɒŋd] prolongé, long
prolonged contractions contractions prolongées
prolonged labour travail / accouchement prolongé
prolonged pregnancy grossesse prolongée
promazine hydrochloride ['prəʊmə,zi:n,haɪdrə'klɔ:raɪd] chlorhydrate de chlorpromazine
prominent ['prɒmɪnənt] proéminent
prominent nipple mamelon saillant / proéminent
promontory ['prɒməntrɪ] promontoire
sacral promontory promontoire sacré
pronation [prəʊ'neɪʃn] pronation
pronation of the hand pronation de la main
prone [prəʊn] enclin à, sujet à, prédisposé à; couché face contre terre / en décubitus ventral
prone position position couchée face contre terre
prone to anaemia sujette à l'anémie
pronucleus [,prəʊ'nju:klɪəs] pl pronuclei [,prəʊ'nju:klɪaɪ] / pronucleuses [,prəʊ'nju:klɪəsɪs] pronucléus
prophylactic [,prɒfɪ'læktɪk] prophylactique

prophylactic treatment traitement prophylactique
prophylaxis [,prɒfɪ'læksɪs] prophylaxie
propranolol [prəʊ'prænə,lɔ:l] propranolol
prop up the head of the bed relever la tête du lit
propylthiouracil [,prəʊpɪl,θaɪəʊ'jʊərəsɪl] propylthiouracile
prostacyclin [,prɒstə'saɪklɪn] prostacycline
prostaglandin [,prɒstə'glændɪn] prostaglandine
prostaglandin pessary pessaire de prostaglandine
prostate gland ['prɒsteɪt'glænd] prostate
prosthesis [prɒs'θi:sɪs] pl prostheses [prɒs'θi:si:z] prothèse
protamine sulphate ['prəʊtə,mi:n'sʌlfeɪt] sulfate de protamine
protease ['prəʊtɪ,eɪs] protéase
protection [prə'tekʃn] protection
protein ['prəʊti:n] protéine
protein in the urine présence de protéines dans les urines
proteinuria [prəʊtɪ'njʊərɪə] protéinurie
proteus ['prəʊtɪəs] proteus
prothrombin [prəʊ'θrɒmbɪn] prothrombine
prothrombin index indice de coagulabilité
prothrombin time temps de Quick / de prothrombine
prothrombinase [prəʊ'θrɒmbɪ,neɪs] prothrombinase
protocol ['prəʊtəkɒl] protocole
proton ['prəʊtɒn] proton
protoplasm ['prəʊtəʊ,plæzəm] protoplasme
protoplasmic ['prəʊtəʊ,plæzmɪk] protoplasmique
protracted [prə'træktɪd] prolongé, très long
protracted active phase retard dans la phase active du travail
protracted dilatation dilatation traînante
protrusion reflex [prə'tru:ʒən'ri:fleks] réflexe de protrusion
proximal ['prɒksɪməl] proximal
pruritus [prʊə'raɪtəs] prurit, démangeaison
    gestational pruritus prurit gestationnel
pruritus vulvae [prʊə'raɪtəs'vʌlvi:] prurit vulvaire
pseudocyesis [,sju:dəʊsaɪ'i:sɪs] grossesse nerveuse, fausse grossesse
pseudohermaphroditism [,sju:dəʊhɜ:'mæfrədɪtɪzəm] pseudohermaphrodisme
pseudomenstruation [,sju:dəʊ,menstrʊ'eɪʃn] fausse menstruation des nouveau-nées
Pseudomonas [,sju:dəʊ'məʊnəs] Pseudomonas
pseudomucinous cyst [,sju:dəʊ'mju:sɪnəs'sɪst] kyste de l'ovaire pseudomucineux
psoas ['səʊəs] psoas
psoriasis [sɒ'raɪəsɪs] psoriasis
psyche ['saɪkɪ] psychisme
psychiatrist [saɪ'kaɪətrɪst] psychiatre
psychiatry [saɪ'kaɪətrɪ] psychiatrie
psychogenic [,saɪkəʊ'dʒenɪk] psychogénique
psychogenic hallucination hallucination psychogénique
psychologist [saɪ'kɒlədʒɪst] psychologue
psychology [saɪ'kɒlədʒɪ] psychologie

psychomotor ['saɪkəʊ'məʊtə] psychomoteur
psychomotor development développement psychomoteur
psychopath ['saɪkəʊpæθ] psychopathe
psychoprophylaxis ['saɪkəʊ,prɒfɪ'læksɪs] psychoprophylaxie
psychosexual [,saɪkəʊ'seksjʊəl] psychosexuel
psychosis [saɪ'kəʊsɪs] pl psychoses [saɪ'kəʊsi:z] psychose
psychosomatic ['saɪkəʊsəʊ'mætɪk] psychosomatique
psychosomatic disorder trouble psychosomatique
psychotherapist ['saɪkəʊ'θerəpɪst] psychothérapeute
psychotherapy ['saɪkəʊ'θerəpɪ] psychothérapie
ptosis ['təʊsɪs] pl ptoses ['təʊsi:z] ptose
ptyalin ['taɪəlɪn] ptyaline
ptyalism ['taɪəlɪzəm] ptyalisme
puberty ['pju:bətɪ] puberté
pubic ['pju:bɪk] pubien

    inferior pubic ramus branche descendante du pubis

pubic arch arcade pubienne
pubic bone symphyse pubienne
pubic hair poils pubiens
pubiotomy [,pju:bɪ'ɒtəmɪ] pubiotomie, opération de Gigli
pubis ['pju:bɪs] pl pubes ['pju:bi:z] pubis, os pubien

    face-to-pubis face vers le pubis
    face-to-pubis delivery accouchement face vers le pubis
    spine of pubic bone culmen rétropubien, épine sciatique
    spine of pubis culmen rétropubien, épine sciatique
    symphysis pubis symphyse pubienne
    symphysis pubis diastasis diastase de la symphyse pubienne
    symphysis pubis dysfunction dysfonctionnement / disjonction de la symphyse pubienne
    symphysis pubis joint articulation de la symphyse pubienne

public ['pʌblɪk] public
public health santé publique
pubocervical [,pju:bəʊ'sɜ:vɪkl] pubo-cervical
pubocervical ligament ligament pubo-cervical
pubococcygeus [,pju:bəʊ,kɒksɪ'dʒi:əs] pubo-coccygien
pubovesical [,pju:bəʊ'vesɪkl] pubo-vésical
pudenda [pu:'dendə] parties génitales (spécialement de la femme)
pudendal [pu:'dendəl] pudendal, vulvaire
pudendal block anesthésie du nerf pudendal / honteux
pudendal nerve nerf pudendal / honteux
pudendum [pu:'dendəm] partie génitale
puerperal [pju:'ɜ:pərəl] puerpéral
puerperal mastitis mastite puerpérale
puerperal psychosis psychose puerpérale
puerperal pyrexia fièvre puerpérale
puerperal sepsis septicémie puerpérale
puerperium [pjʊə'pɪərɪəm] puerpérium, puerpéralité, suites de couche
puffiness ['pʌfɪnɪs] gonflement

lower leg puffiness jambes enflées
puffy ['pʌfɪ] boursoufflé, bouffi
pull [pʊl] tirer; ôter; retirer
pulling ['pʊlɪŋ] traction
pulling on the cord traction du cordon ombilical
pull the foreskin back décalotter
pulmonary ['pʌlmənərɪ] pulmonaire
pulmonary amniotic embolism embolie amniotique
pulmonary artery artère pulmonaire
pulmonary circulation circulation pulmonaire
pulmonary embolism embolie pulmonaire
pulmonary function test explorations fonctionnelles respiratoires
pulmonary hypoplasis hypoplasie pulmonaire
pulmonary incompetence insuffisance pulmonaire
pulmonary infarction infarctus pulmonaire
pulmonary tuberculosis tuberculose pulmonaire
pulmonary ventilation ventilation pulmonaire
pulsar ['pʌlsɑ:] pulsar
obstetric pulsar stimulateur neuro-musculaire pour soulager la douleur du travail
pulsate [pʌl'seɪt] palpiter, battre
stop pulsating arrêter de battre (en parlant du cordon)
pulsation [pʌl'seɪʃn] pulsation, battement
pulse [pʌls] pouls; légume sec
thready pulse pouls filant
pulse oximeter oxymètre de pouls
pulse pressure tension artérielle différentielle
pulse volume amplitude du pouls
pump [pʌmp] V pomper; N pompe
pumping capacity of the heart capacité de pompage du coeur
puncture ['pʌŋktʃə] piqûre, ponction
pupil ['pju:pl] pupille
pupillary ['pju:pɪlərɪ] pupillaire
purgative ['pɜ:gətɪv] purgatif, laxatif
purge [pɜ:dʒ] V purger; N purge
binge-purge syndrome boulimie (fait de manger à l'excès et de vomir)
purine ['pjʊərɪn] purine
purpura ['pɜ:pjʊrə] purpura
purpura haemorrhagica ['pɜ:pjʊrə,hemə'rædʒɪkə] purpura hémorragique
purpuric [pɜ:'pjʊrɪk] purpurique
purulent ['pjʊərʊlənt] purulent
pus [pʌs] pus
pus filled blister pustule remplie de pus
push [pʊʃ] V pousser; N poussée, contraction
abdominal push poussée abdominale
pushchair ['pʊʃtʃeə] poussette
pushing ['pʊʃɪŋ] expulsion
push one's pelvis backwards projeter / basculer son bassin en arrière

push one's pelvis forwards projeter / basculer son bassin en avant
push out the placenta expulser le placenta
pus tubes pyosalpinx
pustular ['pʌstjʊlə] pustuleux
pustular melanosis mélanose pustuleuse
pustule ['pʌstju:l] pustule
putative ['pju:tətɪv] putatif, supposé
putative father père putatif
put on a nappy mettre une couche
put one's baby in a bouncing chair mettre son bébé dans une balancelle
put oneself on a diet se mettre au régime
put on weight prendre du poids
put pressure on a nerve comprimer un nerf
put the baby to sleep on his / her back coucher le bébé sur le dos pour dormir
put the baby to the breast mettre le bébé au sein
put the mother and the baby at risk mettre en danger la mère et l'enfant
putting the baby to the breast mise au sein du bébé
put up a drip for a patient poser / placer une perfusion à une patiente
put weight on one leg prendre appui sur une seule jambe
pyaemia (pyemia) [paɪ'i:mɪə] pyémie
pyelitis [,paɪə'laɪtɪs] pyélite
pyelography [,paɪə'lɒgrəfɪ] pyélographie
pyelonephritis [,paɪələʊnɪ'fraɪtɪs] pyélonéphrite
pyelonephrosis [,paɪələʊnɪ'frəʊsɪs] pyélonéphrose
pyloric [paɪ'lɔ:rɪk] pylorique
pyloric stenosis sténose du pylore
pylorus [paɪ'lɔ:rəs] pl pylori [paɪ'lɔ:raɪ] pylore
pyogenic [,paɪəʊ'dʒenɪk] pyogène
pyometra [,paɪəʊ'mi:trə] pyomètre
pyosalpinx [,paɪəʊ'sælpɪŋks] pyosalpinx
pyretic [paɪ'retɪk] pyrétique, fébrile
pyrexia [paɪ'reksɪə] pyrexie, fièvre
pyridoxine [,pɪrɪ'dɒksi:n] pyridoxine
pyrogen ['paɪrədʒən] pyrogène
pyuria [paɪ'jʊərɪə] pyurie
QRS complex complexe QRS
quadrant ['kwɒdrənt] quadrant
quadruple test ['kwɒdrʊpl'test] quadruple test
quadruplets [kwɒ'dru:plɪts] quadruplés
qualitative ['kwɒlɪtətɪv] qualitatif
quantitative ['kwɒntɪtətɪv] quantitatif
quantitative fluorescence polymerase chain reaction réaction de polymérisation en chaîne; réaction en chaîne par polymérase; amplification génique
quarantine ['kwɒrənti:n] quarantaine
quarantine period période d'isolement
quaternary [kwə'tɜ:nərɪ] quaternaire
quaternary syphilis syphilis quaternaire

queasiness ['kwi:zɪnɪs] nausée, malaise
queasy ['kwi:zɪ] nauséeux
Quetelet index index de Quetelet
quick energy lift coup de fouet
quickening ['kwɪkənɪŋ] premiers mouvements perceptibles du foetus
quiet ['kwaɪət] calme
quiet awake état de veille calme
quiet sleep sommeil calme
quintuplets [kwɪn'tju:plɪts] quintuplés
quotient ['kwəʊʃənt] quotient
racemose ['ræsɪ,məʊs] racémeux
racemose cells cellules racémeuses
racemose glans gland racémeux
rachial ['reɪkɪəl] rachidien
rachialgia [,reɪkɪ'ældʒə] rachialgie
rachidian ['reɪkɪdɪən] rachidien
rachis ['reɪkɪs] pl rachises ['reɪkɪsɪs] / rachides ['reɪkɪdi:z] rachis, colonne vertébrale
rachitic [ræ'kɪtɪk] rachitique
rachitic pelvis bassin rachitique
rachitis [rə'kaɪtɪs] rachitisme
radial ['reɪdɪəl radial
radial artery artère radiale
radial palsy paralysie radiale
radiance ['reɪdɪəns] rayonnement
radiate ['reɪdɪeɪt] irradier
radiation [,reɪdɪ'eɪʃn] radiation; irradiation
radiation therapy radiothérapie
radical ['rædɪkəl] radical
radical cure cure radicale
radioactive [,reɪdɪəʊ'æktɪv] radioactif
radioactivity [,reɪdɪəʊæk'tɪvɪtɪ] radioactivité
radiograph ['reɪdɪəʊgrɑ:f] radiographie
radiographer [,reɪdɪ'ɒgrəfə] radiologue
radiography [,reɪdɪ'ɒgrəfɪ] radiographie
radioimmunoassay (RIA) ['reɪdɪəʊ,ɪmjʊnəʊ'æseɪ] radio-immuno-essai
radio-isotope [,reɪdɪəʊ'aɪsətəʊp] radio-isotope
radio-isotope scan scintigraphie
radiologist [,reɪdɪ'ɒlədʒɪst] radiologue
radiology [,reɪdɪ'ɒlədʒɪ] radiologie
radio-opacity [,reɪdɪəʊ,əʊ'pæsɪtɪ] opacité aux rayons X
radio-opaque [,reɪdɪəʊ,əʊ'peɪk] opaque aux rayons X
radiopelvimetry [,reɪdɪəʊ,pelvɪ'mɪtrɪ] radiopelvimétrie
radioscopy [,reɪdɪ'ɒskəpɪ] radioscopie
radiotelemetry [,reɪdɪəʊ,telɪ'mɪtrɪ] radiotélémétrie
radiotherapist [,reɪdɪəʊ'θerəpɪst] radiothérapeute
radiotherapy [,reɪdɪəʊ'θerəpɪ] radiothérapie, traitement aux rayons
radium ['reɪdɪəm] radium

raise [reɪz] lever, élever
raised sugar levels hyperglycémie
Ramstedt's operation opération de Ramstedt
ramus ['reɪməs] pl rami ['reɪmaɪ] branche
    inferior pubic ramus branche descendante du pubis
random ['rændəm] aléatoire
random blood sugar test contrôle de la glycémie aléatoire
randomize ['rændəmaɪz] randomiser
randomized controlled trial essai contrôlé randomisé
ranitidine [rə'nɪtɪ,di:n] ranitidine
rape [reɪp] viol
    gang rape viol collectif, tournante
raphe ['reɪfɪ] pl raphae ['reɪfi:] raphé
rapid ['ræpɪd] rapide
rapid breathing tachypnée
rapid eye movements (REM) mouvements oculaires rapides
rapid eye movement sleep sommeil paradoxal
rapid respiration tachypnée
rapist ['reɪpɪst] violeur
rash [ræʃ] éruption, érythème, rougeur, exanthème
    heat rash miliaire; érythème solaire
    itchy blister-type rash éruption cutanée avec cloques et démangeaisons
    milk rash grain de milium, millium
    napkin rash érythème fessier du nourrisson
    nappy rash érythème fessier du nourrisson
    nappy-rash cream crème pour prévenir / guérir l'érythème fessier du nourrisson
    nettle rash éruption ortiée; urticaire
    skin rash éruption cutanée
raspberry ['rɑ:zbərɪ] framboise
raspberry leaf tea thé de feuilles de framboisier
raspberry mark angiome capillaire
Rastelli operation opération de Rastelli
rate [reɪt] taux, fréquence
    basal metabolic rate (BMR) taux du métabolisme de base
    birth rate taux de natalité, natalité
    caesarean rate pourcentage de césariennes
    cardiac rate fréquence cardiaque
    death rate mortalité, taux de mortalité
    decreased fetal heart rate ralentissement du rythme cardiaque foetal
    detection rate taux de détection
    erythrocyte sedimentation rate vitesse de sédimentation
    expiratory flow rate débit expiratoire
    false-positive rate taux de faux positif(s)
    fatality rate taux de mortalité
    fertility rate taux de fécondité
    fetal growth rate croissance foetale
    fetal heart rate rythme cardiaque du bébé / foetus

fetal heart rate monitoring surveillance du rythme cardiaque du bébé par monitoring; monitorage du coeur foetal
glomerular filtration rate vitesse / taux de filtration glomérulaire
heart rate fréquence / rythme cardiaque
increased heart rate tachycardie
induction rate pourcentage d'accouchements déclenchés
infant mortality rate taux de mortalité infantile
maternal mortality rate taux de mortalité maternelle
neonatal mortality rate taux de mortalité néonatale
perinatal mortality rate taux de mortalité périnatale
portable heart-rate monitor cardiofréquencemètre portable
respiratory rate fréquence / rythme respiratoire
resting heart rate fréquence cardiaque au repos
sedimentation rate vitesse de sédimentation
target heart rate zone zone cible du rythme / de la fréquence cardiaque

rating ['reɪtɪŋ] évaluation; indice
ratio ['reɪʃɪəʊ] ratio, rapport; proportion; index
raw [rɔ:] cru; brut; écru
raw vegetables légumes crus
ray [reɪ] rayon
reabsorption [,ri:əb'sɔ:pʃn] réabsorption
reaction [ri:'ækʃn] réaction

acrosomal reaction réaction acrosomiale /acrosomique

reactive [ri:'æktɪv] réactif; réactionnel
reactive depression dépression réactionnelle
reading ['ri:dɪŋ] mesure, relevé
readout ['ri:daʊt] mesure, affichage, résultat
ready ['redɪ] prêt
ready for parenthood mûr(e) pour avoir des enfants; prêt(e) à assumer la paternité / maternité
reagent [ri:'eɪdʒənt] N réactif
reagent strip bandelette réactive
real-time ['rɪəl'taim] temps réel
real-time scanner scanner d'échographie en temps réel
rebound [rɪ'baʊnd] rebond
rebound tenderness douleur à la décompression
receiver [rɪ'si:və] récepteur
receptor [rɪ'septə] récepteur

acetylcholine receptors congenital defect déficit congénital en récepteurs de l'acéthylcholine

recession [rɪ'seʃn] récession
recessive [rɪ'sesɪv] récessif
recessive character caractère récessif
recessive gene gène récessif
recessively inherited genetic condition maladie à transmission récessive
recessively inherited haemoglobinopathy hémoglobinopathie à transmission récessive
recessiveness [rɪ'sesɪvnɪs] récessivité
recessive trait caractère récessif

recipient [rɪ'sɪpɪənt] receveur
recline [rɪ'klaɪn] être allongé / étendu
reclining [rɪ'klaɪnɪŋ] allongé, étendu
reclining chair chaise longue
reclining seat siège inclinable / à dossier réglable
recombinant [ri:'kɒmbɪnənt] recombinant
recombinant DNA technology technologie de l'ADN recombiné
recommend [,rekə'mend] recommander, conseiller
recommendation [,rekəmen'deɪʃn] conseil
recommended childhood immunization schedule calendrier des vaccinations conseillées
recommended daily intake apport journalier recommandé
recommended weight gain prise de poids / pondérale idéale
record ['rekɔ:d] dossier
record of the immunizations récapitulatif des vaccinations
recover [rɪ'kʌvə] se remettre, récupérer
recover consciousness reprendre conscience
recovery [rɪ'kʌvərɪ] guérison, rétablissement
recovery room salle de réveil
recreational drugs [,rekrɪ'eɪʃənəl'drʌgz] drogues euphorisantes
rectal ['rektəl] rectal
rectal administration administration par voie rectale
rectal examination toucher rectal
rectal prolapse prolapsus rectal
rectocele ['rektəʊsi:l] rectocèle
rectocolitis ['rektəʊ,kɒ'laɪtɪs] rectocolite
rectouterine ['rektəʊ'ju:təraɪn] recto-utérin
rectouterine pouch cul-de-sac de Douglas
rectovaginal ['rektəʊvə'dʒaɪnəl] recto-vaginal
rectovaginal fistula fistule recto-vaginale
rectovesical ['rektəʊ'vesɪkl] recto-vésical
rectovesical excavation cul-de-sac de Douglas
rectum ['rektəm] pl rectums ['rektəmz] / recta ['rektə] rectum
rectus abdominis muscle ['rektəsæb'dɒmɪnəs'mʌsl] muscle grand droit de l'abdomen
recumbency [rɪ'kʌmbənsɪ] décubitus, position couchée
recumbent [rɪ'kʌmbənt] couché, étendu, en décubitus
recumbent position position couchée
recur [rɪ'kɜ:] se reproduire
recurrence [rɪ'kʌrəns] récurrence, récidive, réapparition
recurrent [rɪ'kʌrənt] récurrent, cyclique, récidivant, périodique
recurrent aphthae aphtes récidivants
recurrent pregnancy-induced hypertension hypertension artérielle gravidique récidivante
recurrent miscarriage fausse couche répétée / à répétition
recurent pain douleur périodique
red ['red] rouge
red blood cell globule rouge
red blood cell count numération des globules rouges; numération globulaire
red blood cell level taux de globules rouges

red blood corpuscle globule rouge
red bone marrow moelle osseuse rouge
red degeneration dégénérescence rouge
reddish ['redɪʃ] rougeâtre
redness ['rednɪs] rougeur
reduce [rɪ'dju:s] réduire
reduced fetal movements diminution des mouvements du foetus
reduction [rɪ'dʌkʃn] réduction
refer [rɪ'fɜ:] référer, adresser
refer a mother for chromosome testing orienter une mère vers une consultation génétique
refer a patient to hospital adresser un malade à l'hôpital
referred pain irradiation douloureuse
refer sb to a genetic counsellor orienter qn vers une consultation génétique
reflection [rɪ'flekʃn] réflexion, reflet
reflector [rɪ'flektə] réflecteur
reflex ['ri:fleks] réflexe
    embrace reflex réflexe d'embrassement
    Ferguson's reflex réflexe de Ferguson
    Moro reflex réflexe de Moro / d'embrassement
reflex action réflexe
reflexes (Apgar test) ['ri:fleksɪs] réactivité
reflexologist [,ri:fleks'ɒlədʒɪst] réflexologue, réflexologiste
reflexology [,ri:fleks'ɒlədʒɪ] réflexologie
reflex zone therapy réflexothérapie
reflux ['ri:flʌks] reflux
reflux of gastric juices reflux des liquides gastriques
refrain [rɪ'freɪn] se retenir, s'abstenir
refrain from breastfeeding s'abstenir d'allaiter, renoncer à allaiter
refuse [rɪ'fju:z] refuser
refuse to feed twice in a row refuser de manger deux fois d'affilée
refusing to be fed refus de s'alimenter
region ['ri:dʒən] région
    umbilical region région ombilicale
regional ['ri:dʒənl] régional
regional anaesthesia anesthésie locorégionale
regional anaesthetic anesthésique locorégional
register ['redʒɪstə] index épidémiologique
registered child minder assistante maternelle agrée
registered midwife sage-femme agréée
registrar [,redʒɪ'strɑ:] officier de l'état civil
registrar of births, marriages and deaths officier de l'état civil
registration [,redʒɪ'streɪʃn] déclaration; enregistrement
regular ['regjʊlə] régulier
regular contractions contractions régulières
regulate ['regjʊleɪt] réguler
regulate the body temperature réguler la température du corps
regulatory [regjʊ'leɪtərɪ] de réglementation; réglementaire

regulatory body organisme de réglementation
regurgitate [rɪ'gɜ:dʒɪteɪt] régurgiter; refluer
regurgitation [rɪ,gɜ:dʒɪ'teɪʃn] régurgitation
    aortic regurgitation reflux aortique
    gastro-oesophageal regurgitation régurgitation gastro-oesophagienne
    mitral regurgitation insuffisance mitrale
rehabilitate [,ri:ə'bɪlɪteɪt] rééduquer
rehabilitation ['ri:ə,bɪlɪ'teɪʃn] rééducation, réadaptation
rehydrate [,ri:'haɪdreit] réhydrater
rehydrate by intravenous drip réhydrater par perfusion
rehydration sachet ['ri:haɪ'dreɪʃn'sæʃeɪ] sachet de réhydration
reinfection [,ri:ɪn'fekʃn] récidive
rejection [rɪ'dʒekʃn] rejet
relapse [rɪ'læps] rechute; récidive
relapsing [rɪ'læpsɪŋ] récurrent
relapsing fever fièvre récurrente
relative ['relətɪv] parent, membre de la famille, proche
relaxant [rɪ'læksənt] décontracturant, relaxant
relaxant effect effet relaxant
relaxation [,ri:læk'seɪʃn] relaxation
relaxation techniques techniques de relaxation
relaxer [rɪ'læksə] défrisant
relaxin [rɪ'læksɪn] relaxine
release [rɪ'li:s] V libérer, autoriser à sortir; N libération; sortie; mise en vente
release chemicals libérer des substances chimiques
releasing factor libérine
reliability [rɪ,laɪə'bɪlɪtɪ] fiabilité
relief [rɪ'li:f] soulagement
relieve [rɪ'li:v] calmer, soulager
relieve the symptoms of soulager / atténuer les symptômes de
relieving [rɪ'li:vɪŋ] qui soulage
remedy ['remədɪ] remède
remission [rɪ'mɪʃn] rémission
removal [rɪ'mu:vəl] ablation
remove [rɪ'mu:v] enlever
remove hair by plucking s'épiler avec une pince à épiler
remove hair by waxing s'épiler à la cire
remove surgically enlever chirurgicalement
remove the staples retirer les agrafes
remove the stitches enlever / retirer les points / fils
remove the sutures enlever / retirer les points
REM sleep ['rem'sli:p] sommeil paradoxal
renal [ri:nl] rénal
renal calculus calcul rénal
renal colic colique néphrétique
renal dialysis dialyse
renal disease maladie rénale

renal disease in pregnancy maladie rénale pendant la grossesse
renal failure insuffisance rénale
renal insufficiency insuffisance rénale
renal pelvic dilatation dilatation pyélocalicielle
renal pelvis bassinet rénal
renal stone calcul rénal
renal threshold seuil rénal / d'élimination rénale
renin ['ri:nɪn] rénine
rennet ['renɪt] présure
rennin ['renɪn] présure; lab-ferment
reopen [,ri:'əʊpən] rouvrir
reopen a tear rouvrir une déchirure
reopen a wound rouvrir une plaie
repair [rɪ'peə] V réparer, raccommoder; arranger; refaire; N réparation, racommodage
    perineal repair suturation de déchirures périnéales
repeat [rɪ'pi:t] répéter
repeated miscarriages fausses couches à répétition
repellent [rɪ'pelənt] répulsif
    insect repellent répulsif (contre les insectes)
replacement [rɪ'pleɪsmənt] remise en place, replacement; remplacement, (produit de) substitution
replacement thyroxine substituant synthétisé de la thyroxine
repletion [rɪ'pli:ʃn] satiété; réplétion
repletion of blood volume restauration de la masse sanguine
report [rɪ'pɔ:t] V rapporter, rendre compte de, signaler; N rapport, compte rendu
report any unusual symptoms to the healthcare provider signaler au médecin tout symptôme inhabituel
reproduction [,ri:prə'dʌkʃn] reproduction
reproductive [,ri:prə'dʌktɪv] reproducteur
reproductive organs organes reproducteurs
reproductive system système reproducteur
require [rɪ'kwaɪə] avoir besoin de; exiger, réclamer
require hospital treatment nécessiter une hospitalisation
requirement [rɪ'kwaɪəmənt] exigence, besoin; condition requise
require urgent medical attention nécessiter un traitement médical en urgence
research [rɪ'sɜ:tʃ] recherche
resection [ri:'sekʃn] résection
reserve [rɪ'zɜ:v] réserve
    alkali reserve réserve alcaline
residential [,rezɪ'denʃəl] résidentiel
residential care facility établissement de soins spécialisés
residential care for children soins spécialisés pour enfants
residual [rɪ'zɪdjʊəl] N résidu; ADJ résiduel
residual urine résidu vésical
resistance [rɪ'zɪstəns] résistance
resistant [rɪ'zɪstənt] résistant
    methicillin-resistant Staphylococcus aureus (MRSA) staphylocoque doré résistant à la

méticilline (SAMR)
resolve [rɪ'zɒlv] se guérir; être guéri
resonance ['rezənəns] résonance
magnetic resonance imaging (MRI) imagerie par résonance magnétique
nuclear magnetic resonance (NMR) résonance magnétique nucléaire
respiration [,respɪ'reɪʃn] respiration
respiratory ['respərətərɪ] respiratoire
respiratory acidosis acidose respiratoire
respiratory change modification de la respiration
respiratory disease maladie respiratoire
respiratory disorder problème respiratoire
respiratory distress syndrome (RDS) syndrome de détresse respiratoire
respiratory failure insuffisance respiratoire
respiratory infection infection respiratoire
respiratory pathway voies respiratoires
respiratory problem problème respiratoire
respiratory rate fréquence / rythme respiratoire
respiratory tract voies respiratoires
respite ['respaɪt] rémission, répit
response [rɪ'spɒns] réponse, réaction
auditory response cradle berceau auditif
automated auditory brainstem response (AABR) potentiel évoqué auditif du tronc cérébral; potentiel évoqué des voies auditives
brain stem auditory evoked response potentiel évoqué auditif / des voies autitives
immune response réponse immunitaire
no response to stimulation (Apgar test) aucune réactivité / réaction à la stimulation
responsibility [rɪ,spɒnsə'bɪlɪtɪ] responsabilité
responsibility of motherhood responsabilité de la maternité / que l'on a lorsqu'on est mère
responsibility of parenthood responsabilité des parents / que l'on a lorsqu'on a des enfants
rest [rest] V se reposer; N repos; support, appui
rest and recuperation [rɪ,kju:pə'reɪʃn] convalescence
restful ['restfʊl] paisible
resting electrocardiogram électrocardiogramme au repos
resting heart rate fréquence cardiaque au repos
restless ['restlɪs] agité
restlessness ['restlɪsnɪs] agitation
restitution [,restɪ'tju:ʃn] restitution
restricted [rɪ'strɪktɪd] restreint
restricted diet régime restreint
restriction [rɪ'strɪkʃn] restriction
result [rɪ'zʌlt] V résulter, occasionner; N résultat
result in facial abnormalities provoquer des anomalies au niveau du visage
result in tearing the cervix, vagina or perineum occasionner des déchirures du col, du vagin ou du périnée
results of the tests résultats des examens
resume [rɪ'zju:m] reprendre
resume menstruation avoir son retour de couches

resumption [rɪ'zʌmpʃn] reprise, recommencement
resumption of menstruation retour de couches
resumption of sexual intercourse reprise des rapports sexuels
resuscitaire [rɪ,sʌsɪ'teə] resuscitaire, incubateur ouvert
resuscitate [rɪ'sʌsɪteɪt] réanimer
resuscitation [rɪ,sʌsɪ'teɪʃən] réanimation
resuscitation room salle de réanimation
resuscitator [rɪ'sʌsɪteɪtə] respirateur; réanimateur
retain [rɪ'teɪn] garder, conserver
retained placenta rétention placentaire
retained products of conception rétention de fragments de placenta
retained testes cryptorchidie
retardation [,ri:tɑ:'deɪʃn] arriération
retarded [rɪ'tɑ:dɪd] retardé
retch [retʃ] V avoir des haut-le-coeur; N haut-le-coeur
retching ['retʃɪŋ] haut-le-coeur
retching reflex réflexe nauséeux
retention [rɪ'tenʃn] rétention
intrauterine retention of a dead fetus rétention de foetus mort in utero
retention of urine rétention d'urine
retention stockings bas de contention
reticular [rɪ'tɪkjʊlə] réticulaire, en réseau
reticular activating system système réticulo-endothélial
reticuloendothelial [rɪ'tɪkjʊlə,endəʊ'θi:lɪəl] réticulo-endothélial
reticuloendothelial system système réticulo-endothélial
reticuloendotheliosis [rɪ'tɪkjʊlə,endəʊ'θi:li:əʊsɪs] réticulo-endothéliose
retina ['retɪnə] pl retinas ['retɪnəz] / retinae ['retɪni:] rétine
retin-A cream crème à la vitamine A
retin-A gel gel à la vitamine A
retinal ['retɪnl] rétinien
retinol ['retɪ,nɒl] rétinol
retinopathy [,retɪ'nɒpəθɪ] rétinopathie
retinopathy of prematurity rétinopathie des prématurés
retracted nipple [rɪ'træktɪd'nɪpl] mamelon rentré / ombiliqué
retraction [rɪ'trækʃn] rétraction
retraction ring anneau de Bandl
retractor [rɪ'træktə] écarteur
retrocession of uterus [,retrəʊ'seʃnɒv'ju:tərəs] rétrodéviation utérine
retroflexion [,retrəʊ'flekʃn] rétroflexion
retroflexion of the uterus rétroflexion de l'utérus
retrograde ['retrəʊgreɪd] rétrograde
retrograde ejaculation éjaculation rétrograde
retrograde pyelography pyélographie rétrograde
retrolental [,retrəʊ'lentl] rétrolental
retrolental fibroplasia maladie de Terry, fibroplasie rétrolentale / rétrocristallinienne
retroplacental [,retrəʊplə'sentl] rétroplacentaire
retroplacental clot caillot rétroplacentaire

retroposition [,retrəʊpə'zɪʃn] rétroposition
retroposition of the uterus rétroposition de l'utérus
retrospection [,retrəʊ'spekʃn] rétrospection, examen rétrospectif
retroversion [,retrəʊ'vɜ:ʃn] rétroversion
retroversion of the uterus rétroversion de l'utérus
retroverted [,retrəʊ'vɜ:tɪd] rétroversé
retroverted gravid uterus utérus gravide rétroversé
retroverted incarcerated gravid uterus rétroversion et incarcération de l'utérus gravide
retroverted uterus rétroversion de l'utérus
retrovirus ['retrəʊ,vaɪərəs] rétrovirus
return [rɪ'tɜ:n] retour
    venous return retour veineux
reverse [rɪ'vɜ:s] inverse, contraire
reverse barrier nursing isolement protecteur
rhesus ['ri:səs] rhésus
rhesus blood group system système de facteur rhésus
rhesus factor facteur rhésus
rhesus incompatibility incompatibilité rhésus
rhesus negative rhésus négatif
rhesus positive rhésus positif
rhesus status facteur rhésus
rheumatic [ru:'mætɪk] N rhumatisant; ADJ rhumatismal
rheumatic fever rhumatisme articulaire aigu
rheumatic heart disease cardite rhumatismale
rheumatism ['ru:mətɪzəm] rhumatisme
rheumatologist [,ru:mə'tɒlədʒɪst] rhumatologue
rheumatology [,ru:mə'tɒlədʒɪ] rhumatologie
rheumatology disorder maladie rhumatismale
rhinitis [raɪ'naɪtɪs] rhinite
rhomboid ['rɒmbɔɪd] rhomboïde
rhomboid of Michaelis losange de Michaelis
rhythm ['rɪðəm] rythme
rhythmic ['rɪðmɪk] rythmique
rhythmical ['rɪðmɪkəl] rythmique
rhythm method of family planning méthode naturelle de contraception
rib [rɪb] côte
    floating rib côte flottante
rib cage cage thoracique
rib interspace espace intercostal
riboflavin [,raɪbəʊ'fleɪvɪn] riboflavine
ribonuclease [,raɪbəu'nju:kli:,eɪs] ribonucléase
ribonucleic ['raɪbəunju:'kli:ɪk] ribonucléique
ribonucleic acid (RNA) acide ribonucléique (ARN)
ribosomal [,raɪbə'səʊməl] ribosomal
ribosome ['raɪbəsəʊm] ribosome
rib recession tirage intercostal
rich [rɪtʃ] riche

blood-rich bien vascularisé
iron-rich riche en fer
rickets ['rɪkɪts] rachitisme
ridge [rɪdʒ] arête, crête
right [raɪt] droit
right-handed droitier
righting reflex réflexe de redressement
right occiput anterior position présentation occipito-iliaque droite antérieure
right occiput posterior position présentation occipito-iliaque droite postérieure
rigor ['rɪgə] rigidité; forte poussée de fièvre accompagnée de frissons
rigor mortis ['rɪgə'mɔ:tɪs] rigidité cadavérique
ring [rɪŋ] anneau; bague (du biberon)
Bandl's ring anneau de Bandl
retraction ring anneau de Bandl
ring finger annulaire
ring of muscle muscle annulaire
ring pessary pessaire en forme d'anneau
rinse [rɪns] rincer
rinse in running water rincer à l'eau courante
ripen ['raɪpən] mûrir
ripening maturation
cervical ripening maturation du col utérin
ripening of cervix maturation du col
ripening of ovarian follicle maturation folliculaire ovarienne
rise [raɪz] élévation
rise in body temperature élévation de la température du corps
risk [rɪsk] risque
at risk group groupe à risque
clinical risk index for babies indice de risques cliniques pour les bébés
clinical risk management gestion des risques cliniques
high risk pregnancy grossesse à haut risque
low risk pregnancy grossesse à bas risque
risk factor facteur de risque
risk group groupe à risque
risk management gestion des risques
ritodrine hydrochloride ['rɪtəʊdri:n,haɪdrə'klɔ:raɪd] chlorhydrate de ritodrine
Ritter's disease dermatite exfoliatrice des nouveau-nés, maladie de Ritter
Robert's pelvis bassin oblique ovalaire double, bassin de Robert
rock [rɒk] bercer, balancer
rock a baby bercer un bébé
rocker ['rɒkə] bascule, rocking-chair, berceuse
rockerbottom feet ['rɒkə'bɒtəm] pieds bots en piolet
rockercradle ['rɒkə'kreɪdl] berceau à bascule
rocking chair relax
roller ['rəʊlə] rouleau
Röntgen rays ['rɒntjən'reɪz] rayons X
roof [ru:f] toit, voûte

roof of the mouth voûte du palais
room [ru:m] pièce, salle; chambre; place
labour room salle de travail
rooming-in le fait que l'enfant reste dans la chambre avec sa mère
room temperature température ambiante
root [ru:t] racine
rooting reflex réflexe des points cardinaux; réflexe de fouissement
roster ['rɒstə] liste, tableau (de service)
rosy ['rəʊzɪ] rosé
rosy glow of pregnancy teint rosé des femmes enceintes
rota ['rəʊtə] liste, tableau (de service)
rotation [rəʊ'teɪʃn] rotation
axial rotation manoeuvre manoeuvre de rotation axiale
delay in descent and rotation of the fetal head retard d'engagement et de rotation
incomplete rotation of fetal head rotation incomplète de la tête du foetus
instrumental rotation rotation instrumentale
rotator [rəʊ'teɪtə] rotateur
rotavirus ['rəʊtə,vaɪrəs] rotavirus
Rothera's test test de Rothera
roughage ['rʌfɪdʒ] aliments de lest, fibres diététiques, ballast intestinal
round ['raʊnd] rond
rounded ['raʊndɪd] arrondi, rond
rounded corner coin arrondi
rounded edge bord arrondi
round ligament ligament rond
round ligament pain douleur du ligament rond de l'utérus
route [ru:t] voie
abdominal route voie haute
I.V. route en intraveineuse
oral route voie orale
sublingual route voie sublinguale
too large for vaginal route trop volumineux pour la voie basse
vaginal route voie basse
route of administration voie d'administration
route of entry voie d'entrée / d'accès
route of transmission mode de transmission
routine test [ru:'ti:n'test] examen de routine / courant
rub [rʌb] frictionner
rubella [ru:'belə] rubéole
Rubin's test méthode de Rubin, insufflation tubaire
ruga ['ru:gə] pl rugae ['ru:dʒi:] plissement, crête, ride
rugae replis muqueux
rumble ['rʌmbl] gargouillement
rumbling ['rʌmblɪŋ] grondement; gargouillement
rumbling noise gargouillement, borborygme
rumbling of stomach gargouillement d'estomac
rump [rʌmp] derrière, postérieur

crown-rump length (CRL) longueur / mesure crânio-caudale / de la tête au coccyx
run [rʌn] courir
run in the family être héréditaire; se transmettre
running courant; qui coule; suppurant
running eyes yeux qui coulent
running suture surjet; suture continue
running water eau courante
runny nose nez qui coule
rupture ['rʌptʃə] V se rompre; N rupture, déchirure
ruptured éclaté; hernié
rupture of the membranes rupture des membranes
spontaneous rupture of the membranes rupture spontanée de la poche des eaux
rupture of the umbilical cord rupture du cordon ombilical
rupture in one of the small blood vessels rupture d'un petit vaisseau
rupture in the Fallopian tube rupture de la trompe de Fallope
Ryle's tube sonde nasogastrique
Sabin's vaccine vaccin antipoliomyélitique à virus vivants atténués (absorption orale)
sac [sæk] sac, cavité, poche
air sac alvéole pulmonaire
amniotic sac poche des eaux
embryonic sac sac embryonnaire / gestationnel / ovulaire
gestation sac sac gestationnel
scrotal sac scrotum
yolk sac sac vitellin
saccharide ['sækə,raɪd] saccharide
saccular ['sækjʊlə] sacculaire
sacculated ['sækjʊleɪtɪd] sacculaire, formé de saccules
sacculation [,sækjʊ'leɪʃn] sacculation
sacculation of the uterus sacculation de l'utérus
saccule ['sækju:l] saccule, petit sac
sachet ['sæʃeɪ] sachet
rehydration sachet sachet de réhydration
sacral ['seɪkrəl] sacré
sacral bone sacrum
sacral nerves nerfs sacrés
sacral promontory promontoire sacré
sacroanterior [,seɪkrəʊæn'tɪərɪə] sacro-iliaque antérieur; sacroantérieur
sacrococcygeal [,seɪkrəʊkɒk'sɪdʒɪəl] sacro-coccygien
sacrococcygeal joint articulation sacro-coccygienne
sacrocotyloid [,seɪkrəʊ'kɒtɪ,lɔɪd] sacro-cotyloïdien
sacrocotyloid diameter diamètre sacro-cotyloïdien
sacroiliac [,seɪkrəʊ'ɪlɪæk] sacro-iliaque
sacroiliac joint articulation sacro-iliaque
sacroiliac synchondrosis articulation sacro-iliaque
sacroposterior [,seɪkrəʊpɒs'tɪərɪə] sacro-iliaque postérieur; sacropostérieur
sacrum ['seɪkrəm] pl sacra ['seɪkrə] sacrum
safe [seɪf] sûr, sans danger

safe in pregnancy qui n'est pas contre-indiqué en cas de grossesse
safety ['seɪftɪ] sécurité
Saf-T-Coil stérilet Saf-T
saggy ['sægɪ] défoncé; avachi; flasque
saggy belly ventre distendu / flasque
sagittal ['sædʒɪtəl] sagittal
    anterior sagittal diameter of the superior strait of the pelvis diamètre sagittal antérieur du détroit supérieur
saggital diameter of the superior strait of the pelvis diamètre sagittal du détroit supérieur
sagittal fontanelle fontanelle sagittale
sagittal section coupe sagittale
sagittal suture suture sagittale
salbutamol [sæl'bju:tə,mɔ:l] salbutamol
salicylate [sə'lɪsɪleɪt] salicylate
saline ['seɪlaɪn] N solution salée; ADJ salin
    normal saline natrémie physiologique
saline nasal spray nébulisation d'eau de mer
saline solution sérum physiologique
saliva [sə'laɪvə] salive
salivary ['sælɪvərɪ] salivaire
salivary gland glande salivaire
saliva sample prélèvement de salive
salivate ['sælɪveɪt] saliver
salivation [sælɪ'veɪʃən] salivation
Salk vaccine vaccin de Salk
salmon ['sæmən] saumon
salmonella [,sælmə'nelə] salmonelle
salmonellosis [,sælməne'ləʊsɪs] salmonellose
salmon patch on the forehead, over the eyelids, under the nose angiome pâle du visage
salpingectomy [,sælpɪn'dʒektəmɪ] salpingectomie
salpingitis [,sælpɪn'dʒaɪtɪs] salpingite
salpingography [,sælpɪŋ'gɒgrəfɪ] salpingographie
salpingo-oophorectomy [,sælpɪŋ'gɒ,əʊəfə'rektəmɪ] salpingo-oophorectomie, salpingo-ovariectomie
salpingo-ovaritis [,sælpɪŋ'gɒ,əʊvə'raɪtɪs] salpingo-ovarite
salpingotomy [,sælpɪŋ'gɒtəmɪ] salpingotomie
salpinx ['sælpɪŋks] pl salpinges [sæl'pɪndʒi:z] trompe, tube
salpinx auditiva ['sælpɪŋks'ɔ:dɪtɪ,vɑ:] trompe d'Eustache
salpinx uterina ['sælpɪŋks'ju:tərɪ,nɑ:] trompe de Fallope
salt [sɔ:lt] sel
salt depletion déplétion sodée
salt-free diet régime sans sel
salty ['sɔ:ltɪ] salé
sample ['sɑ:mpl] échantillon, prélèvement
    biopsy sample prélèvement biopsique
    blood sample échantillon de sang; prélèvement sanguin
    saliva sample prélèvement de salive

semen sample échantillon de sperme
urine sample prélèvement d'urine

sampling ['sɑ:mplɪŋ] échantillonnage
chorionic villi sampling prélèvement de villosités choriales, biopsie du trophoblaste
fetal blood sampling prélèvement / ponction de sang foetal
percutaneous umbilical cord blood sampling cordocentèse
transabdominal chorionic villus sampling prélèvement de villosités choriales / biopsie du trophoblaste par voie transabdominale
transcervical chorionic villus sampling prélèvement de villosités choriales / biopsie du trophoblaste par voie transcervicale / endovaginale

sanguine ['sæŋgwɪn] optimiste
sanguineous [sæŋ'gwɪnɪəs] sanguin; sanguinolent; hématique
sanitary ['sænɪtərɪ] sanitaire; hygiénique
sanitary napkin bande / serviette hygiénique
sanitary towel bande / serviette hygiénique
sanitation [,sænɪ'teɪʃn] hygiène
saphena [sə'fi:nə] pl saphenae [sə'fi:ni:] N saphène
saphenous [sə'fi:nəs] ADJ saphène
saphenous vein veine saphène
sarcoma [sɑ:'kəʊmə] pl sarcomas [sɑ:'kəʊməz] / sarcomata [sɑ:'kəʊmətə] sarcome
sarcomatosis [sɑ:,kəʊmə'təʊsɪs] sarcomatose
sarcomatous [sɑ:'kəʊmətəs] sarcomateux
saturated ['sætʃəreɪtɪd] saturé
saturated fats graisses saturées
saturated solution solution saturée
saturation [,sætʃə'reɪʃn] saturation
sauna ['sɔ:nə] sauna
saw [sɔ:] scie
Gigli's saw scie de Gigli

scab [skæb] croûte
scabies ['skeɪbi:z] gale
scabious ['skeɪbɪəs] scabieux, croûteux
scald [skɔ:ld] V brûler; N brûlure (provoquée par un liquide bouillant)
scald the baby's mouth brûler la bouche de l'enfant
scale [skeɪl] V détartrer; N écaille; squame; tartre
scales [skeɪlz] balance; pèse-personne; pèse-bébé
scalp [skælp] cuir chevelu, scalp
abscess of the scalp of the neonate abcès du cuir chevelu du nouveau-né

scalpel ['skælpəl] bistouri
scalp electrode électrode foetale / de scalp
scaly ['skeɪlɪ] squameux, qui se desquame
scan [skæn] V scanner, examiner par scintigraphie; N scanographie; scintigramme
scanning ['skænɪŋ] balayage; scintigraphie; passage aux rayons X
scanning gel gel de contact
scanty ['skæntɪ] peu abondant, limité, insuffisant
scaphoid ['skæfɔɪd] scaphoïde
scaphoid abdomen abdomen scaphoïde

scapula ['skæpjʊlə] pl scapulas ['skæpjʊləz] / scapulae ['skæpjʊli:] omoplate
scapular ['skæpjʊlə] scapulaire
scar [skɑ:] cicatrice
    trial of scar vérification qu'une cicatrice antérieure va tenir le coup
scarcity ['skeəsɪtɪ] rareté, pénurie, manque
scarcity of uterine contractions hypocinésie utérine de fréquence
scarred fallopian tube trompe de Fallope endommagée
scarring ['skɑ:rɪŋ] cicatrisation
    have scarring from uterine surgery présenter un utérus cicatriciel
scar rupture rupture de la cicatrice
scar separation réouverture de la cicatrice
scar tissue tissu cicatriciel
Schilling's test test de Schilling
schizophrenia [ˌskɪsəʊ'fri:nɪə] schizophrénie
school [sku:l] école
    nursery school école maternelle
    nurse school école d'infirmières
Schultze's expulsion of the placenta expulsion du placenta en Schultze
sciatic [saɪ'ætɪk] ADJ sciatique
sciatica [saɪ'ætɪkə] N sciatique
sciatic nerve nerf sciatique
scissors ['sɪzəz] ciseaux
sclera ['sklɪərə] N sclère; ADJ sclérotique
scleral ['sklɪərəl] scléral, scléreux
sclerema [sklə'ri:mə] sclérème
sclerosis [sklɪ'rəʊsɪs] pl scleroses [sklɪ'rəʊsi:z] sclérose
sclerotic [sklɪ'rɒtɪk] sclérotique
sclerous ['sklɪərəs] scléreux
scoliosis [ˌskɒlɪ'əʊsɪs] scoliose
scoop [sku:p] curette; mesurette
    level a scoop of formula with a knife araser une mesurette de lait maternisé / premier âge avec un couteau
scoop of formula mesurette de lait maternisé / premier âge
scopolamine [skə'pɒləmi:n] scopolamine
score [skɔ:] score, marque, note
    Apgar score indice / cotation d'Apgar
    Bishop's score score de Bishop
    Dubowitz score score (de maturité) de Dubowitz
    Silverman score indice de Silverman
scrape [skreɪp] racler
scrape a few cells from the cervix prélever quelques cellules du col
scraping tissue away from the endometrium curetage de l'endomètre
scratch [skrætʃ] égratignure
scratch mitts moufles antigriffures
scream [skri:m] hurler
scream with hunger hurler de faim
screening ['skri:nɪŋ] dépistage

contingency screening dépistage anténatal de probabilité de trisomie; triple / Down test
neonatal screening dépistage néonatal
newborn screening dépistage néonatal
prenatal screening dépistage anténatal
screening campaign campagne de dépistage
screening for congenital dislocation of the hip dépistage de luxation congénitale de la hanche
screening for developmental dysplasia of the hip dépistage de luxation congénitale de la hanche
screening mammography mammographie de dépistage
screening test test de dépistage
Scriver test test de Scriver
scrotal ['skrəʊtl] scrotal
scrotal sac scrotum
scrotum ['skrəʊtəm] pl scrotums ['skrəʊtəmz] / scrota ['skrəʊtə] scrotum, bourse
scrub [skrʌb] lavage chirurgical des mains
scrub up se brosser les mains comme un chirurgien avant d'opérer
scurvy ['skɜ:vɪ] scorbut
searing pain ['sɪərɪŋ'peɪn] douleur fulgurante
seat [si:t] siège
baby car seat siège auto enfant
reclining seat siège inclinable / à dossier réglable
sebaceous [sɪ'beɪʃəs] sébacé
sebaceous cyst kyste sébacé
sebaceous glands glandes sébacées
seborrheic [,sebə'ri:ɪk] séborrhéique
seborrheic dermatitis of the newborn dermatite / dermite séborrhéique du nouveau-né
sebum ['si:bəm] sébum
second ['sekənd] second
secondary ['sekəndərɪ] secondaire
secondary amenorrhoea aménorrhée secondaire
secondary atelectasis atélectasie secondaire
secondary dentition dentition secondaire
secondary hypertension hypertension secondaire
secondary infection surinfection
secondary postpartum haemorrhage hémorragie tardive du post-partum
secondary syphilis syphilis secondaire
second breech position position sacro-iliaque droite antérieure
second cousins cousins au deuxième degré
second-degree perineal laceration déchirure périnéale du second degré, D2
second stage of labour deuxième phase du travail
secrete [sɪ'kri:t] sécréter
secretin [sɪ'kri:tɪn] sécrétine
secretion [sɪ'kri:ʃn] sécrétion
take secretions from the vagina prélever / recueillir des sécrétions vaginales
vaginal secretion sécrétion vaginale
secretory [sɪ'kri:tərɪ] sécréteur
section ['sekʃn] section, partie; coupe, section
abdominal caesarean section césarienne abdominale

abdominal soreness and pain in the right upper section maux de ventre et douleurs dans la partie supérieure droite de l'addomen
caesarean section césarienne
cross section coupe transversale
sagittal section coupe sagittale

sedation [sɪ'deɪʃn] sédation
be under heavy sedation recevoir une forte dose de calmants
be under mild sedation recevoir une faible dose de calmants

sedative ['sedətɪv] N sédatif; ADJ sédatif
sedimentation [,sedɪmen'teɪʃn] sédimentation
sedimentation rate vitesse de sédimentation
seek [si:k] chercher
seek medical attention consulter un médecin
segment ['segmənt] segment
segmentation [,segmən'teɪʃn] segmentation
seizure ['si:ʒə] début brutal d'une maladie; crise / attaque d'épilepsie; convulsions; crise convulsive
selective [sɪ'lektɪv] sélectif
selective amniocentesis amniocentèse sélective
self-actualization [,self,æktjʊəlaɪ'zeɪʃn] autoactualisation
self-medicate [,self'medɪkeɪt] s'automédicamenter
self-medication [,self,medɪ'keɪʃn] automédication
Sellick's manoeuvre manoeuvre de Sellick
semen ['si:mən] sperme, semence
semen analysis spermogramme
semen sample échantillon de sperme
seminal ['semɪnl] séminal
seminal vesicle vésicule séminale
semipermeable [,semɪ'pɜ:mɪəbl] semi-perméable
semi-prone [,semɪ'prəʊn] en semi-pronation
senna ['senə] séné
sensation [sen'seɪʃn] sensation
sensation of pins and needles sensation de fourmillements
sense [sens] sens; organe des sens
sense of self perception de soi
sense of smell sens olfactif, odorat
sensitive ['sensɪtɪv] sensible
sensitive skin peau sensible
sensitivity [,sensɪ'tɪvɪtɪ] sensibilité
sensitivity to light sensibilité à la lumière
sensitization [,sensɪtaɪ'zeɪʃn] sensibilisation
sensitized ['sensɪtaɪzd] sensibilisé
sensory ['sensərɪ] sensoriel, sensitif
sensory afferent nerve nerf sensitif afférent
sensory nerve nerf sensitif
sensory pathways voies sensorielles
separate ['seprət] séparé, distinct; indépendant; particulier

separate placenta placenta séparé
separation [,sepə'reɪʃn] séparation
sepsis ['sepsɪs] sepsis, infection bactérienne, état septique
septal ['septl] septal
septal defect anomalie du septum, défaut septal
atrial septal defect communication interauriculaire
ventricular septal defect communication interventriculaire
septate uterus ['septeɪt'ju:tərəs] utérus biloculaire
septic ['septɪk] septique, infecté
septic abortion avortement septique
septicaemia (septicemia) [,septɪ'si:mɪə] septicémie
septicaemic (septicemic) [,septɪ'si:mɪk] septicémique
septic focus foyer d'infection
septum ['septəm] pl septa ['septə] septum, cloison; septum interventriculaire
septuplets [sep'tʌplɪts] septuplés
sequela [sɪ'kwi:lə] pl sequelae [sɪ'kwi:li:] séquelle
serenity [sɪ'renɪtɪ] sérénité
serodiagnosis ['sɪərəʊ,daɪəg'nəʊsɪs] sérodiagnostic
serologic [,sɪərə'lɒdʒɪk] sérologique
serological [,sɪərə'lɒdʒɪkəl] sérologique
serologist [sɪ'rɒlədʒɪst] sérologiste
serology [sɪ'rɒlədʒɪ] sérologie
serotonin [,serə'təʊnɪn] sérotonine
serovaccination [sɪə'rəʊ,væksɪ'neɪʃn] sérovaccination
serrated [se'reɪtɪd] dentelé
serum ['sɪərəm] pl sera ['sɪərə] / serums ['sɪərəmz] sérum
serum albumin albumine sérique
serum alkaline phosphatase phosphatase alcaline sérique
serum marker marqueur sérique
serum osmolality osmolalité sérique
serum screening dépistage sérique
serum testing dosage des marqueurs sériques
session ['seʃn] séance, session
breastfeeding session tétée
set of maternity notes carnet de naissance
severe [sɪ'vɪə] sévère
severe dehydration in infant déshydratation aigüe du nourrisson
severe itchiness fortes démangeaisons
severe neonatal distress mort apparente du nouveau-né, syncope blanche
severe pain douleur aigüe
severe shortness of breath difficulté à respirer
severe sickness hyperémèse de la grossesse
severity [sɪ'verɪtɪ] gravité
severity of the condition gravité de l'état de santé
sew [səʊ] coudre
sex [seks] sexe
fetal sex sexe foetal

sex chromatin mass corpuscule de Barr
sex chromosome chromosome sexuel, hétérochromosome
sex drive pulsion sexuelle
sex-life vie sexuelle
sex-linked gene gène lié au sexe
sextuplets [seks'tju:plɪts] sextuplés
sexual ['seksjʊəl] sexuel
sexual abuse abus sexuel, maltraitance sexuelle
sexual abuser auteur de sévices sexuels / de maltraitance
sexual dimorphism dimorphisme sexuel
sexual intercourse relations sexuelles, rapports sexuels

    resumption of sexual intercourse reprise des rapports sexuels

sexual intercourse in pregnancy relations sexuelles / rapports sexuels pendant la grossesse
sexuality [,seksjʊ'ælɪtɪ] sexualité
sexually ['seksjʊəlɪ] sexuellement

    be sexually active avoir une activité sexuelle

sexually transmitted disease maladie sexuellement transmissible
sexually transmitted infection (STI) infection sexuellement transmissible
shake [ʃeɪk] secouer; trembler
shaken '[ʃeɪkn] secoué; ébranlé
shaken baby syndrome syndrome du bébé secoué
shaky ['ʃeɪkɪ] tremblant, flageollant, mal assuré, peu solide
shallow ['ʃæləʊ] peu profond; superficiel
shallow breathing respiration superficielle
share [ʃeə] partager
shared care suivi prénatal assumé par une sage-femme et un obstétricien / généraliste
shared placenta placenta commun
sharp [ʃɑ:p] tranchant, aigu, vif
sharp pain douleur vive / intense / sévère / violente
shave [ʃeɪv] raser
shave the area of the incision raser l'endroit de l'incision
sheath [ʃi:θ] gaine, enveloppe, fourreau; préservatif
shed [ʃed] perdre; verser, répandre
shedding hair chute des cheveux, perte de cheveux
shed hair perdre ses cheveux
shed ovum ovule pondu
Sheehan's syndrome syndrome de Sheehan
sheet [ʃi:t] drap; feuille; plaque

    embryonic sheet feuillet embryonnaire

shell [ʃel] coquille; coquillage
shellfish ['ʃelfɪʃ] crustacé
shiatsu [,ʃi:'ætsu:] shiatsu
shift [ʃɪft] V déplacer, changer de place; N changement, modification; période de travail; équipe
shingles ['ʃɪŋglz] zona
Shirodkar operation opération de Shirodkar
shiver ['ʃɪvə] V frissonner, trembler; N frisson, tressaillement

shivering ['ʃɪvərɪŋ] tremblement
shock [ʃɒk] choc
anaphylactic shock choc anaphylactique
bacteraemic shock choc bactériémique
endotoxic shock choc endotoxique
hypovolaemic shock choc hypovolémique
obstetric shock choc obstétrical
postoperative shock choc post-opératoire
postpartum shock effondrement du post-partum
surgical shock choc opératoire
shocked [ʃɒkt] choqué; bouleversé; commotionné
shoot [ʃu:t] chasser, abattre, tirer
shooting pain douleur lancinante
short [ʃɔ:t] court; petit, de petite taille; court, bref
shortness ['ʃɔ:tnɪs] peu / manque de longueur; petite taille; brièveté, courte durée
shortness of breath essoufflement, dyspnée
short of breath essoufflé
short-term memory mémoire à court terme
shot [ʃɒt] injection, piqûre
shoulder ['ʃəʊldə] épaule
hold one's baby against one's shoulder tenir son bébé contre son épaule
shoulder blade omoplate
shoulder dystocia dystocie due à une présentation de l'épaule
shoulder presentation présentation de l'épaule
impacted shoulder presentation présentation de l'épaule impactée
show [ʃəʊ] bouchon muqueux
show no symptoms ne montrer aucun signe de la maladie
show the symptoms of présenter les symptômes de
shrivel up ['ʃrɪvl'ʌp] se dessécher; se rider; se flétrir
shunt [ʃʌnt] shunt, déviation; anastomose; pontage
Siamese twins [,saɪə'mi:z'twɪnz] jumeaux siamois, siamois (frères et soeurs)
sibling ['sɪblɪŋ] enfant de mêmes parents
siblings fratrie, frères et soeurs
sick [sɪk] malade
be sick vomir
sickle ['sɪkl] faucille
sickle cell anaemia drépanocytose, anémie falciforme
sickle cell disease hémoglobinopathie; drépanocytose
sickle cell thalassaemia thalasso-drépanocytose, anémie falciforme
sickle cell trait trait thalassémique / drépanocytaire
sickle drepanocyte hématie falciforme
sickness ['sɪknɪs] maladie; nausée; vomissement
morning sickness nausées matinales de la grossesse
pregnancy sickness vomissements de la grossesse
severe sickness hyperémèse de la grossesse
travel sickness mal des transports
side [saɪd] côté; flanc; paroi; aspect

maternal side côté maternel / de la mère
maternal side of the placenta face maternelle du placenta
side effect effet secondaire
side-lying couchée sur le côté
side rail barre du lit
side stretch étirement des côtes
sight [saɪt] vue
sign [saɪn] signe
Babinski's sign signe de Babinski
Chadwick's sign signe de Chadwick
Goodell's sign signe de Goodell
Hegar's sign signe de Hegar
Homans' sign signe de Homans
Jacquemier's sign signe de Jacquemier, coloration spécifique de la muqueuse vaginale en début de grossesse
Kernig's sign signe de Kernig
Koplik's sign signe de Koplik
Osiander's sign signe de Osiander
Spalding's sign signe de Spalding
sign of ovulation signe d'ovulation
sign of ruptured membranes indication d'une rupture de la poche des eaux
silent ['saɪlənt] silencieux
silent gene gène silencieux
silicone ['sɪlɪkəʊn] silicone
silicone breast implant implant mammaire en silicone
silver ['sɪlvə] argent
Silverman score indice de Silverman
silver nitrate nitrate d'argent
Simmonds' disease maladie de Simmonds, cachexie hypophysaire
simple ['sɪmpl] simple
simple fracture fracture simple
Sim's position position gynécologique
Sim's speculum spéculum de Sim
sinciput ['sɪnsɪ,pʌt] pl sinciputs ['sɪnsɪ,pʌts] / sincipita [sɪn'sɪpɪtə] sinciput
Singer's test test sanguin utilisé pour distinguer le sang foetal du sang maternel
single célibataire
single mother mère célibataire
single parent parent seul / célibataire
single-parent ADJ monoparental
singleton ['sɪŋgltən] simple, unique
singleton birth naissance unique
singleton pregnancy grossesse unique
sinoatrial [,saɪnəʊ'eɪtrɪəl] sino-auriculaire
sinoatrial node noeud sino-auriculaire / sinusal
sinus ['saɪnəs] pl sinuses ['saɪnəsɪs] sinus
inferior longitudinal sinus sinus longitudinal inférieur
lateral sinus sinus latéral

longitudinal sinus sinus longitudinal
pilonidal sinus sinus pilonidal
straight sinus sinus droit
superior longitudinal sinus sinus longitudinal supérieur
transverse sinus sinus transverse

sinusitis [saɪnə'saɪtɪs] sinusite
sister ['sɪstə] soeur
sit [sɪt] être assis; asseoir
site [saɪt] lieu, emplacement
site of infection foyer d'infection
sit in a sitz bath prendre un bain de siège
sit one's baby on one's lap asseoir son bébé sur ses genoux
SI units unités SI
size [saɪz] taille
size of opening degré d'ouverture
skeleton ['skelɪtn] squelette
Skene's duct canal des glandes de Bartholin
skim milk ['skɪm'mɪlk] lait écrémé
skin [skɪn] peau

angry-looking skin peau irritée; vilaine peau
clammy skin peau moite
cracked skin peau gercée
dry skin peau sèche / squameuse
flaking skin peau squameuse
flushing of the skin rougeur de la peau
oily skin peau grasse
sensitive skin peau sensible
yellow tinge to skin coloration jaune de la peau

skin change modification de la peau
skin disorder affection cutanée
skin fold repli cutané
skin infection infection cutanée
skin irritation irritation cutanée
skin oiliness film graisseux de la peau, peau grasse, sébum
skin rash éruption cutanée
skin tag squame; acrochordon
skin that is warm to the touch peau chaude au toucher
skin tone teinte de peau
skin-to-skin contact le peau à peau
skull [skʌl] crâne

fetal skull crâne foetal
fracture of the fetal skull fracture du crâne du nouveau-né
soft skull bones os du crâne souples

skull bone os du crâne
slap [slæp] V donner une claque; N claque
slapped cheek syndrome érythème infectieux
sleep [sli:p] V dormir; N sommeil

sleep apnoea apnée du sommeil
sleep bra soutien-gorge de nuit
sleep deprivation manque de sommeil
sleep disorders troubles du sommeil
sleeping ['sli:pɪŋ] endormi; pour dormir; de couchage
sleeping bag gigoteuse
sleeping pattern mode de sommeil
sleeping pill pilule pour dormir; somnifère
sleeping problem problème de sommeil
sleeping tablet somnifère
sleepless ['sli:plɪs] insomniaque
sleepless legs jambes sans repos
sleeplessness ['sli:plɪsnɪs] insomnie
sleep-wake phase phase de veille-sommeil
sleepwalking ['sli:pwɔ:kɪŋ] somnanbulisme
sleepy ['sli:pɪ] somnolent, apathique
sleeve [sli:v] manche
sling [slɪŋ] courroie; bretelle; écharpe; porte-bébé ventral / kangourou / bandoulière
    baby sling porte-bébé, écharpe porte-bébé
sling cord cordon en bretelle
slip [slɪp] glisser
slip off enlever ses vêtements
slip off one's top things se mettre torse nu
slipped disc hernie discale
slipper ['slɪpə] pantoufle
slipper socks chaussons chaussettes
slippery ['slɪpərɪ] fluide
slither out ['slɪðər'aʊt] sortir en se glissant / en ondulant
slouch [slaʊtʃ] mal se tenir; ne pas se tenir droit
slough [slʌf] V perdre, muer; N mue, perte de peau; escarre
sloughing ['slʌfɪŋ] formation d'une escarre
slow [sləʊ] V ralentir; ADJ lent
slow down the bowels ralentir le transit intestinal
slowed growth retard de croissance
slowing ['sləʊɪŋ] ralentissement
slowing of fetal movements ralentissement de l'activité foetale
slow labour travail progressant lentement; travail inefficace
slow labour down ralentir le travail
sluggish ['slʌgɪʃ] mou, léthargique; lent; paresseux
small [smɔ:l] petit
small bowel intestin grêle
small bumps on the buttocks petites inégalités sur la peau des fesses
small-for-dates retard de croissance
small for gestational age baby nouveau-né ayant un retard de croissance intra-utérin, RCIU
small head size microcéphalie
small intestine intestin grêle
small of the back creux des reins

smallpox ['smɔ:lpɒks] variole
smear ['smɪə] frottis
smear test frottis
smegma ['smegmə] smegma
smegma embryonum ['smegmə,embrɪ'ɒnəm] vernix caseosa
smegmatic [smeg'matɪk] se rapportant au smegma
smell [smel] V sentir; N odorat; odeur
smell bad sentir mauvais
smelling qui sent, qui a une odeur
smoke [sməʊk] fumer
smoker ['sməʊkə] fumeur
smoking ['sməʊkɪŋ] tabagisme
smooth [smu:ð] lisse
smooth muscle muscle lisse
snacking ['snækɪŋ] grignotage
sneeze [sni:z] éternuer
sneezing ['sni:zɪŋ] éternuement
snuffles ['snʌflz] nez qui coule
snuffly ['snʌflɪ] enrhumé
soak [səʊk] bon bain
soaked [səʊkt] trempé
soap [səʊp] savon
    gentle soap savon doux
social ['səʊʃəl] social
social class classe sociale
social services services sociaux
social services department département des services sociaux
social worker assistant(e) social(e)
sociological [,səʊsɪə'lɒdʒɪkəl] sociologique
sociologist [,səʊsɪ'ɒlədʒɪst] sociologue
sociology [,səʊsɪ'ɒlədʒɪ] sociologie
sock [sɒk] chaussette
    supportive socks bas de contention
socket ['sɒkɪt] orbite; cavité; alvéole
    tooth socket alvéole dentaire
soda ['səʊdə] soude
sodium ['səʊdɪəm] sodium
sodium bicarbonate bicarbonate de soude
sodium citrate citrate de sodium
sodium-free désodé
soft [sɒft] doux; mou
soft chancre chancre mou
soften ['sɒfn] se ramollir
softening ramollissement; adoucissement
soft marker marqueur mou (détection du syndrome de Down)
soft palate N palais mou, voile du palais; ADJ vélopalatin
soft skull bones os du crâne souples

soft stools selles molles
soft tissue tissu mou
soft tissue swelling on the head renflement des tissus mous sur la tête, bosse séro-sanguine
soft wart acrochordon
soil [sɔɪl] V salir, souiller; N excréments
soiled clothing vêtements sales / souillés
soiling ['sɔɪlɪŋ] souillure
solar ['səʊlə] solaire
solar plexus plexus solaire
sole [səʊl] plante du pied
soluble ['sɒljʊbl] soluble
solute ['sɒlju:t] soluté
solution [sə'lu:ʃn] solution
solvent ['sɒlvənt] solvant
solvent sniffing toxicomanie par inhalation de solvant
somatic [səʊ'mætɪk] somatique
somatization ['səʊmətɪ'zeɪʃn] somatisation
somatome ['səʊmə,təʊm] somatome, instrument pour pratiquer une embryotomie
somatotrophic [,səʊmətə'trəʊfɪk] somatotrophe
somatotrophin [,səʊmətə'trəʊfɪn] somatotrophine
somite ['səʊmaɪt] somite
sonar (Sound Navigation and Ranging) ['səʊnɑ:] sonar
sonogram ['sɒnə,græm] échogramme
sonographer [sə'nɒgrəfə] échographiste
sonography [sə'nɒgrəfɪ] échographie
soothe [su:ð] soulager, calmer, apaiser
soothing ['su:ðɪŋ] apaisant
soothing cream pommade apaisante / adoucissante
sophrologic [,səʊfrə'lɒdʒɪk] sophrologique
sophrologist [,sə'frɒlədʒɪst] sophrologue
sophrology [sə'frɒlədʒɪ] sophrologie
soporific [,sɒpə'rɪfɪk] N somnifère; ADJ soporifique
sordes ['sɔ:di:z] fuliginosités
sore [sɔ:] N plaie; ADJ irrité, douloureux, endolori
    cold sore bouton de fièvre
    pressure sore escarre
sore buttocks ulcérations périanales /anorectales
soreness ['sɔ:nɪs] douleur, gêne
    abdominal soreness maux de ventre
    suffer muscle soreness souffrir de / ressentir des douleurs musculaires
sore nipples mamelons douloureux
sore throat mal de gorge
souffle ['su:fəl] souffle
    funic souffle souffle funiculaire
    uterine souffle souffle utérin
sound [saʊnd] N son; ADJ sain, en bonne santé
    bowel sound borborygme

fetal heart sound bruit du coeur foetal
heart sounds bruits du coeur
Korotkoff's sounds phase de Korotkow
systolic sound bruit systolique

sour ['saʊə] aigre, acide
sour taste goût salé; le salé
soya ['sɔɪə] soja
soya milk lait de soja
space [speɪs] intervalle, espace

epidural space espace épidural / péridural
intercostal space espace intercostal
intervillous space chambre intervilleuse
popliteal space creux poplité
subarachnoid space espace sous-arachnoïdien

Spalding's sign signe de Spalding
spasm ['spæzəm] spasme
spasmodic [spæz'mɒdɪk] spasmodique
spastic ['spæstɪk] spastique, spasmodique
spasticity [spæs'tɪsɪtɪ] spasticité
special ['speʃl] spécial
special-care baby unit unité de réanimation néonatale
special-care pregnancy grossesse réclamant un suivi particulier
specialist ['speʃəlɪst] spécialiste
specialist obstetrician obstétricien spécialisé
specially impregnated dipstick bandelette imprégnée d'un réactif
specific [spə'sɪfɪk] spécifique
specific gravity densité; poids spécifique
specificity [,spesɪ'fɪsɪtɪ] spécificité
specimen ['spesɪmɪn] prélèvement, échantillon

biopsy specimen prélèvement biopsique
blood specimen prélèvement de sang
urine specimen échantillon d'urine

specular ['spekjʊlə] spéculaire
specular reflection réflexion / reflet spéculaire
specular reflector réflecteur spéculaire
speculum ['spekjʊləm] pl specula ['spekjʊlə] spéculum

Sim's speculum spéculum de Sim
vaginal speculum spéculum vaginal

speed [spi:d] vitesse
speed up labour accélérer l'accouchement
sperm [spɜ:m] sperme
spermatic [spɜ:'mætɪk] spermatique
spermatic cord cordon spermatique
spermatogenesis [,spɜ:mətəʊ'dʒenɪsɪs] spermatogenèse
spermatozoon [,spɜ:mətəʊ'zəʊɒn] pl spermatozoa [,spɜ:mətəʊ'zəʊə] spermatozoïde
sperm canal canal déférent
sperm cell spermatozoïde

sperm count numération des spermatozoïdes
sperm donation don de sperme
spermicide ['spɜ:mɪsaɪd] N spermicide; ADJ spermicide
sperm motility motilité des spermatozoïdes
sphenoid ['sfi:nɔɪd] N sphénoïde; ADJ sphénoïde, sphénoïdal
sphenoid bone sphénoïde
sphenoiditis [,sfi:nɔɪ'daɪtɪs] sphénoïdite
spherocyte ['sfɪrə,saɪt] sphérocyte
spherocytosis ['sfɪrəʊsaɪ'təʊsɪs] sphérocytose
sphincter ['sfɪŋktə] sphincter
    anal sphincter sphincter anal
sphingomyelin [,sfɪŋgəʊ'maɪəlɪn] sphingomyéline
sphygmomanometer [,sfɪgməʊmə'nɒmɪtə] sphygmomanomètre, tensiomètre
spider ['spaɪdə] araignée
spider angioma naevus stellaire
spider naevus naevus / angiome stellaire
spider vein télangiectasie
spigot ['spɪgət] robinet
spike [spaɪk] pointe, pic, haut (sur un graphique)
    fever spike pic de fièvre
spin [spɪn] V faire tourner; N tournoiement
spina ['spaɪnə] pl spinae ['spaɪni:] épine dorsale
spina bifida ['spaɪnə'bɪfɪdə] spina bifida
spina bifida occulta ['spaɪnə'bɪfɪdəə'kʌltə] spina bifida occulta
spinal ['spaɪnəl] spinal, de la colonne vertébrale, rachidien, vertébral
spinal anaesthesia rachianesthésie, épidurale
spinal block rachianesthésie
spinal bulb bulbe rachidien
spinal column colonne vertébrale
spinal cord moelle épinière
spinal epidural rachianesthésie, épidurale
spinal fluid liquide céphalo-rachidien
spinal headache maux de tête à la suite d'une rachianesthésie
spinal problem malformation du rachis
spine [spaɪn] colonne vertébrale
    face away from the mother's spine tourner le dos à la colonne vertébrale de la mère, tourner en postérieur
spine of pubic bone culmen rétropubien, épine sciatique
spine of pubis culmen rétropubien, épine sciatique
spinnbarkeit ['spɪnbɑ:,kaɪt] filance
spinning ['spɪnɪŋ] tournoiement
    feeling of spinning sensation d'avoir la tête qui tourne
spirit ['spɪrɪt] alcool, alcool dénaturé, liqueur, esprit
spirochaete (spirochete) ['spaɪrəʊ,ki:t] spirochète
spirograph ['spaɪrəgrɑ:f] spirographie
spirography [spaɪ'rɒgrəfɪ] spirographe
spirometer [spaɪ'rɒmɪtə] spiromètre

spirometry [spaɪ'rɒmɪtrɪ] spiromètrie
spit [spɪt] cracher
spittle ['spɪtl] salive, crachat, bave
splanchnic ['splæŋknɪk] splanchnique
spleen [spli:n] rate
splenic ['splenɪk] splénique
splenomegaly [,spli:nəʊ'megəlɪ] splénomégalie
splint [splɪnt] attelle, éclisse, gouttière
hip abduction splint attelle d'abduction de la hanche
spondylosis [,spɒndɪ'ləʊsɪs] spondylite, spondylose
spondylolisthesis [,spɒndɪləʊlɪs'θi:sɪs] spondylolisthésis
spondylolisthetic pelvis [,spɒndɪləʊlɪs'θetɪk'pelvɪs] pelvis obtecta, bassin couvert
sponge [spʌndʒ] éponge
spongy ['spʌndʒɪ] spongieux
spongy tissue tissu spongieux
spontaneous [spɒn'teɪnɪəs] spontané
spontaneous abortion avortement spontané / non provoqué; fausse couche
spontaneous cervical dilatation dilatation spontanée du col utérin
spontaneous delivery accouchement spontané / non provoqué
spontaneous evolution évolution spontanée du foetus
spontaneous expulsion expulsion spontanée / non provoquée
spontaneous labour travail spontané
spontaneous onset of labour déclenchement spontané du travail
spontaneous rupture of the membranes rupture spontanée de la poche des eaux
spontaneous version version spontanée
spoon [spu:n] cuillère
spoonful ['spu:nfʊl] cuillerée
sporadic [spə'rædɪk] sporadique
spore [spɔ:] spore
spot [spɒt] point noir, comédon
spotting ['spɒtɪŋ] traces de sang; saignotement
spotty ['spɒtɪ] boutonneux, acnéique
spot with white heads in the middle tache avec une pointe de blanc au centre
spray [spreɪ] spray
sprung mattress ['sprʌŋ'mætrɪs] matelas à ressorts
spurious ['spjʊərɪəs] faux, simulé, feint
spurious labour faux travail, contractions de Braxton Hicks, fausses contractions
spurious pregnancy grossesse nerveuse
squama ['skweɪmə] pl squamae ['skweɪmi:] squame
squamous ['skweɪməs] squameux
squamous bone écaille du temporal
squamous epithelium épithélium pavimenteux
squashed face ['skwɒʃt'feɪs] visage fripé
squat [skwɒt] s'accroupir
squatting ['skwɒtɪŋ] accroupissement
squeamish ['skwi:mɪʃ] facilement dégoûté
squeamish about blood à qui la vue du sang fait peur

squeeze [skwi:z] V presser; tordre; serrer; N serrement, pression
squeezing pain douleur de constriction
squint [skwɪnt] V loucher; N strabisme
squirt [skwɜ:t] V faire jaillir / gicler; N jet, giclée
squirt water through the holes of the teats faire gicler de l'eau par les trous des tétines
stab [stæb] V poignarder; N coup de couteau
stabbing pain ['stæbɪŋ'peɪn] douleur en coup de poignard
stage [steɪdʒ] stade, phase, étape
stagnant ['stægnənt] stagnant
stagnant urine urine stagnante
stain [steɪn] V teinter, colorer, tacher; N tache, colorant
stained [steɪnd] taché
stamina ['stæmɪnə] endurance, vigueur, stamina
stanch [stænʃ] contenir, arrêter, étancher; étancher le sang de
stanching the blood flow hémostase
stand [stænd] guéridon; pied; portemanteau
    drip stand porte-perfusion
standard deviation ['stændəd,di:vɪ'eɪʃn] écart type
stand for intravenous drip support de perfusion
standing blood pressure tension artérielle en station debout
staphylococcus [,stæfɪlə'kɒkəs] pl staphylococci [,stæfɪlə'kɒkaɪ] staphylococcus, staphylocoque
staphylococcus albus [,stæfɪlə'kɒkəs'ælbəs] staphylococcus aérogene
staphylococcus aureous [,stæfɪlə'kɒkəs'ɔ:ri:əs] staphylocoque doré
staphylococcus pyogenes [,stæfɪlə'kɒkəspaɪ'ɒdʒəni:z] staphylocoque pyogène
staple ['steɪpl] V agrafer; N agrafe
    remove the staples retirer les agrafes
starch [stɑ:tʃ] amidon
starchy ['stɑ:tʃɪ] féculent
starchy foods féculents
stare [steə] V regarder fixement; N regard fixe
staring expression fixité du regard
startle ['stɑ:tl] faire sursauter, tressaillir
startle reflex réflexe de sursaut / de Moro
stasis ['steɪsɪs] stase
stasis of urine stase urinaire
stat [stæt] immédiatement
statim ['stætɪm] immédiatement
station ['steɪʃn] détermination de l'engagement du foetus dans la filière vaginale; signe de Laurier / Lorier
status ['steɪtəs] état
status epilepticus ['steɪtəs,epə'leptɪkəs] état de mal épileptique
steam [sti:m] vapeur
steam room hammam
Stein-Leventhal syndrome syndrome de Stein-Leventhal
stem [stem] V contenir, endiguer, juguler, stopper; N origine
stem cell cellule souche

stem the bleeding arrêter, stopper, juguler l'hémorragie
stenosis [stɪ'nəʊsɪs] stenoses [stɪ'nəʊsi:z] sténose
aortic stenosis rétrécissement aortique
hypertrophied pyloric stenosis sténose hypertrophique du pylore
mitral stenosis rétrécissement mitral
pyloric stenosis sténose du pylore
step [step] V faire un pas, marcher; N pas
stepping ['stepɪŋ] marche
stepping reflex réflexe de la marche automatique
stercobilin [,stɜ:kəʊ'bɪlɪn] stercobiline
sterile ['steraɪl] stérile
sterile bottle biberon stérile
sterile drapes champs stériles
sterilize ['sterɪlaɪz] stériliser
sterilized milk lait stérilisé
sterilizer ['sterɪlaɪzə] stérilisateur
sterilizing equipment matériel de stérilisation
sterilizing tablet pastille de stérilisation
sternal ['stɜ:nəl] sternal
sternal abnormality malformation sternale
sternal recession rétraction sternale
sternum ['stɜ:nəm] pl sternums ['stɜ:nəmz] / sterna ['stɜ:nə] sternum
steroid ['stɪərɔɪd] N stéroïde; ADJ stéroïde
steroid tablet comprimé de stéroide
stethoscope ['steθəskəʊp] stéthoscope
stick [stɪk] coller
sticky ['stɪkɪ] visqueux
sticky infected eyes yeux collés par des sécrétions
stiffness ['stɪfnɪs] raideur
stiffness of joints of hand raideur des articulations de la main
stiffness of the neck raideur de la nuque
stilboestrol (stilbestrol) [stɪl'bi:strəl] stilboestrol
stilette [staɪ'let] style
still [stɪl] immobile, calme; non gazeux, plat
stillbirth ['stɪlbɜ:θ] naissance d'un enfant mort-né, mortinaissance; enfant mort-né; mort in utero
stillbirth certificate acte de décès d'un enfant mort-né
stillborn ['stɪlbɔ:n] mort-né
still water eau plate
stimulant ['stɪmjʊlənt] boisson excitante; remontant; fortifiant
stimulation [,stɪmjʊ'leɪʃn] stimulation, stimulant
stimulation from the brain stimulation du cerveau
stimulus ['stɪmjʊləs] pl stimuli ['stɪmjʊlaɪ] stimulus
sting [stɪŋ] V piquer; N dard, piqûre, douleur cuisante
stinging pain douleur cuisante; décharge électrique
sting when passing urine piquer lors de la miction
stirrup ['stɪrəp] étrier

stitch [stɪtʃ] V coudre, suturer; N point de suture

absorbable stitches points de suture résorbables

remove the stitches enlever / retirer les points / fils

suture stitch point de suture

stitch up recoudre, suturer

stockings ['stɒkɪŋz] bas

retention stockings bas de contention

support stockings bas de contention

stomach ['stʌmək] estomac; ventre

stomach cramp crampe d'estomac

stomach tube feeding alimentation par sonde gastrique

stomach upset trouble gastrique

stomatitis [,stəʊmə'taɪtɪs] stomatite

stone [stəʊn] pierre; calcul

stool [stu:l] tabouret

birthing stool chaise de naissance

stools [stu:lz] selles

blood in stool sang dans les selles

blood in the stools sang dans les selles

blood stool testing recherche de sang dans les selles

foul-smelling stools selles nauséabondes

frequent stools selles trop fréquentes

hard difficult-to-pass stools selles dures difficiles à éliminer

loose stools selles pâteuses

pass blood in one's stools faire des selles teintées de sang

pass soft stools avoir des selles molles

pass stools aller à la selle

soft stools selles molles

watery stools selles liquides

stool softener produit mucilagineux; médicament ramollissant les selles

stools streaked with blood on the outside selles striées de sang à l'extérieur

stoop [stu:p] se pencher

stooped posture position voûtée

stoop forwards se pencher en avant

stop [stɒp] arrêter, cesser

stop all oral intake arrêter de manger

stop breathing respirer irrégulièrement

stopping contraception arrêt de la contraception

stop pulsating arrêter de battre (en parlant du cordon)

storage ['stɔ:rɪdʒ] conservation, stockage

store [stɔ:] emmagasiner, stocker

stored blood sang conservé; réserves de globules rouges

stored iron réserves de fer

stork [stɔ:k] cigogne

stork mark (on the back of a baby's neck) angiome pâle (sur la nuque du bébé)

stove [stəʊv] poêle; cuisinière, réchaud

stove-top steam sterilizer stérilisateur à vapeur

strabismus [strə'bɪzməs] strabisme
straighten ['streɪtn] défriser
straightening irons fers à défriser
straightforward [,streɪt'fɔ:wəd] simple
straightforward 28-day cycle cycle simple de 28 jours
straight sinus sinus droit
strain [streɪn] tension, effort; surmenage, fatigue
straining tension, pression
strait [streɪt] détroit
inlet strait of the pelvis détroit supérieur
strawberry ['strɔ:berɪ] fraise
strawberry mark angiome tubéreux, fraise
streak [stri:k] raie, bande, filet
streaks of blood traînées de sang
stream [stri:m] courant, flot, torrent
strength [streŋθ] force
strength of the exposure to x-rays intensité des rayonnements
strength of uterine contractions puissance des contractions
streptococcus [,streptəʊ'kɒkəs] pl streptococci [,streptəʊ'kɒkaɪ] streptocoque
streptococcus pyogenes [,streptəʊ'kɒkəspaɪ'ɒdʒəni:z] streptococcus pyogenes, streptocoque pyogène
streptokinase [,streptəʊ'kaɪneɪs] streptokinase
stress [stres] stress; accent; contrainte; tension
stress electrocardiogram électrocardiogramme à l'effort
stress incontinence incontinence à l'effort
stress urinary incontinence incontinence urinaire à l'effort
stretch [stretʃ] V (s)'étirer; N étirement
stretch and sweep with a gloved finger dilatation manuelle du col de l'utérus au doigt
stretching of the ligaments étirement ligamentaire
stretch mark vergeture
stretch suit body
stretchy '[stretʃɪ] extensible
stria ['straɪə] pl striae ['straɪi:] strie, raie, vergeture
striae gravidarum ['straɪi:,grævɪ'deərəm] stries de la grossesse
strip [strɪp] bande; bandelette
cooling gel strip compresse rafraîchissante, patch de fraîcheur appaisante
nasal strip bandelette nasale en plastique
reagent strip bandelette réactive
stripping décollement
mechanical stripping of the membranes décollement des membranes
stroke [strəʊk] V caresser N accident vasculaire cérébral
student midwife étudiante sage-femme, sage-femme stagiaire
student nurse étudiante infirmière
study ['stʌdɪ] étude
stuffiness ['stʌfɪnɪs] manque d'air
stuffy ['stʌfɪ] mal aéré; étouffant; bouché
stuffy nose nez bouché

stump [stʌmp] souche, chicot; moignon; bout
cord stump extrémité restante du cordon ombilical
subacute [,sʌbə'kju:t] subaigu
subarachnoid [,sʌbə'ræknɔɪd] sous-arachnoïdien
subarachnoid haemorrhage hémorragie méningée
subarachnoid space espace sous-arachnoïdien
subclavian [,sʌb'kleɪvɪən] sous-clavier
subconjonctival ['sʌb,kɒndʒʌŋk'taɪvəl] sous-conjonctival
maternal subconjonctival haemorrhage hémorragie sous-conjonctivale maternelle
subcutaneous ['sʌbkjʊ'teɪnɪəs] sous-cutané
subcutaneous injection injection sous-cutanée
subcutaneous tissue tissu sous-cutané
subdural [sʌb'djʊərəl] sous-dural
subdural haemorrhage hémorragie sous-durale
subfertility [,sʌbfə'tɪlɪtɪ] hypofertilité
subinvolution [,sʌbɪnvə'lu:ʃn] subinvolution de l'utérus
uterine subinvolution subinvolution utérine
subject to ['sʌbdʒɪkt] sujet à
subject to migraines migraineux
sublingual [,sʌb'lɪŋgwəl] sublingual
sublingual administration administration par voie sublinguale
sublingual route voie sublinguale
subluxation [,sʌblʌk'seɪʃn] subluxation
submit [səb'mɪt] soumettre
submit to genetic testing (se) soumettre à un test génétique
submucous [sʌb'mju:kəs] sous-muqueux
subnormal [,sʌb'nɔ:məl] subnormal
substance ['sʌbstəns] substance; consistance
substance abuse toxicomanie; consommation de stupéfiants
substitute ['sʌbstɪtju:t] produit de substitution, de remplacement
subtotal ['sʌb,təʊtl] total partiel
subtotal hysterectomy hystérectomie partielle / subtotale
succenturiate [sək'sentərɪət] succenturié
succenturiate placenta placenta succenturié
successful [sək'sesfʊl] couronné de succès
successful pregnancy grossesse menée à terme
suck [sʌk] V téter; N tétée
sucking reflex réflexe de succion
suckling ['sʌklɪŋ] allaitement; nourrisson
suck one's thumb sucer son pouce
sudden ['sʌdn] soudain
sudden drop in blood pressure chute de tension brutale
sudden infant death syndrome (SIDS) mort subite du nourrisson
suffer ['sʌfə] souffrir
suffer a severe asthma attack souffrir de graves crises d'asthme
sufferer ['sʌfərə] malade
suffer from abdominal wind avoir / faire de l'aérophagie

sufferer from AIDS sidéen
sufferer from asthma asthmatique
sufferer from diabetes diabétique
suffer from wind avoir / faire de l'aérophagie
suffer muscle soreness souffrir de / ressentir des douleurs musculaires
suffer pain when passing urine ressentir des douleurs à la miction
sugar ['ʃʊgə] sucre
    blood sugar glycémie
    blood sugar level taux de glycémie
    fasting blood sugar (level) glycémie à jeun
sugared ['ʃʊgəd] sucré
sugared water eau sucrée
sugar-free sans sucre
sugar-free diet régime sans sucre
    follow a sugar-free diet suivre un régime sans sucre
sugar in urine présence de sucre dans les urines
sugary ['ʃʊgərɪ] sucré
sugary food aliment sucré
suit [su:t] vêtement
suitable ['su:təbl] approprié
suitable for use in pregnancy qui n'est pas contre-indiqué en cas de grossesse
sulcus ['sʌlkəs] pl sulci ['sʌlsaɪ] scissure, sillon
sulpha (sulfa) ['sʌlfə] sulfamide
sulpha-based à base de sulfamide
sulpha drug sulfamide
sulphate ['sʌlfeɪt] sulfate
sulphonamide (sulfonamide) [sʌl'fɒnəmaɪd] sulfamide
sunken ['sʌŋkən] enfoncé
sunken fontanelle fontanelle déprimée
sunlight ['sʌnlaɪt] lumière naturelle
superfecundation ['su:pə,fi:kən'deɪʃn] superfécondation
superfetation [,su:pəfi:'teɪʃn] superfétation
superficial [,su:pə'fɪʃəl] superficiel
superficial thrombophlebitis phlébite superficielle
superinvolution ['su:pə,ɪnvə'lu:ʃn] superinvolution
    uterine superinvolution superinvolution utérine
superior [sʊ'pɪərɪə] supérieur
superior longitudinal sinus sinus longitudinal supérieur
superior strait of the pelvis détroit supérieur
    anterior sagittal diameter of the superior strait of the pelvis diamètre sagittal antérieur du détroit supérieur
    oblique diameter of the superior strait of the pelvis diamètre oblique du détroit supérieur
    posterior sagittal diameter of the superior strait of the pelvis diamètre sagittal postérieur du détroit supérieur
    sagittal diameter of the superior strait of the pelvis diamètre sagittal du détroit supérieur

true antero-posterior diameter of the superior strait of the pelvis diamètre antéropostérieur vrai du détroit supérieur
supervision [ˌsu:pə'vɪʒən] surveillance, supervision, contrôle
supination [ˌsu:pɪ'neɪʃn] supination
supination of hand paume de la main vers le haut
supine ['su:paɪn] couché sur le dos
supine hypotensive syndrome syndrome du choc postural, syndrome aorto-cave
supplement ['sʌplɪˌment] V complémenter; N ['sʌplɪmənt] complément alimentaire, complément nutritionnel, supplémentation
dietary supplement complément alimentaire
folate supplement complément de folates
food supplement complément alimentaire
iron supplement supplément / complémentation en fer
milk supplement complément lacté
supplementary [ˌsʌplɪ'mentərɪ] supplémentaire
supplementation [ˌsʌplɪmen'teɪʃn] complément alimentaire, complément nutritionnel, supplémentation
milk supplementation complémentation lactée
supplement nutritional intake of iron complémenter médicalement l'apport en fer naturel
supply [sə'plaɪ] V fournir, procurer, approvisionner; N provision, réserve; alimentation, fourniture
blood supply apport sanguin
support [sə'pɔ:t] support, soutien
bump support ceinture de soutien pour femme enceinte
life-support assistance vitale
life-support system matériel d'assistance vitale; respirateur artificiel
pelvic support belt ceinture de soutien du bassin
pregnancy abdominal support ceinture de grossesse
professional labour support accompagnante professionnelle
support bra soutien-gorge sans armature
supportive [sə'pɔ:tɪv] d'un grand soutien / secours
supportive flight socks bas de contention pour voyage en avion
supportive socks bas de contention
support stockings bas de contention
support the baby's head with one's hand soutenir la tête du bébé avec la main
support tights collants / bas de contention
suppository [sə'pɒzɪtərɪ] suppositoire; ovule
vaginal suppository ovule vaginal
suppress [sə'pres] supprimer, mettre fin à
suppressing [sə'presɪŋ] suppression
immune-suppressing medication médicament immunodépresseur
suppression [sə'preʃn] suppression
suppression of lactation interruption de l'allaitement
suppress the ovaries inhiber les ovaires
suppurate ['sʌpjʊəreɪt] suppurer
suppurating ['sʌpjʊəreɪtɪŋ] purulent
suppuration [ˌsʌpjʊə'reɪʃn] suppuration

suprapubic [,su:prə'pju:bɪk] suspubien
suprarenal [,su:prə'ri:nl] surrénal
suprarenal glands glandes surrénales
surfactant [sɜ:'fæktənt] surfactant
surge [sɜ:dʒ] V s'enfler, déferler; N vague, montée, afflux, poussée
surge of adrenaline montée d'adrénaline
surgeon ['sɜ:dʒən] chirurgien
surgery ['sɜ:dʒərɪ] chirurgie; opération; cabinet de consultation; consultation, permanence
elective surgery chirurgie de convenance / de confort / programmée
have scarring from uterine surgery présenter un utérus cicatriciel
keyhole surgery chirurgie endoscopique
surgery hour heure de consultation
surgical ['sɜ:dʒɪkəl] chirurgical
surgical abortion interruption volontaire de grossesse chirurgicale
surgically ['sɜ:dʒɪkəlɪ] chirurgicalement
remove surgically enlever chirurgicalement
surgical procedure acte chirurgical
surgical shock choc opératoire
surgical wipe compresse
surrogacy ['sʌrəgəsɪ] maternité de substitution
surrogate ['sʌrəgɪt] N substitut; ADJ de substitution
surrogate mother mère porteuse
sustain [səs'teɪn] soutenir
sustained [səs'teɪnd] soutenu, prolongé, stable
sustained-release drug médicament à libération prolongée
sustain the growing baby favoriser la croissance du foetus
sustain the pregnancy favoriser la grossesse
suture ['su:tʃə] suture
suture stitch point de suture
swab [swɒb] tampon; prélèvement; écouvillon
cotton swab écouvillon; coton hydrophile
ear swab coton-tige
take a swab of faire un prélèvement de
vaginal swab prélèvement vaginal
swaddle ['swɒdl] emmailloter, langer
sway [sweɪ] balancer
sway one's baby bercer son bébé
sweat [swet] V suer; N sueur
night sweats sueurs nocturnes
sweat gland glande sudoripare
sweating ['swetɪŋ] transpiration, sudation
excessive sweating forte sudation
sweaty ['swetɪ] moite, en sueur
sweet [swi:t] sucré
develop a sweet tooth devenir friand de sucreries
sweetener ['swi:tnə] édulcorant; sucrette
artificial sweetener édulcorant artificiel, sucrette

sweets [swi:ts] sucreries
sweet taste goût sucré; le sucré
swell [swel] gonfler, enfler
swelling ['swelɪŋ] oedème, gonflement, grosseur
    soft tissue swelling on the head renflement des tissus mous sur la tête, bosse séro-sanguine
swelling of ankles gonflement / oedème des chevilles
swelter ['sweltə] étouffer de chaleur
swine flu ['swaɪn'flu:] grippe porcine
swing [swɪŋ] balancement, mouvement de va-et-vient, fluctuation
    blood pressure swings oscillations de la pression sanguine
    cradle swing balancelle
    mood swing saute / changement d'humeur
swollen ['swəʊlən] gonflé, enflé, oedémateux
swollen glands ganglions enflés
swoon [swu:n] syncope, évanouissement
Sylvian aqueduct syndrome ['sɪlvɪən'ækwɪdʌkt'sɪndrəʊm] syndrome de Koerber-Salus-Elschnig
symmetrical [sɪ'metrɪkəl] symétrique
symmetrical cortical necrosis nécrose corticale symétrique
sympathetic [,sɪmpə'θetɪk] sympathique
sympathetic communication communication sympathique
sympathetic nervous system système nerveux sympathique
symphysiotomy [sɪmfɪ,zi:'ɒtəmɪ] symphyséotomie
symphysis ['sɪmfɪsɪs] pl symphyses ['sɪmfɪ,si:z] symphyse
symphysis fundal height hauteur utérine / de la symphyse pubienne au fond utérin
symphysis pubis symphyse pubienne
symphysis pubis diastasis diastase de la symphyse pubienne
symphysis pubis dysfunction dysfonctionnement / disjonction / de la symphyse pubienne
symphysis pubis joint articulation de la symphyse pubienne
symptom ['sɪmptəm] symptôme
    alleviate symptoms soulager les symptômes
    display symptoms présenter / manifester des symptômes
    examine the breasts for lumps or other symptoms of possible cancer examiner les seins à la recherche de masses ou autres symptômes de cancer éventuel
    experience no symptoms ne présenter aucun symptôme
    prodromal symptom symptôme prodromique / avant-coureur d'une maladie
    relieve the symptoms of soulager / atténuer les symptômes de
    report any unusual symptoms to the healthcare provider signaler au médecin tout symptôme inhabituel
    show no symptoms ne montrer aucun signe de la maladie
    without other symptoms en dehors de tout autre symptôme
synapse ['saɪnæps] synapse
synaptic [sɪ'næptɪk] synaptique
synclitism ['sɪnklɪ,tɪzəm synclitisme
syncope ['sɪŋkəpɪ] syncope
syncytiotrophoblast [sɪnsɪ,ʃi:əʊ'trəʊfəblæst] syncytiotrophoblaste

syncytium [sɪn'sɪtɪəm] pl syncytia [sɪn'sɪtɪə] syncytium
syndactyly [sɪn'dæktɪlɪ] syndactylie
syndrome ['sɪndrəʊm] syndrome

acquired immunodeficiency syndrome syndrome d'immunodéficience acquise
adult respiratory distress syndrome syndrome de détresse respiratoire chez l'adulte
amniotic band syndrome syndrome de la bride amniotique
anaphylactoid syndrome of pregnancy syndrome anaphylactoïde de la grossesse
antiphospholipid syndrome syndrome antiphospholipidique / des antiphospholipides
Apert's syndrome maladie / syndrome d'Apert, acrocéphalosyndactilie
binge-purge syndrome boulimie (fait de manger à l'excès et de vomir)
carpal tunnel syndrome syndrome du canal carpien
cat cry syndrome maladie du cri du chat
cauda equina syndrome syndrome de la queue de cheval
CHARGE syndrome (Coloboma, Heart defect, Atresia choanae, Retarded growth and development, Genital hypoplasia, Ear anomalies/deafness) syndrome CHARGE (colobome, malformations cardiaques, atrésie choanale, retard de croissance et/ou retard mental, hypoplasie génitale, anomalies des oreilles et/ou surdité)
chronic fatigue syndrome syndrome de fatigue chronique
congenital varicella syndrome syndrome congénital de la varicelle
cri du chat syndrome maladie du cri du chat
Cushing's syndrome syndrome de Cushing
Down's syndrome syndrome de Down, mongolisme
dystocia dystrophia syndrome dystocie par malformation maternelle d'origine hypophysaire
Edward's syndrome (trisomy 18) syndrome d'Edwards, trisomie 18
Eisenmenger's syndrome syndrome d'Eisenmenger
Ekbom syndrome syndrome des jambes sans repos
fetal alcohol syndrome foetopathie alcoolique, alcoolisme foetal
grey syndrome syndrome gris du nouveau-né
HELLP syndrome (**H**emolysis, **E**levated **L**iver enzymes, **L**ow **P**latelet count) syndrome HELLP (Hémolyse, Augmentation des enzymes hépatiques, Numération plaquettaire faible)
Klinefelter's syndrome (XXY syndrome) syndrome de Klinefelter
malabsorption syndrome syndrome de malabsorption
Marfan's syndrome syndrome de Marfan
Mendelson's syndrome syndrome de Mendelson
nephrotic syndrome syndrome néphrotique
ovarian vein syndrome syndrome de la veine ovarienne
Patau's syndrome (trisomy 13) trisomie 13, trisomie D, syndrome de Patau
Pierre-Robin syndrome syndrome / séquence de Pierre-Robin
polycystic ovarian syndrome polykystose ovarienne; syndrome des ovaires polykystiques
postmaturity syndrome syndrome de dysfonction placentaire
Potter's syndrome syndrome de Potter
premenstrual syndrome syndrome prémenstruel
respiratory distress syndrome (RDS) syndrome de détresse respiratoire
shaken baby syndrome syndrome du bébé secoué

Sheehan's syndrome syndrome de Sheehan
slapped cheek syndrome érythème infectieux
Stein-Leventhal syndrome syndrome de Stein-Leventhal
sudden infant death syndrome (SIDS) mort subite du nourrisson
supine hypotensive syndrome syndrome du choc postural / aorto-cave
Sylvian aqueduct syndrome syndrome de Koerber-Salus-Elschnig
Taussig-Bing syndrome syndrome de Taussig-Bing
trisomy 13 (Patau's syndrome) trisomie 13, trisomie D, syndrome de Patau
Turner's syndrome (XO, monosomy X, 45X) syndrome de Turner
twin-to-twin transfusion syndrome syndrome de la transfusion de jumeau à jumeau / transfuseur-transfusé
vanishing twin syndrome fausse couche spontanée d'un des deux embryons
Wilson-Mikity syndrome maladie de Wilson-Mikity
XO syndrome syndrome de Turner
XYY syndrome (47XYY) syndrome dû au triplet XYY

synthetic [sɪn'θetɪk] synthétique, de synthèse
synthetic fabric tissu synthétique
synthetic oxytocin ocytocine de synthèse
syphilis ['sɪfɪlɪs] syphilis
syphilitic [,sɪfɪ'lɪtɪk] syphilitique
syphilitic pemphigus pemphigus syphilitique
syringe [sɪ'rɪndʒ] seringue
syringocele [sə,rɪŋgəʊ'si:l] syringocèle
syringomyelocele [sə,rɪŋgəʊmaɪ'i:lə,si:l] syringomyélocèle
syrup ['sɪrəp] sirop

maple syrup urine disease leucinose, maladie du sirop d'érable, syndrome de Menkes

system ['sɪstəm] système

autonomic nervous system système nerveux autonome
cardiovascular system système cardiovasculaire
central nervous system système nerveux central
circulatory system appareil circulatoire
digestive system système digestif
endocrine system système endocrinien
excretory system système rénal et urinaire
genito-urinary system appareil génito-urinaire
immune system système immunitaire
muscular system système musculaire
neurological system système neurologique
parasympathetic nervous system système nerveux parasympathique
reproductive system système reproducteur
reticular activating system système réticulo-endothélial
reticuloendothelial system système réticulo-endothélial
rhesus blood group system système de facteur rhésus
sympathetic nervous system système nerveux sympathique
urinary system voies urinaires

Système International d'Unités (SI units)
systemic [sɪ'stemɪk] général, généralisé

systemic lupus erythematosus (SLE) lupus érythémateux disséminé
systole ['sɪstəlɪ] systole
systolic [sɪ'stɒlɪk] systolique
systolic blood pressure pression / tension maxima, pression / tension systolique
systolic murmur souffle systolique
systolic pressure pression / tension maxima, pression / tension systolique
systolic sound bruit systolique
TAB vaccin TAB
table ['teɪbl] table
    bedside table table de nuit
    changing table table à langer
tablespoon ['teɪblspu:n] cuillère à soupe
tablet ['tæblɪt] comprimé, cachet; pastille; tablette
    sleeping tablet somnifère
    sterilizing tablet pastille de stérilisation
    steroid tablet comprimé de stéroide
taboo [tə'bu:] tabou
tachycardia [,tækɪ'kɑ:dɪə] tachycardie
tachypnoea (tachypnea) [,tækɪp'nɪə] tachypnée
tactile ['tæktaɪl] tactile
tactile organ organe du toucher
tadpole ['tædpəʊl] têtard
tag [tæg] étiquette; marque
    skin tag squame; acrochordon
t'ai chi ['taɪdʒɪ:] t'ai chi
tail [teɪl] queue; flagelle du spermatozoïde
    axillary tail creux axillaire
tailbone ['teɪlbəʊn] coccyx
tail off diminuer petit à petit
tainted ['teɪntɪd] infecté, souillé
take [teɪk] prendre; prélever
take a deep breath prendre une profonde inspiration
take a swab of faire un prélèvement de
take care of prendre soin de, s'occuper de, prendre en charge
take care of the cord soigner le cordon ombilical
take in some air when being fed avaler de l'air en tétant
take one's baby for a car ride aller promener son bébé en voiture
take one's baby for a walk in one's buggy aller promener son bébé en poussette
take secretions from the vagina prélever / recueillir des sécrétions vaginales
taking ['teɪkɪŋ] prise
    case taking observation
    history taking interrogatoire du patient, anamnèse
taking up of cervix prélèvement cervical
talcum powder ['tælkəm'paʊdə] talc
talipes ['tælɪpi:z] pied bot
talipes calcaneovalgus ['tælɪpi:zkæl'keɪni:əʊ'vælgəs] pied bot talus valgus
talipes calcaneovarus ['tælɪpi:zkæl'keɪni:əʊ'veərəs] pied bot talus varus

talipes calcaneus ['tælɪpi:zkæl'keɪni:əs] pied bot talus
talipes cavus ['tælɪpi:z'keɪvəs] pied bot creux
talipes equinovalgus ['tælɪpi:z'i:kwaɪnəʊ'vælgəs] pied bot valgus équin
talipes equinovarus ['tælɪpi:z'i:kwaɪnəʊ'veərəs] pied bot varus équin
talipes equinus ['tælɪpi:z'i:kwaɪnəs] pied bot équin
talipes valgus ['tælɪpi:z'vælgəs] pied bot valgus
talipes varus ['tælɪpi:z'veərəs] pied bot varus
talipomanus [,tælə'pɒmənəs] main bote
talus ['teɪləs] pl tali ['teɪlaɪ] astragale
tamoxifen [tə'mɒksɪfen] tamoxifène
tampon ['tæmpɒn] tampon hygiénique / périodique
tantrum ['tæntrəm] crise de nerf / de colère
tap [tæp] robinet; ponction; petit coup

dural tap ponction évacuatrice durale / dure-mèrienne

tape [teɪp] ruban, bande; ruban adhésif; sparadrap

measuring tape centimètre (de couturière); mètre ruban

tapotement [tə'pəʊtmənt] tapotement
tapping ['tæpɪŋ] percussion; ponction
tap water eau du robinet
target ['tɑ:gɪt] cible
target heart rate zone zone cible du rythme / de la fréquence cardiaque
tarsus ['tɑ:səs] pl tarsi ['tɑ:saɪ] tarse
taste [teɪst] goût; saveur

metallic taste in the mouth goût métallique dans la bouche
metal taste in the mouth goût de métal dans la bouche

taste bud bourgeon du goût; papille gustative
taurine ['tɔ:ri:n] taurine
Taussig-Bing syndrome syndrome de Taussig-Bing
taxonomy [tæk'sɒnəmɪ] taxonomie
Tay-Sachs disease maladie de Tay-Sachs
T cell cellule T
tea [ti:] thé

herbal tea tisane

tear ['teə] V déchirer; N déchirure

reopen a tear rouvrir une déchirure
result in tearing the cervix, vagina or perineum occasionner des déchirures du col, du vagin ou du périnée
vaginal tear déchirure vaginale

tear ['tɪə] larme
tear duct canal / conduit lacrymal

blocked tear ducts conduits lacrymaux bouchés

tearfulness ['tɪəfʊlnɪs] pleurs faciles, envie de pleurer
tearing ['teərɪŋ] déchirement
tear in the anal mucosa déchirement / déchirure de la muqueuse anale
teaspoon ['ti:spu:n] cuillère à café
teat [ti:t] tétine; mamelon

insert the teat into the baby's mouth introduire la tétine dans la bouche du bébé

orthodontic-shaped teat tétine orthodontique
squirt water through the holes of the teats faire gicler de l'eau par les trous des tétines
turn the teats inside out retourner les tétines
teat brush brosse à tétine
tea tree oil huile essentielle d'arbre à thé
technique [tek'ni:k] technique
teenager ['ti:n,eɪdʒə] adolescente
teethe [ti:ð] faire / percer ses dents
teething ['ti:ðɪŋ] apparition des dents de lait, poussée dentaire, percée des dents
telangiectasia [tɪ,lændʒɪek'teɪzɪə] télangiectasie
telangiectasis [tɪ,lændʒɪ'ektəsɪs] télangiectasie
telemeter [tɪ'lemɪtə] télémètre
telemetry [tɪ'lemɪtrɪ] télémétrie
temazepam [tɪ'mæzɪpæm] témazépam
temperament ['tempərəmənt] humeur (changeante), caractère, tempérament
temperature ['temprɪtʃə] température
axillary temperature température axillaire
basal body temperature température basale de l'organisme
body temperature température du corps
normal temperature température normale
regulate the body temperature réguler la température du corps
rise in body temperature élévation de la température du corps
room temperature température ambiante
temperature chart feuille / relevé / courbe de température
temporal ['tæmpərəl] temporal
temporal bone os temporal, temporal
temporal lobe lobe temporal
tender ['tendə] sensible, douloureux
tender breast seins sensibles
tenderness sensibilité, douleur au toucher; tension douloureuse / sensibilité des seins
tender to palpation sensible à la palpation
tender to the touch sensible au toucher
tendinous ['tendɪnəs] tendineux
tendinous arch of the pelvic fascia arcade tendineuse de l'aponévrose pelvienne
tendon ['tendən] N tendon; ADJ tendineux
house the tendons contenir les / servir de gaine aux tendons
tense [tens] tendu
tense feeling sensation de tension
tension ['tenʃn] tension
premenstrual tension tension prémenstruelle
tentative ['tentətɪv] provisoire; préliminaire; hésitant; timide
tentative diagnosis diagnostic provisoire
tentorium cerebelli [ten'tɔ:ri:əm,serɪ'belaɪ] tente du cervelet
tepid ['tepɪd] tiède
teras ['terəs] pl terata ['terətə] monstre foetal
teratic [tə'rætɪk] monstrueux, tératique
teratogen ['terətədʒən] agent tératogène; ADJ tératogène

teratoma [,terə'təʊmə] pl teratomata [,terə'təʊmətə] / teratomas [,terə'təʊməz] tératome
term [tɜ:m] terme
full term accouchement à terme
full-term baby bébé à terme
full term normal delivery accouchement à terme normal
full-term pregnancy grossesse menée à terme
occur at term se déclencher / passer / dérouler au terme
terminate ['tɜ:mɪneɪt] interrompre, mettre fin à
terminate a pregnancy interrompre / mettre fin à une grossesse, avorter
termination [,tɜ:mɪ'neɪʃn] interruption; interruption de grossesse
termination of pregnancy (TOP) interruption de grossesse; interruption médicale de grossesse
term labour accouchement à terme
term of pregnancy terme de la grossesse
term pregnancy vaginal smear frottis vaginal de grossesse à terme
tertiary ['tɜ:ʃərɪ] tertiaire
tertiary syphilis syphilis tertiaire
test [test] essai; analyse; examen, test, épreuve
Apgar test test d'Apgar
biological pregnancy test diagnostic biologique de grossesse
biological test for pregnancy diagnostic biologique de grossesse
fetal heart rate acceleration test test d'accélération du rythme cardiaque foetal
immunologic pregnanct test diagnostic immunologique de la grossesse
Esbach's test test d'Esbach
testicle ['testɪkl] testicule
undescended testicles testicules non descendus
testicular [tes'tɪkjʊlə] testiculaire
testicular feminization testicule féminisant
testing ['testɪŋ] analyse; test; mesure, évaluation; examen
gestational diabetes testing test de dépistage du diabète gestationnel
O'Sullivan testing test d'O'Sullivan
testing because of ethnic origin examen lié aux origines ethniques
testing because of family history examen lié aux antécédents familiaux
testis ['testɪs] pl testes ['testi:z] testicule
testosterone [te'stɒstərəʊn] testostérone
test-stick embout du test de grossesse
test the sugar levels in the blood after eating a fixed amount of sugar mesurer la glycémie après absorption d'une quantité de sucre déterminée
test the sugar levels in the blood when fasting mesurer la glycémie à jeun
tetanic [tə'tænɪk] tétanique
tetanic spasms contractures du tétanos
tetanus ['tetənəs] tétanos
tetany ['tetənɪ] tétanie
tetracycline [,tetrə'saɪklɪn] tétracycline
tetradactyl [,tetrə'dæktɪl] tétradactyle
tetradactyly [,tetrə'dæktɪlɪ] tétradactylie
tetralogy [tə'trælədʒɪ] tétralogie
tetralogy of Fallot tétralogie de Fallot

texture ['tekstʃə] texture
alteration in the texture of the cervix modification de la texture du col
thalamus ['θæləməs] pl thalami ['θæləmaɪ] thalamus
thalassaemia (thalassemia) [θælə'si:mɪə] thalassémie
alpha thalassaemia alpha-thalassémie
beta thalassaemia bêta-thalassémie
sickle cell thalassaemia thalasso-drépanocytose, anémie falciforme
thalassaemia major anémie de Cooley
thalassaemia trait gène (responsable) de la thalassémie
thalidomide [θə'lɪdəʊmaɪd] thalidomide
thecal ['θekəl] thécal
theca of the spinal cord ['θekə] thèque de la moelle épinière, dure-mère
theophylline [,θɪə'fɪli:n] théophylline
therapeutic [,θerə'pju:tɪk] thérapeutique
therapeutic abortion avortement thérapeutique
therapeutical [,θerə'pju:tɪkəl] thérapeutique
therapy ['θerəpɪ] thérapie
alternative therapy thérapie alternative, non conventionnelle, douce
antiretroviral therapy (ART) thérapie antirétrovirale
combined drug therapy traitement par association médicamenteuse
complementary therapy thérapie douce / non conventionnelle
craniosacral therapy thérapie crâniosacrée / crâniosacrale
drug therapy traitement médicamenteux
gestalt therapy gestalt-thérapie
highly active antiretroviral therapy (HAART) trithérapie antirétrovirale
light therapy photothérapie
nicotine replacement therapy traitement de substitution de la nicotine
nutrition therapy thérapie nutritionnelle
physical therapy physiothérapie
radiation therapy radiothérapie
reflex zone therapy réflexothérapie
thermal ['θɜ:məl] thermique; thermal
neuron thermal environment environnement neurothermique
thermometer [θə'mɒmɪtə] thermomètre
clinical thermometer thermomètre médical
digital thermometer thermomètre numérique
place the bulb of the thermometer in the fold of the armpit placer le renflement du thermomètre sous l'aisselle
thermoregulation [,θɜ:məʊregjʊ'leɪʃn] thermorégulation
thermostat ['θɜ:məstæt] thermostat
thiamine ['θaɪəmi:n] thiamine
thiazole ['θaɪə,zəʊl] thiazole
thick head of hair épaisse masse de cheveux
thigh [θaɪ] cuisse
front-of-thigh stretch étirement des muscles antérieurs
thighbone ['θaɪbəʊn] fémur
thin [θɪn] V maigrir, éclaircir, allonger; ADJ maigre, mince; fin, peu épais; fluide, liquide

thinning ['θɪnɪŋ] amincissement
blood-thinning ADJ anticoagulant
blood-thinning drug N anticoagulant
blood-thinning injection injection d'anticoagulants
blood-thinning medication N anticoagulant
thiopental ['θaɪəʊ,pentəl] thiopental
third breech position position sacro-iliaque droite postérieure
third-degree perineal laceration déchirure périnéale du troisième degré, D3
third party tierce personne, tiers
third party insurance responsabilité civile
third stage of labour troisième phase du travail, délivrance
thirst [θɜ:st] soif
thirst-quenching désaltérant
thoracic [θɔ:'ræsɪk] thoracique
thoracic aorta aorte thoracique
thoracic duct canal thoracique
thorax ['θɔ:ræks] pl thoraxes ['θɔ:ræksɪs] / thoraces ['θɔ:rə,si:z] thorax
thread [θred] fil; pas de vis du biberon
thread vein télangiectasie
thready pulse ['θredɪ'pʌls] pouls filant
threat [θret] menace
pose no threat to the baby ne présenter aucun risque pour le foetus
threaten [θretn] menacer
life-threatening ADJ mettant en jeu / menaçant le pronostic vital; mortel
threatened abortion avortement imminent; menace de fausse-couche
threatened miscarriage fausse couche imminente
threatened pregnancy grossesse menacée
threatened premature labour menace d'accouchement prématuré
three-dimensional ultrasound scan échographie tridimensionnelle
threshold ['θreʃhəʊld] seuil
normal renal threshold seuil d'élimination rénale normal
pain threshold seuil de la douleur
renal threshold seuil d'élimination rénale, seuil rénal
thrill [θrɪl] frémissement vibratoire
thrive [θraɪv] bien se développer; être florissant de santé
thrive on skin-to-skin contact profiter mieux au contact de la mère
thriving baby bébé en bonne santé
throb [θrɒb] palpiter; lanciner
throbbing pulsatile, lancinant
throbbing pain douleur pulsatile
thrombectomy [θrɒm'bektəmɪ] thrombectomie
thrombin ['θrɒmbɪn] thrombine
thrombocyte ['θrɒmbəsaɪt] thrombocyte, plaquette
thrombocythaemia (thrombocythemia) ['θrɒmbəʊ,saɪθi:mɪə] thrombocythémie
thrombocytopenia [,θrɒmbəʊ,saɪtəʊ'pi:nɪə] thrombocytopénie
thromboembolism [,θrɒmbəʊ'embəlɪzəm] thromboembolie, embolie due à la migration d'un caillot sanguin

thrombokinase [,θrɒmbəʊ'kaɪneɪs] thrombokinase
thrombolysis [θrɒm'bəʊlɪsɪs] thrombolyse
thrombopenia ['θrɒmbə'pi:nɪə] thrombopénie
thrombophilia ['θrɒmbə'fi:lɪə] thrombophilie
thrombophilia screen dépistage de la thrombophilie
thrombophlebitis [,θrɒmbəʊflɪ'baɪtɪs] thrombophlébite
thromboplastin [,θrɒmbəu'plæstɪn] thromboplastine
thrombosis [θrɒm'bəʊsɪs] pl thromboses [θrɒm'bəʊsi:z] thrombose
thrombus ['θrɒmbəs] pl thrombi ['θrɒmbaɪ] thrombus
    pelvi-abdominal thrombus thrombus pelvi-abdominal
    vaginal thrombus thrombus / hématome vaginal
    vulvo-vaginal thrombus thrombus vulvovaginal
through decreased oxygen flow par manque d'oxygénation
throw up ['θrəʊ'ʌp] vomir
thrush [θrʌʃ] muguet; candidose buccale
    breast thrush candidose mammaire
    vaginal thrush candidose vaginale
thrush remedy médicament contre le muguet
thumb [θʌm] pouce
    suck one's thumb sucer son pouce
thumb-sucking succion du pouce
thymus ['θaɪməs] pl thymuses ['θaɪməsɪs] / thymaɪ ['θaɪmaɪ] thymus
thyroid ['θaɪrɔɪd] thyroïde
thyroid function fonctionnement de la thyroïde
thyroid function test (TFT) exploration fonctionnelle thyroïdienne
thyroid gland thyroïde
thyroiditis [,θaɪrɔɪ'daɪtɪs] thyroïdite
    postnatal thyroiditis thyroïdite indolore du post-partum
thyroid-stimulating hormone (TSH) hormone thyréostimulante / thyréotrope; thyréostimuline
thyroid test examen de la thyroïde
thyrotoxic [,θaɪrəʊ'tɒksɪk] thyréotoxique
thyrotoxicosis [,θaɪrəʊ,tɒksɪ'kəʊsɪs] thyréotoxicose
thyrotrophin [,θaɪrəʊ'trəʊfɪn] hormone thyréotrope
thyrotrophin-releasing hormone thyrolibérine
thyroxin [θaɪ'rɒksɪn] thyroxine, hormone thyroïdienne
tickle [tɪkl] V chatouiller; N chatouillement
tidal volume ['taɪdl'vɒlju:m] volume courant
tiger ['taɪgə] tigre
tiger in the tree massage massage du bébé allongé sur l'avant-bras de sa maman / son papa
tight [taɪt] serré
tight clothing vêtements serrants
tighten ['taɪtn] resserrer
tightening ['taɪtənɪŋ] contraction, resserrement, durcissement
tighten one's abdominals / tummy contracter ses abdominaux
tight-fitting garment vêtement trop serré / serrant
tightness ['taɪtnɪs] étroitesse, dureté
tights [taɪts] collants

tilt [tɪlt] V incliner; N inclinaison
    breech tilt bascule du bassin
    head tilt inclinaison de la tête
    keep the bottle tilted at an angle of 45 degrees maintenir le biberon incliné à 45 degrés
tilting pelvis bascule du petit bassin
time [taɪm] temps
time-tabling intercourse planification des rapports
time to switch off moment de détente; moment pour faire le vide autour de soi
tincture ['tɪŋktʃə] teinture
tincture of iodine teinture d'iode
tincture of opium teinture d'opium
tinged [tɪndʒd] teinté
    blood-tinged discharge pertes vaginales tachées de sang
tinged with blood teinté de sang
tingle ['tɪŋgl] V picoter, fourmiller; N picotements, fourmillements
tingling ['tɪŋglɪŋ] fourmillements, picotements
tingling feeling sensation de picotements
tingling sensation sensation de picotements / de fourmillements / d'élancements
tinkering ['tɪŋkərɪŋ] bricolage, manipulation
    genetic tinkering manipulations génétiques
tip [tɪp] pointe, bout, extrémité
    waiter's tip paralysie obstétricale du plexus brachial
tip of the nose bout du nez
tissue ['tɪʃu:] N tissu; ADJ tissulaire
    adipose tissue tissu adipeux
    brown adipose tissue tissu adipeux brun
    capillary-filled tissue tissu capillaire
    connective tissue tissu conjonctif
    epithelial tissue tissu épithélial
    erectile tissue tissu érectile
    gamgee tissue pansement chirurgical
    granulation tissue tissu de granulation
    muscular tissue tissu musculaire
    nervous tissue tissu nerveux
    scar tissue tissu cicatriciel
    scraping tissue away from the endometrium curetage de l'endomètre
    soft tissue tissu mou
    soft tissue swelling on the head renflement des tissus mous sur la tête, bosse séro-sanguine
    spongy tissue tissu spongieux
    subcutaneous tissue tissu sous-cutané
    trophoblastic tissue tissu trophoblastique
    vaginal tissue tissu vaginal
    withdraw placental tissue retirer / prélever des tissus du placenta
tissue fluid liquide interstitiel
tissue fluids humeurs
titre (titer] ['taɪtə] titre

tocograph ['təʊkə,grɑ:f] tocographe
tocography [təʊ'kɒgrəfɪ] tocographie
tocolytics [,təʊkə'lɪtɪks] tocolytiques
tocopherol [tɒ'kɒfərɒl] tocophérol, vitamine E
toe [təʊ] orteil, doigt de pied
toenail ['təʊneɪl] ongle du pied
toilet ['tɔɪlɪt] cabinet de toilette; toilettes; WC
    trips to the toilet allées et venues / allers-retours aux toilettes
toiletries ['tɔɪlɪtrɪz] articles de toilette
tolerance ['tɒlərəns] tolérance
    fetal tolerance to uterine contraction tolérance foetale à la contraction utérine
    glucose tolerance test test d'hyperglycémie provoquée; test de tolérance au glucose
    oral glucose tolerance test hyperglycémie provoquée orale
tolerance test test d'effort; test de tolérance
tomography [tə'mɒgrəfɪ] tomographie
tone [təʊn] tonus, tonicité; ton
    muscle tone tonus musculaire
    muscle tone (Apgar test) tonicité, tonus, tonus musculaire
    skin tone teinte de peau
toner ['təʊnə] lotion tonique
toning cream crème raffermissante
tongue ['tʌŋ] langue
    fraenum linguae / of tongue frein de la langue
tonguetie ['tʌŋgtaɪ] ankyloglossie
tonic ['tɒnɪk] tonique
    asymmetrical tonic neck reflex réflexe tonique du cou
tonic contraction of the uterus contraction tonique de l'utérus
tonus ['təʊnəs] tonus; tonicité
too large for vaginal route trop volumineux pour la voie basse; disproportion foeto-pelvienne
tooth [tu:θ] pl teeth [ti:θ] dent
tooth bud bourgeon dentaire
tooth enamel émail des dents
tooth eruption poussée dentaire
tooth socket alvéole dentaire
top-and-tail one's baby ['tɒpən'teɪl] faire la toilette de son bébé
topical ['tɒpɪkəl] topique, local
topical treatment traitement local
top opening of a woman's pelvis orifice d'entrée du bassin maternel; détroit supérieur
topping up epidural anaesthesia augmentation de la dose de l'épidurale / péridurale / de la rachianesthésie; compléter l'anesthésie épidurale / péridurale; compléter la rachianesthésie
top up remettre, rajouter
torsion ['tɔ:ʃn] torsion
torticollis [,tɔ:tɪ'kɒlɪs] torticolis
total ['təʊtl] total
total biopsy biopsie-exérèse
total breech extraction grande extraction du siège

total hysterectomy hystérectomie totale
touch [tʌtʃ] toucher
touch of flu légèrement grippé
tourniquet ['tʊənɪkeɪ] garrot
towel ['taʊəl] serviette; essuie-mains
    have a clean towel at hand garder une serviette propre à portée de la main
    have a towel draped over one's clothing placer une serviette sur ses vêtements
    night-time sanitary towel serviette hygiénique de nuit
    sanitary towel bande / serviette hygiénique
toxaemia (toxemia) [tɒk'si:mɪə] toxémie
toxaemia in pregnancy toxémie gravidique
toxic ['tɒksɪk] toxique
toxin ['tɒksɪn] toxine
toxoid ['tɒksɔɪd] anatoxine; toxoïde
toxoplasma [,tɒksəʊ'plæzmə] toxoplasme
toxoplasma infection infection à toxoplasmes
toxoplasmosis [,tɒksəʊplæz'məʊsɪs] toxoplasmose
trace element ['treɪs'elɪmənt] oligo-élément
trachea [trə'kɪə] pl tracheas [trə'kɪəz] / tracheae [træ'ki:i:] trachée
tracheal [trə'kɪəl] trachéal
tracheal intubation intubation trachéale
tracheo-oesophageal [,treɪki:əʊɪ'sɒfə'dʒi:əl] trachéo-oesophagien
tracheo-oesophageal fistula fistule trachéo-oesophagienne
tracheostomy [,trækɪ'ɒstəmɪ] trachéostomie
tracheotomy [,trækɪ'ɒtəmɪ] trachéotomie
tract [trækt] appareil; voies
    digestive tract appareil digestif
    gastrointestinal tract tractus gastro-intestinal, voies digestives
    genital tract voies naturelles
    respiratory tract voies respiratoires
    urinary tract arbre urinaire
traction ['trækʃn] traction
    axis traction forceps forceps à traction axiale
    controlled cord traction traction controlée du cordon
    cord traction traction du cordon
traditional [trə'dɪʃənl] traditionnel
traditional birth attendant accoucheuse traditionnelle
trait [treɪt] trait
tranquillizer (tranquilizer) ['træŋkwɪlaɪzə] N tranquillisant
transabdominal [,trænzæb'dɒmɪnl] transabdominal
transabdominal chorionic villus sampling prélèvement de villosités choriales / biopsie du trophoblaste par voie transabdominale
transabdominally transabdominalement, à travers l'abdomen
transabdominal ultrasound scan échographie transabdominale
transcervical [,træns'sɜ:vɪkəl] transcervical
transcervical chorionic villus sampling prélèvement de villosités choriales / biopsie du trophoblaste par voie endovaginale / transcervicale

transcervical ligaments ligaments transcervicaux
transcutaneous [,trænskju:'teɪnɪəs] transcutané
transcutaneous blood gas monitor moniteur de gaz du sang transcutané
transcutaneous electrical nerve stimulation (TENS) neuro-stimulation électrique transcutanée
transducer [trænz'dju:sə] sonde du scanner
transfer [træns'fɜ:] V transférer, muter, transmettre; ['trænsfɜ:] N transfert, mutation
    embryo transfer transplantation embryonnaire, transfert d'embryons
    gamete intrafallopian transfer (GIFT) transfert intratubaire de gamètes
    zygote intrafallopian transfer transfert intratubaire de zygotes
transferase ['trænsfə,reɪs] transférase
    glucuronyl transferase glucuronyl-transférase
transferrin [træns'fɜ:rɪn] transferrine
transfuse [træns'fju:z] transfuser
transfusion [træns'fju:ʒən] transfusion
    blood transfusion transfusion sanguine
    exchange transfusion exsanguinotransfusion, transfusion d'échange
    feto-maternal transfusion transfusion foeto-maternelle
    give a patient a transfusion transfuser un patient
    intraperitoneal transfusion injection intrapéritonéale
    intrauterine fetal transfusion transfusion foetale in utero
    intrauterine transfusion transfusion intra-utérine
    twin-twin transfusion transfusion de jumeau à jumeau; syndrome transfuseur-transfusé
transient ['trænzɪənt] ADJ passager, transitoire
transient pustular melanosis mélanose pustuleuse transitoire
transient tachypnoea of newborn tachypnée transitoire du nouveau-né
transillumination [,trænsɪ,lu:mɪ'neɪʃn] transillumination
transitional [træn'zɪʃənəl] de transition, de passage
transitional breast milk lait maternel de transition
transitional labour période de transition (du travail)
transitional milk lait de transition
translocation [,trænzləʊ'keɪʃn] translocation
    balanced translocation translocation équilibrée
    unbalanced translocation translocation non équilibrée
translucency [trænz'lu:snsɪ] translucidité
    nuchal translucency screening mesure de la clarté nucale
    nuchal translucency test test de mesure de la clarté nucale
translucent [trænz'lu:snt] translucide
transmigration [,trænzmaɪ'greɪʃn] transmigration
transmit [trænz'mɪt] transmettre
transmitted [trænz'mɪtɪd] transmis
    be transmitted by sexual intercourse se transmettre lors des rapports sexuels
    sexually transmitted disease maladie sexuellement transmissible
transmit the infection to the baby transmettre l'infection au bébé
transplacental [,træns'pləsentl] transplacentaire
transplant [træns'plɑ:nt] transplantation, greffe

transport ['trænspɔ:t] transport
transposition [,trænspə'zɪʃn] transposition
transposition of the great vessels transposition des gros vaisseaux
transudate ['trænsjʊ,deɪt] transsudat
transvaginal ['træns,və'dʒaɪnəl] endovaginal
transvaginally ['træns,və'dʒaɪnəlɪ] endovaginalement; par le vagin
transvaginal ultrasound scan échographie endovaginale / transvaginale
transverse ['trænzvɜ:s] transverse; transversal
transverse abdominal diameter diamètre abdominal transverse
transverse arrest arrêt en position transverse
transverse diameter of pelvis diamètre transverse du détroit supérieur
transverse lie présentation transversale / par l'épaule
transverse sinus sinus transverse
transvestite [trænz'vestaɪt] travesti
trauma ['trɔ:mə] trauma, traumatisme
traumatic [trɔ:'mætɪk] traumatique
traumatic haemorrhage hémorragie traumatique
travail ['træveɪl] travail
travel ['trævl] voyager; migrer
travel band bracelet d'acupression
travel in pregnancy voyages pendant la grossesse
travellers (travelers) ['trævləz] gens du voyage
travellers' diarrhoea diarrhée du voyageur, tourista
travelling (traveling) [trævlɪŋ] migrant
travel sickness mal des transports
travel sickness medicines médicaments contre le mal des transports
treat [tri:t] traiter, dispenser des soins à
treat for depression soigner contre la dépression
treatment ['tri:tmənt] traitement

active treatment traitement actif
chemical-based hair treatment traitement pour cheveux à base de produits chimiques
comply with a treatment se conformer à / bien suivre son traitement
conservative treatment traitement conservateur
drug treatment traitement médicamenteux
fertility treatment traitement contre la stérilité
laser treatment traitement par laser
palliative treatment soins palliatifs
preventive treatment traitement préventif
prophylactic treatment traitement prophylactique
require hospital treatment nécessiter une hospitalisation
topical treatment traitement local

treatment for infertility traitement contre la stérilité
treat with sedation traiter avec des calmants; administrer des calmants
tree [tri:] arbre

construct a family tree construire un arbre généalogique
family tree arbre généalogique
tea tree oil huile essentielle d'arbre à thé

tiger in the tree massage massage du bébé allongé sur l'avant-bras de sa maman / son papa

Trendelenburg's position position de Trendelenbourg, position dorso-sacrée déclive

treponema [,trepə'ni:mə] pl treponemata [,trepə'ni:mətə] tréponème

treponema pallidum [,trepə'ni:mə'pælɪdəm] treponema pallidum, tréponème pâle / de Schaudinn

trial ['traɪəl] essai; épreuve, souci

trial of labour épreuve du travail; épreuve d'exercice maternel

trial of scar vérification qu'une cicatrice antérieure va tenir le coup

trichomonas vaginalis [,trɪkə'məʊnæsvə'dʒaɪnəlɪs] trichomonas vaginalis

trichomoniasis [,trɪkəʊmə'naɪəsɪs] trichomonase

trigger ['trɪgə] déclencher, provoquer

trigger contractions déclencher des contractions

trigger the release of prostaglandins déclencher / entraîner la production de prostaglandines

triglyceride [traɪ'glɪsəraɪd] triglycéride

trigone ['traɪgəʊn] trigone

trigone of the bladder trigone vésical

trigonitis [,traɪgə'naɪtɪs] trigonite

trimester [trɪ'mestə] trimestre

trimethoprim [,traɪ'meθəprɪm] triméthoprime

tripartite placenta [,traɪ'pɑ:taɪtplə'sentə] placenta tripartite

triple [trɪpl] triple

triple test triple test

triplets ['trɪplɪts] triplés

triple vaccine triple vaccin

triploid ['trɪplɔɪd] triploïde

triploidy (69XXX, 69XXY) ['trɪplɔɪdɪ] triploïdie

trips to the toilet allées et venues / allers-retours aux toilettes

trisomic [traɪ'səʊmɪk] trisomique

trisomy ['traɪsəʊmɪ] trisomie

prenatal diagnosis of trisomy 21 diagnostic anténatal d'une trisomie 21

trisomy 13 (Patau's syndrome) trisomie 13, trisomie D, syndrome de Patau

trizygotic [,trɪzɪ'gɒtɪk] trizygotique

trocar ['trəʊkɑ:] trocart

trochanter [trəʊ'kæntə] trochanter

greater trochanter grand trochanter

lesser trochanter petit trochanter

trophoblast ['trɒfə,blæst] trophoblaste

trophoblastic [,trəʊfə'blæstɪk] trophoblastique

trophoblastic cell cellule trophoblastique

trophoblastic tissue tissu trophoblastique

true [tru:] vrai

true antero-posterior diameter of the superior strait of the pelvis diamètre antéropostérieur vrai du détroit supérieur

true conjugate diameter diamètre promontosuspubien

true diameter of pelvis diamètre transverse du détroit supérieur

true labour vrai travail

true pelvis petit bassin
trunk [trʌŋk] tronc
trypsin ['trɪpsɪn] trypsine
tryptophan ['trɪptə,fæn] tryptophane
tub [tʌb] cuve, baquet, baignoire; petit pot
    bath tub baignoire
tubal ['tju:bl] tubaire
tubal insufflation insufflation tubaire, méthode de Rubin
tubal isthmus isthme de la trompe / tubaire
tubal ligation ligature des trompes
tubal mole môle tubaire
tubal pregnancy grossesse tubaire
tube [tju:b] tube, conduit, canal, trompe
    alimentary tube tube digestif
    blocked fallopian tube trompe de Fallope bouchée
    bronchial tube bronche
    drainage tube drain
    end of the fallopian tube pavillon de la trompe de Fallope / tubaire
    endotracheal tube sonde endotrachéale, tube endotrachéal
    Eustachian tube trompe d'Eustache
    fallopian tubes trompes de Fallope / utérines
    feeding tube sonde gastrique / de gavage
    insufflation of the Fallopian tubes insufflation tubaire
    intragastric tube feeding alimentation par sonde gastrique
    nasogastric tube sonde gastrique
    neural tube tube neural
    outer third of the tube tiers extérieur de la trompe
    oxygen tube sonde de l'oxygène
    pus tubes pyosalpinx
    rupture in the Fallopian tube rupture de la trompe de Fallope
    Ryle's tube sonde nasogastrique
    scarred fallopian tube trompe de Fallope endommagée
    stomach tube feeding alimentation par sonde gastrique
    uterine tubes trompes de Fallope
tube-feed donner un gavage
tube feeding alimentation par sonde
tubercle ['tju:bɜ:kl] tubercule
tuberculin [tju:'bɜ:kjʊlɪn] tuberculine
tuberculin test test cutané / intradermo-réaction à la tuberculine
tuberculin-tested milk lait exempt de bacille tuberculeux
tuberculosis [tjʊ,bɜ:kjʊ'ləʊsɪs] tuberculose
tuberosity [,tju:bə'rɒsɪtɪ] tubérosité
tube up intuber
tubo-abdominal pregnancy ['tju:bəʊæb'dɒmɪnl'pregnənsɪ] grossesse abdominale
tuboplasty ['tju:bəʊ,plæstɪ] plastie tubaire, tuboplastie
tubular ['tju:bjʊlə] tubulaire
tubular necrosis nécrose tubulaire

acute tubular necrosis nécrose tubulaire aiguë
tubule ['tju:bjʊl] tube, tubule, canule
tuck [tʌk] mettre, envelopper, ranger
tuck in blankets and sheets border draps et couvertures
tuck in one's stomach rentrer son estomac
tuck one's chin onto one's chest rentrer le menton sur la poitrine, fléchir la tête
tuck up one's legs replier ses jambes
tumescence [tju:'mesns] tumescence
tumescent [tju:'mesnt] tumescent
tummy ['tʌmɪ] ventre
tighten one's abdominals / tummy contracter ses abdominaux
tummy tightener ceinture abdominale
tummy upset problèmes digestifs
tumour (tumor) ['tju:mə] tumeur
blood tumour hématome
tunica ['tju:nɪkə] pl tunicae ['tju:nɪki:] tunique
tunica albuginea ['tju:nɪkə,ælbə'dʒɪni:ə] albuginée
tunnel ['tʌnl] tunnel, canal
carpal tunnel canal carpien
Tuohy needle aiguille de Tuohy
turn black noircir
Turner's syndrome (XO, monosomy X, 45X) syndrome de Turner
turn of duty tour de garde
turn the teats inside out retourner les tétines
tweezers ['twi:zəz] pince à épiler
twin [twɪn] jumeau
acardiac twin jumeau acardiaque
conjoined twins jumeaux siamois
dichorionic twins jumeaux dichorioniques
dizygotic twins jumeaux dizygotiques
fraternal twins faux jumeaux, jumeaux hétérozygotes / dizygotes / bivitellins
locked twins jumeaux accrochés
lysis of the second twin lyse du second jumeau
monozygotic twins vrais jumeaux, jumeaux uni-ovulaires / monozygotes / univitellins
uniovular twins vrais jumeaux, jumeaux homozygotes / uni-ovulaires / univitellins
twin brother frère jumeau
twin dystocia dystocie gémellaire
twinning gémellité
biamniotic twinning grossesse gémellaire bi-amniotique
twin pregnancy grossesse gémellaire
twin siblings enfants jumeaux
twin sister soeur jumelle
twin-to-twin transfusion syndrome syndrome de la transfusion de jumeau à jumeau / transfuseur-transfusé
twin-twin transfusion transfusion de jumeau à jumeau; syndrome transfuseur-transfusé
twitch [twɪtʃ] V avoir un mouvement convulsif; N tic, coup sec, saccade
twitching movement mouvement convulsif / saccadé

tympanic [tɪm'pænɪk] tympanique
tympanic membrane tympan
tympanum ['tɪmpənəm] pl tympanums ['tɪmpənəmz] / tympana ['tɪmpənə] tympan
type [taɪp] type
typhoid ['taɪfɔɪd] typhoïde
typing ['taɪpɪŋ] typage, groupage
tyramine ['taɪrə,mi:n] tyramine
tyrosine ['taɪrə,si:n] tyrosine
ulcer ['ʌlsə] ulcère
ulcerated ['ʌlsəreɪtɪd] ulcéreux
ulceration [,ʌlsə'reɪʃn] ulcération
ulcerative ['ʌlsə,reɪtɪv] ulcératif
ultrasonic [,ʌltrə'sɒnɪk] ultrasonique, à ultrasons
ultrasonic probe sonde échographique
ultrasonic scanner échographe
ultrasonic waves ultrasons
ultrasonogram [,ʌltrə'sɒnəgræm] échogramme
ultrasonography [,ʌltrəsə'nɒgrəfɪ] échographie
ultrasound ['ʌltrəsaʊnd] N ultrasons, échographie; ADJ à ultrasons, échographique
    morphology ultrasound échographie morphologique; profil anatomique foetal
ultrasound technician échographiste
umbilical [,ʌmbɪ'laɪkəl] ombilical
umbilical artery artère ombilicale
umbilical artery Doppler écho-Doppler de l'artère ombilicale
umbilical catheterization cathétérisme ombilical
umbilical central line cathéter ombilical
umbilical cord cordon ombilical, ombilic
    dessication of the umbilical cord dessiccation du cordon ombilical
    ligation of the umbilical cord ligature du cordon ombilical
    maternal umbilical circumference périmètre ombilical maternel
    rupture of the umbilical cord rupture du cordon ombilical
umbilical cord compression compression du cordon ombilical
umbilical cord entanglement enroulement du cordon ombilical; circulaire
umbilical cord presentation présentation du cordon ombilical, procidence du cordon
umbilical cord prolapse procidence du cordon / prolapsus du cordon
umbilical hernia omphalocèle
umbilical region région ombilicale
umbilical vein veine ombilicale
umbilicus [,ʌmbɪ'laɪkəs] pl umbilici [,ʌmbɪ'laɪsaɪ] ombilic
unable ['ʌn'eɪbl] incapable
unable to absorb adequate iron incapable de fixer correctement le fer
unbalance ['ʌn'bæləns] déséquilibre
unbalanced ['ʌn'bælənst] déséquilibré
unbalanced translocation translocation non équilibrée
unblock ['ʌn'blɒk] déboucher
unblock a newborn baby's nose dégager le nez d'un nouveau-né
unborn ['ʌn'bɔ:n] à naître

uncomfortable [ʌn'kʌmfətəbl] inconfortable
uncomfortable sex gêne pendant les rapports sexuels
uncomplicated [ʌn'kɒmplɪkeɪtɪd] sans complications
uncomplicated pregnancy grossesse sans complications
unconjugated [ʌn'kɒndʒʊgeɪtɪd] non conjugué
unconjugated oestriol oestriol indirect non conjugué
unconscious [ʌn'kɒnʃəs] inconscient
unconscious pregnancy grossesse ignorée
uncrossing manoeuvre manoeuvre de décroisement
undercooked ['ʌndə'kʊkt] pas assez cuit
undercooked meat viande mal cuite
underdevelopment ['ʌndədɪ'veləpmənt] sous-développement, retard de développement
underdevelopment of the fetal lungs retard de développement des poumons du foetus
undergo ['ʌndə'gəʊ] subir
undergo tests designed to detect genetic diseases passer des tests de détection de maladies génétiques
under local anaesthetic sous anesthésie locale
under medical supervision sous surveillance médicale
underwear ['ʌndəweə] sous-vêtements
underweight [,ʌndə'weɪt] N insuffisance pondérale; ADJ d'un poids insuffisant; trop maigre
underwire bra [,ʌndə'waɪə'brɑ:] soutien-gorge à baleines
undescended ['ʌndɪ'sendɪd] non descendu
undescended testes testicules non descendus
undescended testicles testicules non descendus
unengaged ['ʌnɪn'geɪdʒd] non engagé
unhealthy [ʌn'helθɪ] malsain; en mauvaise santé
unhealthy lifestyle mauvaise hygiène de vie
unicellular ['ju:nɪ'seljʊlə] unicellulaire
unicorn uterus ['ju:nɪ,kɔ:n'ju:tərəs] uterus unicornis, utérus unicorne
unilateral ['ju:nɪ'lætərəl] unilateral
uniovular [,ju:nɪ'əʊvjələ] monozygote
uniovular gemellary pregnancy grossesse gémellaire monozygote
uniovular twins jumeaux homozygotes
unit ['ju:nɪt] unité

antepartum unit service prénatal
emergency obstetric unit service d'urgence obstétricale
intensive care unit unité de réanimation
neonatal intensive care unit unité de réanimation néonatale / de soins intensifs néonatals
special-care baby unit unité de réanimation néonatale

universal [,ju:nɪ'vɜ:səl] universel
universal donor donneur universel
universal recipient receveur universel
unknowingly ['ʌn'nəʊɪŋlɪ] sans le savoir
unpasteurized [ʌn'pæstəraɪzd] non pasteurisé
unpasteurized cheese fromage cru
unpasteurized milk lait non pasteurisé / cru

unplanned ['ʌn'plænd] non planifié
unplanned home birth accouchement à domicile non planifié
unprotected ['ʌnprə'tektɪd] non protégé
unprotected sex rapports sexuels non protégés
unresponsive ['ʌnrɪs'pɒnsɪv] peu réactif
unscented [ʌn'sentɪd] non parfumé
unscented talcum powder talc non parfumé
unstable ['ʌn'steɪbl] instable
unstable lie présentation / position instable
unsteady ['ʌn'stedɪ] instable
unsteady on one's feet pas solide sur ses jambes, instable, mal assuré
unsupported ['ʌnsə'pɔ:tɪd] sans soutien
unsupported mother mère célibataire, sans compagnon, divorcée, veuve
untreated [ʌn'tri:tɪd] non traité; non soigné
unwashed ['ʌn'wɒʃt] non lavé
unwashed vegetables légumes mal lavés
unwind ['ʌn'waɪnd] se détendre, se relaxer
upbringing ['ʌpbrɪŋɪŋ] éducation
upper ['ʌpə] supérieur, du haut
upper abdomen partie haute de l'abdomen
upper abdominal pain gêne dans la partie haute de l'abdomen
upper abdominal pain on right side of the body douleurs abdominales dans le quadrant supérieur droit
upper airways voies aériennes supérieures
upper-arm stretch étirement des biceps et des triceps
upper back haut du dos
upper leg partie supérieure de la jambe
upper limb membre supérieur
upper outer segment of the breast quadrant supérieur externe du sein
upper portion of the uterus fond utérin
upper respiratory tract infection infection des voies respiratoires supérieures
uppers ['ʌpəz] méthamphétamines
upper uterine segment fond utérin
upright ['ʌpraɪt] droit; debout; verticalement
upset [ʌp'set] N désordre; bouleversement; ADJ dérangé
    stomach upset trouble gastrique
    tummy upset problèmes digestifs
urachal ['jʊrəkəl] de l'ouraque
urachal fistula fistule de l'ouraque
urachus ['jʊrəkəs] ouraque
uraemia (uremia) [jʊ'ri:mɪə] urémie
urate ['jʊəreɪt] urate
urates in the urine urates dans les urines
urea ['jʊərɪə] urée
ureter [jʊ'ri:tə] uretère
ureteral [jʊ'ri:tərəl] urétéral
ureteric [,jʊərɪ'terɪk] urétéral

ureteric catheter cathéter urétéral
ureterovesical [jʊ,ri:tərəʊ'vesɪkl] urétérovésical
ureterovesical fistula fistule urétérovésicale
urethra [jʊ'ri:θrə] pl urethras [jʊ'ri:θrəz] / urethrae [jʊ'ri:θri:] urètre
urethral [jʊ'ri:θrəl] urétral
urethritis [,jʊərɪ'θraɪtɪs] urétrite
urethrocele [jʊ'ri:θrə,si:l] urétrocèle
urge [ɜ:dʒ] V pousser, presser, inciter; N forte envie, besoin impérieux
urgency ['ɜ:dʒənsɪ] urgence
urgency and frequency besoins impérieux et fréquents d'uriner
urgency of urination miction impérieuse
urgent need to urinate besoin impérieux d'uriner
uric ['jʊərɪk] urique
uric acid acide urique
urinalysis [,jʊərɪ'nælɪsɪs] pl urinalyses [,jʊərɪ'nælɪsi:z] analyse d'urine
urinary ['jʊərɪnərɪ] urinaire
urinary catheter sonde urinaire
urinary incontinence incontinence urinaire
urinary meatus méat de l'urètre
urinary opening méat urinaire
urinary output diurèse, débit urinaire
urinary retention rétention d'urine
urinary system voies urinaires
urinary tract arbre urinaire
urinary tract infection infection urinaire; infection des voies urinaires
urinary tract obstruction uropathie obstructive
urinate ['jʊərɪneɪt] uriner
urination [,jʊərɪ'neɪʃn] miction; écoulement d'urine
urine ['jʊərɪn] urine
urine culture mise en culture des urines
urine osmolality osmolalité urinaire
urine retention rétention d'urine
urine sample prélèvement d'urine
urine specimen échantillon d'urine
urine test examen d'urine
urinometer [,jʊərɪ'nɒmɪtə] uromètre
urodynamic [,jʊərəʊdaɪ'næmɪk] ADJ urodynamique
urodynamics [,jʊərəʊdaɪ'næmɪks] N urodynamique
urogenital [,jʊərəʊ'dʒenɪtl] uro-génital
ursodeoxycholic acid [,ɜ:səʊdi:,ɒksi:'kəʊlɪk'æsɪd] acide ursodésoxycholique
urticaria [,ɜ:tɪ'keərɪə] urticaire
use of contaminated needles utilisation de seringues contaminées
using contaminated needles utilisation de seringues contaminées
uterine ['ju:təraɪn] utérin
uterine adnexa annexes de l'utérus
uterine apoplexy apoplexie utéroplacentaire
uterine cervix col de l'utérus

uterine contraction contraction utérine
uterine cramping tranchée utérine
uterine fibroid fibrome utérin
uterine inertia inertie utérine
uterine infection infection utérine
uterine inversion inversion utérine, utérus inversé
uterine involution involution utérine
uterine isthmus isthme utérin
uterine lining muqueuse utérine
uterine malformation malformation utérine
uterine muscle retraction rétraction utérine
uterine prolapse prolapsus de l'utérus
uterine rupture rupture utérine
uterine souffle souffle utérin
uterine subinvolution subinvolution utérine
uterine superinvolution superinvolution utérine
uterine tubes trompes de Fallope
uterine veins veines utérines
uterine wall paroi utérine
uterography [ˌju:tə'rɒgrəfɪ] hystérographie
uteroplacental [ˌju:tərəʊˌplə'sentəl] utéroplacentaire
uterosacral [ˌju:tərəʊ'seɪkrəl] utérosacré
uterosacral ligaments ligaments utérosacrés
uterosalpingography [ˌju:tərəʊ'sælpɪŋgəʊgrəfɪ] hystérosalpingographie
uterotomy [ˌju:tə'rɒtəmɪ] hystérotomie
uterotonic [ˌju:tərəʊ'tɒnɪk] N utérotonique; ADJ utérotonique
uterovaginal [ˌju:tərəʊvə'dʒaɪnəl] utérovaginal
uterovaginal packing tamponnement vagino-utérin
uterovesical [ˌju:tərəʊ'vesɪkl] vésico-utérin
uterovesical pouch cul-de-sac vésico-utérin
uterus ['ju:tərəs] pl uteri ['ju:tərаɪ] utérus
    acute inversion of the uterus inversion aiguë de l'utérus / utérine
    adnexa of uterus annexe de l'utérus
    angle of uterus corne utérine
    anteflexion of uterus antéflexion de l'utérus
    anteposition of uterus antéposition de l'utérus
    anteversion of uterus antéversion de l'utérus / utérine
    arcuate uterus utérus arqué
    atonic uterus atonie utérine
    backward displacement of the uterus rétroversion utérine
    bicornate uterus utérus bicorne, hémimatrice
    bimanual compression of the uterus compression bimanuelle de l'utérus
    body of uterus corps de l'utérus
    Couvelaire uterus apoplexie utéroplacentaire, syndrome de Couvelaire, hématome rétroplacentaire
    deviation of the gravid uterus déviation de l'utérus gravide
    didelphic uterus utérus didelphe

double uterus utérus double
duplex uterus utérus double
examination of uterus révision utérine
fundus of uterus fond de l'utérus
horn of uterus trompe de Fallope
incarceration of the retroverted gravid uterus incarcération de l'utérus gravide rétroversé
intestinal surface of uterus face postérosupérieure de l'utérus
involution of the uterus involution utérine
lateral deviation of the uterus latérodéviation de l'utérus
lining of the uterus muqueuse utérine, endomètre
malposition of uterus déviation utérine
neck of uterus col de l'utérus
packing of uterus tamponnement utérin
pregnant uterus utérus gravide
prolapsed uterus prolapsus de l'utérus
retrocession of uterus rétrodéviation utérine
retroflexion of the uterus rétroflexion de l'utérus
retroposition of the uterus rétroposition de l'utérus
retroversion of the uterus rétroversion de l'utérus
retroverted gravid uterus utérus gravide rétroversé
retroverted incarcerated gravid uterus rétroversion et incarcération de l'utérus gravide
retroverted uterus rétroversion de l'utérus
sacculation of the uterus sacculation de l'utérus
upper portion of the uterus fond utérin

uterus arcuatus ['ju:tərəs'ɑ:kjʊ,eɪtəs] utérus arqué
uterus bicornis ['ju:tərəsbaɪ'kɔ:nəs] utérus bicorne, hémimatrice
uterus biforis ['ju:tərəsbaɪ'fɔ:rəs] utérus biloculaire
uterus cordiformis ['ju:tərəs'kɔ:dɪ,fɔ:məs] utérus cordiforme
uterus didelphys ['ju:tərəsdaɪ'delfɪs] utérus didelphe, demi matrice
uterus incudiformis ['ju:tərəsɪn'kju:dɪ,fɔ:məs] utérus incudiforme
uterus septus ['ju:tərəs'septəs] utérus biloculaire
uterus unicornus ['ju:tərəs'ju:nɪ,kɔ:nəs] uterus unicornis, utérus unicorne
uvula ['ju:vjʊlə] pl uvulas ['ju:vjʊləz] / uvulae ['ju:vjʊli:] luette
vaccinate ['væksɪneɪt] vacciner
vaccination [,væksɪ'neɪʃn] vaccination
vaccination book carnet de vaccination
vaccine ['væksi:n] vaccin
vacuum ['vækjʊəm] pl vacuums ['vækjʊəmz] / vacua ['vækjʊə] vide
vacuum aspiration aspiration par le vide; avortement par aspiration
vacuum extraction extraction par ventouse obstétricale
vacuum extractor aspirateur pneumatique; ventouse obstétricale; ventouse
vagal ['veɪgəl] vagal
vagal attack malaise vagal
vagina [və'dʒaɪnə] pl vaginas [və'dʒaɪnəz] / vaginae [və'dʒaɪni:] vagin
vaginal [və'dʒaɪnəl] vaginal
vaginal birth accouchement par voie basse / vaginale

vaginal bleeding saignement vaginal
vaginal breech labour présentation par le siège
vaginal burning brûlure vaginale
vaginal cytology cytologie vaginale
vaginal delivery accouchement par voie vaginale / basse; accouchement par voie naturelle
vaginal discharge pertes vaginales / blanches, écoulement vaginal
vaginal discharge in pregnancy pertes blanches / écoulement vaginal pendant la grossesse
vaginal douche injection / douche / irrigation vaginale
vaginal dryness sécheresse vaginale
vaginal examination toucher vaginal
vaginal gel gel vaginal
vaginal hysterectomy hystérectomie vaginale
vaginal itching démangeaisons vaginales; prurit vaginal
vaginally par voie basse
vaginal prolapse prolapsus du vagin
vaginal route voie basse
vaginal secretion sécrétion vaginale
vaginal smear frottis vaginal
vaginal speculum spéculum vaginal
vaginal suppository ovule vaginal
vaginal swab prélèvement vaginal
vaginal tear déchirure vaginale
vaginal tissue tissu vaginal
vaginal thrombus thrombus / hématome vaginal
vaginal thrush candidose vaginale
vaginal vault dôme vaginal
vaginal wall descent descente d'organes
vaginismus [,vædʒɪ'nɪzməs] vaginisme
vaginitis [,vædʒɪ'naɪtɪs] vaginite
vagino-abdominal expression expression abdominale
vagus ['veɪgəs] pl vagi ['veɪdʒaɪ] nerf vague
vagus nerve nerf vague
vagus nerve reflex réflexe vagal
validation [,vælɪ'deɪʃn] validation
validity [və'lɪdɪtɪ] validité
valium ['vælɪəm] valium
Valsalva's manoeuvre manoeuvre de Valsalva
value ['vælju:] valeur
valve [vælv] valve, valvule, soupape
valvotomy [væl'vɒtəmɪ] valvulotomie
valvula ['vælvjʊlə] pl valvulae ['vælvjʊli:] valvule
valvular ['vælvjʊlə] valvulaire
valvuloplasty ['vælvjələ,plæstɪ] valvuloplastie
valvulotomy [,vælvjə'lɒtəmɪ] valvulotomie
vanillylmandelic acid (VMA) [væ,nɪlɪl,mæn'delɪk'æsɪd] acide vanylmandélique
vanish ['vænɪʃ] disparaître
vanishing twin syndrome fausse couche spontanée d'un des deux embryons; fausse couche

élective
vaporizer ['veɪpəraɪzə] vaporisateur
vapour (vapor) ['veɪpə] vapeur; buée
vapour rub onguent à émanations médicamenteuses
variable ['veərɪəbl] N variable
variance ['veərɪəns] variance, écart
varicella [,værɪ'selə] varicelle
varicella-zoster virus (VZV) [,værɪ'selə'zɒstə'vaɪərəs] virus de la varicelle et du zona; herpesvirus varicellae
varicose ['værɪkəʊs] variqueux
varicose ulcer ulcère variqueux
varicose veins varices
variola [və'raɪələ] variole
varix ['veərɪks] pl varices ['veərɪ,si:z] varice
vas ['væs] pl vasa ['veɪsə] canal, vaisseau
vas deferens ['væs'defərens] pl vasa deferentia ['veɪsə,defə'renʃɪə] canal déférent
vasa praevia ['veɪsə,pri:'vi:ə] vaisseaux praevias
vascular ['væskjulə] vasculaire
vascularization [,væskjʊlərar'zeɪʃn] vascularisation
vascularize ['væskjələ,raɪz] vasculariser
vasectomy [væ'sektəmɪ] vasectomie
vasoconstrictor [,veɪzəʊkən'strɪktə] N vasoconstricteur; ADJ vasoconstricteur
vasodepressor [,veɪzəʊdɪ'presə] N vasodépresseur; ADJ vasodépresseur
vasodilator [,veɪzəʊdaɪ'leɪtə] N vasodilatateur; ADJ vasodilatateur
vasomotor [,veɪzəʊ'məʊtə] vasomoteur
vasomotor nerve nerf vasomoteur
vasopressin [,veɪzəʊ'presɪn] vasopressine
vasopressor [,veɪzəʊ'presə] N vasopresseur; ADJ vasopresseur
vault ['vɔ:lt] voûte
    vaginal vault dôme vaginal
vault cap cape cervicale, diaphragme
vault of the vagina dôme vaginal
vegan ['vi:gən] végétalien
vegan diet régime végétalien
veganism ['vi:gənɪzəm] végétalisme
vegetarian [,vedʒɪ'teərɪən] végétarien
vegetarian diet régime végétarien
vegetarianism [,vedʒɪ'teərɪənɪzəm] végétarisme
vein [veɪn] veine
    anterior jugular vein veine jugulaire antérieure
    block a vein boucher une veine
    calf vein veine du mollet
    deep vein thrombosis (DVT) thrombose veineuse profonde
    external jugular vein veine jugulaire externe
    femoral vein veine fémorale
    Galen's vein veine de Galien
    great vein of Galen grande veine de Galien

innominate vein veine innominée; tronc veineux brachio-céphalique
internal jugular vein veine jugulaire interne
jugular jugulaire; veine jugulaire
jugular vein veine jugulaire
ovarian vein veine ovarienne
portal vein veine porte
saphenous vein veine saphène
spider vein télangiectasie
umbilical vein veine ombilicale
uterine veins veines utérines
varicose veins varices

vein in the groin area veine de l'aine
vein in the upper leg veine de la cuisse
vein of Galen veine de Galien
velamentous [ˌvelə'mentəs] vélamenteux
velamentous insertion of the umbilical cord insertion vélamenteuse du cordon
velcro fastening ['velkrəʊ'fɑ:snɪŋ] bande velcro
vena cava ['vi:nə'kɑ:və] pl venae cavae ['vi:ni:'kɑ:vi:] veine cave
venepuncture ['venɪˌpʌŋktʃə] ponction veineuse
venereal [vɪ'nɪərɪəl] vénérien
venereal diseases maladies vénériennes
Venereal Disease Research Laboratory laboratoire de recherches des maladies vénériennes
venereology [vɪˌnɪərɪ'ɒlədʒɪ] vénéréologie
venesection ['venɪˌsekʃn] phlébotomie
venous ['vi:nəs] veineux

central venous pressure (CVP) pression veineuse centrale
deep venous thrombosis (DVT) thrombose veineuse profonde

venous insufficiency insuffisance veineuse
venous line perfusion
venous return retour veineux
ventilation [ˌventɪ'leɪʃn] ventilation

alveolar ventilation ventilation alvéolaire
assisted ventilation ventilation assistée
high-frequency oscillation ventilation (HFOV) ventilation à haute fréquence par oscillation / oscillatoire à haute fréquence
intermittent mandatory ventilation (IMV) ventilation contrôlée intermittente
intermittent positive pressure ventilation ((IPPV) pression positive intermittente
mechanical ventilation ventilation mécanique
pulmonary ventilation ventilation pulmonaire

ventilator ['ventɪleɪtə] ventilateur; respirateur
ventouse ['ventu:s] ventouse
ventouse cup ventouse obstétricale
ventricle ['ventrɪkl] ventricule
ventricular [ven'trɪkjʊlə] ventriculaire
ventricular septal defect communication interventriculaire
ventrosuspension [ˌventrəusəs'penʃn] ventrosuspension
venule ['venju:l] veinule

vernix caseosa ['vɜ:nɪks'keɪsi:'əʊsə] vernix caseosa, enduit sébacé du foetus
version ['vɜ:ʃən] version
abdominal version version par manoeuvres externes
cephalic version version céphalique
external cephalic version version céphalique par manoeuvre externe
external version version par manoeuvre externe
internal version version par manoeuvre interne
podalic version version podalique
spontaneous version version spontanée
vertebra ['vɜ:tɪbrə] pl vertebras ['vɜ:tɪbrəz] / vertebrae ['vɜ:tɪbri:] vertèbre
vertebral ['vɜ:tɪbrəl] vertébral
vertebral canal canal rachidien
vertebral column colonne vertébrale
vertex ['vɜ:teks] pl vertices ['vɜ:tɪsi:z] / vertexes ['vɜ:teksɪz] sommet, vertex
vertex presentation présentation du sommet
vertical ['vɜ:tɪkəl] vertical
vertical incision incision verticale
vertigo ['vɜ:tɪgəʊ] pl vertigoes ['vɜ:tɪgəʊz] / vertigines [vɜ:'tɪdʒɪ,ni:z] vertige
vesica ['vesɪkə] pl vesicae ['vesɪ,si:] vessie
vesical ['vesɪkl] vésical
vesicle ['vesɪkl] vésicule
vesicoureteric reflux ['vesɪkəʊ,jʊərɪ'terɪk'ri:flʌks] reflux vésico-urétéral
vesicovaginal ['vesɪkəʊvə'dʒaɪnəl] vésicovaginal
vesicovaginal fistula fistule vésicovaginale
vesicular [ve'sɪkjələ] vésiculaire
vesicular mole môle vésiculaire
vessel ['vesl] vaisseau
vest [vest] maillot de corps (pour bébé); tricot de peau
vestibular [ves'tɪbjʊlə] vestibulaire
vestibule ['vestɪbju:l] vestibule du vagin
vestige ['vestɪdʒ] vestige, reste
viability [,vaɪə'bɪlɪtɪ] viabilité
viable ['vaɪəbl] viable
vicarious [vɪ'keərɪəs] délégué; par procuration; vicariant
vicarious liability responsabilité civile
villous ['vɪləs] villeux
villus ['vɪləs] pl villi ['vɪlaɪ] villosité
chorionic villi villosités choriales
chorionic villus aspiration biopsie par aspiration de villosités choriales; ponction du trophoblaste
chorionic villus sampling prélèvement de villosités choriales, biopsie du trophoblaste
placenta villus villosité placentaire
transabdominal chorionic villus sampling prélèvement de villosités choriales / biopsie du trophoblaste par voie transabdominale
transcervical chorionic villus sampling prélèvement de villosités choriales / biopsie du trophoblaste par voie endovaginale / transcervicale
viraemia (viremia) [vaɪ'ri:mɪə] virémie

viral ['vaɪərəl] viral
viral infection infection virale
viral liver infection infection virale du foie
viral meningitis méningite virale
viral pneumonia pneumonie virale
virgin ['vɜ:dʒɪn] vierge
virility [vɪ'rɪlɪtɪ] virilité
virus ['vaɪərəs] pl viruses ['vaɪərəsɪs] virus
viscera ['vɪsərə] viscères
visceral ['vɪsərəl] viscéral
visceral peritoneum péritoine viscéral
viscid ['vɪsɪd] visqueux
vision ['vɪʒən] vision
visit ['vɪzɪt] V visiter; N visite

antenatal visit visite prénatale

booking visit première visite prénatale

visitor ['vɪzɪtə] visiteur

health visitor (HV) infirmière visiteuse

visual ['vɪzjʊəl] visuel
visual analogue scale échelle visuelle analogique
visual disturbances during pregnancy troubles de la vision pendant la grossesse
visualization [,vɪzjʊəlaɪ'zeɪʃn] visualisation
vital ['vaɪtl] vital
vital function fonction vitale
vital statistics statistiques démographiques
vitamin ['vɪtəmɪn] vitamine
vitamin A deficiency carence en vitamine A
vitamin deficiency carence vitaminique
vivid dreams ['vɪvɪd'dri:mz] rêves à tendance cauchemardesque
vocal ['vəʊkəl] vocal
vocal c(h)ord corde vocale
volume ['vɒlju:m] volume
voluntary ['vɒləntərɪ] volontaire
voluntary induced abortion interruption volontaire de grossesse, IVG
volvulus ['vɒlvjʊləs] pl volvuli ['vɒlvjʊlaɪ] volvulus
vomit ['vɒmɪt] V vomir; N vomi, vomissure

blood in vomit présence de sang dans les vomissures

vomiting ['vɒmɪtɪŋ] vomissement

excessive vomiting vomissements excessifs

have severe vomiting vomir violemment

projectile vomiting vomissement en jet

vomiting in pregnancy vomissement de la grossesse
vomiting in the newborn vomissement du nouveau-né
vomiting of blood vomissement de sang
vomitus ['vɒmɪtəs] vomissement
vulnerability [,vʌlnərə'bɪlɪtɪ] vulnérabilité
vulnerable ['vʌlnərəbl] vulnérable

Vulsellum forceps [vʌl'seləm'fɔ:seps] pince Vulsellum
vulva ['vʌlvə] pl vulvas ['vʌlvəz] / vulvae ['vʌlvi:] vulve
vulvectomy [vʌl'vektəmɪ] vulvectomie
vulvitis [vʌl'vaɪtɪs] vulvite
vulvo-vaginal ['vʌlvəʊ'vədʒaɪnəl] vulvovaginal
vulvo-vaginal thrombus thrombus vulvovaginal
waddle ['wɒdl] marcher comme un canard
waist [weɪst] taille
waistband ['weistbænd] ceinture
waistline ['weɪstlaɪn] ligne, taille, silhouette
waiter's tip paralysie obstétricale du plexus brachial
wake [weɪk] état de veille
    active wake état de veille agité
    sleep-wake phase phase de veille-sommeil
wakefulness ['weɪkfʊlnɪs] insomnie; vigilance
    period of wakefulness période de veille
walk [wɔ:k] V marcher; N démarche, façon de marcher
walk about in bare feet marcher pieds nus
walk briskly marcher d'un bon pas
walking ['wɔ:kɪŋ] N marche à pied; ADJ ambulant; capable de marcher
walking epidural péridurale déambulatoire
walking frame déambulateur; cadre de marche
walking reflex réflexe de la marche automatique
wall [wɔ:l] paroi, mur; flanc
    abdominal wall ['wɔ:l] paroi abdominale
    uterine wall paroi utérine
    vaginal wall descent descente d'organes
ward [wɔ:d] service d'un hôpital
    emergency ward urgences
    labour ward salle de travail
    maternity ward maternité
    postnatal ward unité postnatale; service de pédiatrie
wardrobe ['wɔ:drəʊb] garde-robe
warfarin ['wɔ:fərɪn] warfarine; Coumadine
warm up ['wɔ:m'ʌp] s'échauffer (sport)
warm-up ['wɔ:m'ʌp] échauffement
wart [wɔ:t] verrue
    genital wart verrue génitale, condylome
    soft wart acrochordon
wash [wɔ:ʃ] laver
wash a patient faire la toilette de la patiente
washing product détergent
wash off the vernix éliminer le vernix
waste [weɪst] déchet
waste material déchets métabolites
waste product déchet
water ['wɔ:tə] eau

bag of water poche des eaux
bottled water eau en bouteille
breaking of the waters perte des eaux
break (one's waters break) perdre les eaux
When did your waters break? Quand avez-vous perdu les eaux?
cooled boiled water eau stérilisée tiède
distilled water [dɪs'tɪld'wɔ:tə] eau distillée
fizzy water eau gazeuse
pass water uriner
running water eau courante
still water eau plate
sugared water eau sucrée
tap water eau du robinet
water aerobics class aquagym
water birth accouchement dans l'eau / en piscine; naissance aquatique
waterlogged ['wɔ:təlɒgd] détrempé, imprégné / imbibé d'eau
water on the brain hydrocéphalie
waterproof ['wɔ:təpru:f] imperméable
waterproof undersheet alèse, alèze, alaise
water-soluble vitamin vitamine hydro-soluble
water spot milium
watery ['wɔ:tərɪ] aqueux
watery eyes yeux larmoyants
watery stools selles liquides
wave [weɪv] onde
wax [wæks] cérumen
weak [wi:k] faible
weakness ['wi:knɪs] faiblesse
weaning ['wi:nɪŋ] sevrage
wear [weə] porter
wear a splint porter une attelle
wear breast pads inside one's bra porter des coussinets d'allaitement dans son soutien-gorge
wear cotton underwear porter des sous-vêtements en coton
wear off disparaître, passer, s'effacer
webbed ['webd] palmé, membrané
webbed feet pieds palmés
webbed fingers syndactylie
webbed hands mains palmées
webbed neck cou à l'aspect palmé
weepiness ['wi:pɪnɪs] envie de pleurer
weepy ['wi:pɪ] à la larme facile; larmoyant
weepy eyes yeux larmoyants
weight [weɪt] poids
weight gain prise de poids / pondérale
weight gain in babies prises de poids des bébés
weight loss perte de poids
Weil's disease leptospirose ictéro-hémorragique, typhus hépatique

well woman clinic centre de santé pour femmes
Wernicke's encephalopathy encéphalopathie de Gayet-Wernicke; maladie de Wernicke
Wertheim's hysterectomy hystérectomie élargie / de Wertheim
Wertheim's operation opération de Wertheim
Wharton's jelly gelée de Wharton
wheelchair ['wi:ltʃeə] fauteuil roulant; chaise roulante
wheezing ['wi:zɪŋ] respiration sifflante
whey [weɪ] petit-lait
white blood cell globule blanc
white blood cell count numération des globules blancs; compte leucocytaire
white blood corpuscle globule blanc
white-coat hypertension syndrome de la blouse blanche
white dots that break points blancs / vésicules blanches qui percent
white leg thrombophlébite de la grossesse
white line of the pelvic fascia ligne blanche de l'aponévrose pelvienne
white matter substance blanche
white of the eye blanc de l'oeil
white substance substance blanche
whole [həʊl] entier
whole milk lait entier
whooping cough ['hu:pɪŋ'kɒf] coqueluche
whooshing noise ['wʊʃɪŋ'nɔɪz] bruit de bouillonnement / d'aspiration de liquide
wick [wɪk] mèche
    place a wick placer une mèche
wicker ['wɪkə] osier
wicker Moses basket moïse / couffin en osier
Widal reaction réaction de Widal
width [wɪdθ] largeur, diamètre
wife [waɪf] pl wives [waɪvz] femme; épouse, femme mariée
Wilson-Mikity syndrome maladie de Wilson-Mikity
wind [wɪnd] gaz
wind a baby faire roter le bébé
wipe [waɪp] V essuyer; N coup de torchon; lingette; serviette rafraîchissante
    baby wipe lingette pour bébé
    surgical wipe compresse
wipe from front to back s'essuyer de l'avant vers l'arrière
wire ['waɪə] fil de fer, armature
wired ['waɪəd] relié par des fils à des moniteurs
with clenched fists poings fermés
withdraw [wɪθ'drɔ:] retirer
withdraw placental tissue retirer / prélever des tissus du placenta
with her fingers spread doigts écartés
with her knees bent and apart les genoux fléchis et écartés
without damage to the mother sans rique pour la santé de la mère
without other symptoms en dehors de tout autre symptôme
wolffian body mésonéphros, corps de Wolff
womb [wu:m] utérus, matrice, ventre

Wood's manoeuvre manoeuvre de Wood
wool [wʊl] laine
    cotton wool ouate; coton; disque de coton
work colleague collègue de travail
workout séance d'entraînement
work surface plan de travail
worry ['wʌrɪ] souci
wound [wu:nd] blessure, plaie
    care for a wound soigner une plaie
    clean a wound nettoyer une plaie
    dress a wound panser une plaie
    reopen a wound rouvrir une plaie
wound healing N cicatrisation; ADJ cicatrisant
wound's edges lèvres d'une plaie
woven ['wəʊvən] tissé
woven Moses basket moïse / couffin tressé
wrap [ræp] V envelopper; N couverture
    become wrapped around the baby's neck s'enrouler autour du cou du bébé
    bilirubin wrap couverture pour photothérapie
wrap up emmailloter
wriggle ['rɪgl] se tortiller
Wrigley's forceps forceps de Wrigley
wrinkled ['rɪŋkld] ridé
wrinkly ['rɪŋklɪ] ridé
wrist [rɪst] poignet
X chromosome chromosome X
xiphisternum [,zɪfɪ'stɜ:nəm] pl xiphisterna [,zɪfɪ'stɜ:nə] appendice xiphoïde
xiphoid bone ['zɪfɔɪd'bəʊn] appendice xiphoïdien
xiphoid process ['zɪfɔɪd'prəuses] processus xiphoïde
xiphoid retraction (Silverman Score) entonnoir xiphoïdien
X-linked lié au chromosome X
XO syndrome syndrome de Turner
X-ray N radiographie; ADJ radiographique
X-rays radios
XYY syndrome (47XYY) syndrome dû au triplet XYY
yawn [jɔ:n] bâiller
yaws [jɔ:z] pian
Y chromosome chromosome Y
yeast [ji:st] levure
yeast infection candidose; mycose
yellow body corps jaune
yellow fatty bone marrow moelle jaune constituée de tissu graisseux
yellow tinge to skin coloration jaune de la peau
yoga ['jəʊgə] yoga
yogurt ['jəʊgət] yaourt
yolk sac ['jəʊk'sæk] sac vitellin
yo-yo dieting ['jəʊjəʊ'daɪətɪŋ] régime yoyo

zinc [zɪŋk] zinc
zona pellucida ['zəʊnəpə'lju:sɪdə] pl zonae pellucidae ['zəʊni:pə'lju:sɪdi:] zone pellucide
zygote ['zaɪgəʊt] zygote
zygote intrafallopian transfer transfert intratubaire de zygotes

Dans la même collection

SAUVAGE Jean-Louis & SCHUMACHER Nathalie, *Le dictionnaire français-anglais des sages-femmes, tome 2,* 2014. ISBN: 978-2-8066-3249-4 32,90 € ID EME E1046117

SAUVAGE Jean-Louis & SCHUMACHER Nathalie, *Midwives' English-French dictionary, tome 1 : Anglais-français,* 2014. ISBN: 978-2-8066-3238-8 32,90 € ID EME E1046116